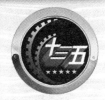

全国医药类高职高专"十三五"规划教材·临床医学类专业

病原生物学与免疫学

（第2版）

主　编　陈应国　刘文辉
副主编　王　茹　周爱平　曾令娥　隋青梅
编　者　（以姓氏笔画为序）
马芝艳（山东中医药高等专科学校附属医院）
王　茹（石家庄医学高等专科学校）
车昌燕（山西医科大学汾阳学院）
刘文辉（山东中医药高等专科学校）
张莉丽（毕节医学高等专科学校）
陈应国（毕节医学高等专科学校）
周爱平（石家庄人民医学高等专科学校）
隋青梅（烟台市莱阳中心医院）
曾令娥（首都医科大学燕京医学院）
熊天擎（四川卫生康复职业学院）

西安交通大学出版社
XI'AN JIAOTONG UNIVERSITY PRESS

图书在版编目(CIP)数据

病原生物学与免疫学/陈应国,刘文辉主编. —2版. —西安:西安交通大学出版社,2017.12
全国医药类高职高专"十三五"规划教材·临床医学类专业
ISBN 978-7-5693-0320-9

Ⅰ.①病… Ⅱ.①陈…②刘… Ⅲ.①病原微生物—高等职业教育—教材 ②医学—免疫学—高等职业教育—教材 Ⅳ.①R37②R392

中国版本图书馆CIP数据核字(2017)第307981号

书　　名	病原生物学与免疫学
主　　编	陈应国　刘文辉
责任编辑	张永利
出版发行	西安交通大学出版社
	(西安市兴庆南路10号　邮政编码710049)
网　　址	http://www.xjtupress.com
电　　话	(029)82668357　82667874(发行中心)
	(029)82668315(总编办)
传　　真	(029)82668280
印　　刷	陕西元盛印务有限公司
开　　本	787mm×1092mm　1/16　印张 20.375　彩页 1 页　字数 475 千字
版次印次	2018年6月第2版　2018年6月第1次印刷
书　　号	ISBN 978-7-5693-0320-9
定　　价	45.00元

读者购书、书店添货,如发现印装质量问题,请与本社发行中心联系、调换。
订购热线:(029)82665248　(029)82665249
投稿热线:(029)82668803　(029)82668804
读者信箱:med_xjup@163.com

版权所有　侵权必究

再版说明

全国医药类高职高专规划教材于2012年出版,现已使用5年,为我国医学职业教育培养大批临床医学专业技能型人才发挥了积极的作用。本套教材着力构建具有临床医学专业特色和专科层次特点的课程体系,以职业技能的培养为根本,力求满足学科、教学和社会三方面的需求。

为了适应我国高职高专临床医学专业教学模式与理念的改革和发展需要,全面贯彻《国家中长期教育改革和发展规划纲要(2010—2020年)》《医药卫生中长期人才发展规划(2010—2020年)》和《高等职业教育创新发展行动计划(2015—2018年)》等文件精神,更好地体现"职业教育要以就业为导向,增强学生的职业能力,为现代化建设培养高素质技能型专门人才"的要求,顺应医学职业教育改革发展的趋势,在总结汲取第一版教材成功经验的基础上,西安交通大学出版社医学分社于2017年启动了"全国医药类高职高专临床医学类专业'十三五'规划教材"的再版工作。本次再版教材共12种,主要供临床医学类专业学生使用,亦可作为农村医学专业中高职衔接的参考教材。

本轮教材改版,以《高等职业学校专业教学标准(试行)》和国家执业助理医师资格考试大纲为依据,进一步提高教材质量,邀请行业专家和临床一线人员共同参与,以对接高职高专临床医学类专业教学标准和职业标准。以就业为导向,以能力为本位,以学生为主体,突出临床医学专业特色,以培养技能型、应用型专业技术人才为目标,坚持"理论够用,突出技能,理实一体"的编写原则,根据岗位需要设计教材内容,力求与临床实际工作有效对接,做到精简实用,从而更有效地施惠学生、服务教学。

为了便于学生学习、教师授课,再版时在教材内容、体例设置上进行了优化和完善。教材各章开篇以高职高专教学要求为标准,编写"学习目标";正文中根据课程、教材特点有选择性地增加"案例导入""知识链接""小结"等模块,此外,为了紧扣执业助理医师资格考试大纲,增设了"考点直通车"模块;在每章内容后附有"综合测试",供教师和学生检验教学效果、巩固学习使用。

由于众多临床及教学经验丰富的专家、学科带头人和教学骨干教师积极踊跃并严谨认真地参与本轮教材的编写,使教材的质量得到了不断完善和提高,并被广大师生所认同。在此,西安交通大学出版社医学分社对长期支持本套教材编写和使用的院校、专家、老师及同学们表示诚挚的感谢!我们将继续坚持"用最优质的教材服务教学"的理念,为我国医学职业教育做出应有的贡献。

本轮教材出版后,各位教师、学生在使用过程中如发现问题,请及时反馈给我们,以便及时更正和完善。

前　言

　　病原生物学与免疫学是一门重要的医学基础课程，与临床医学、预防医学、口腔医学、医学检验学和护理学等临床学科都有着密切联系。《病原生物学与免疫学》作为本轮编写的高职高专临床医学专业教材之一，在突出基本知识、基本理论和基本实践技能的基础上，正确处理基础性、系统性和先进性之间的关系，对教材内容的广度和深度做了适当调整，体现"实用为本，够用为度"的特点，力求简明扼要、概念准确、通俗易懂、重点突出。

　　本教材计划学时为76学时，其中理论64学时，实验12学时。教材分为医学微生物学、免疫学基础、人体寄生虫学三篇，共二十二章；在书末还列出了实验指导和参考答案（仅给出了选择题的答案）。每章前列出了"学习目标"，设置了解、熟悉和掌握三个层次，利于学生按主次把握学习要点。教材中插入了"考点直通车"，帮助学生了解历年临床执业助理医师考试考点，理解并掌握相关知识要点，激发学生的学习兴趣。每章后附有"综合测试"，以帮助学生对本章节所学内容进行自我检测，其中的部分思考题在正文中找不到相应答案，学生只能通过网络进行查找，这样有助于培养学生的自学能力及养成线上与线下学习的良好习惯，为学生进一步深入学习专业知识打下坚实的基础。另外，教材配有相关教学课件，可供师生参考使用。

　　本教材主要供高职高专临床医学、预防医学、口腔医学、医学检验学和护理学等专业学生使用，同时可作为医学生参加临床执业助理医师、国家护士执业资格考试的参考书，亦可供在职医护人员参考使用。

　　本教材的编写得到了各行业专家的指导及各位编者所在单位的大力支持，在此一并表示衷心的感谢！参与本教材编写的人员均为有多年教学及临床经验的骨干教师、学科带头人及临床工作者，大家虽在编写中力求严谨，但限于学术水平和写作能力，教材中难免有不足之处，希望广大师生在教学实践中批评指正，提出宝贵意见。

主　编
2018年3月

目　　录

第一篇　医学微生物学

第一章　病原生物学概述 …………………………………………………（ 1 ）
第二章　细菌的主要生物学性状 …………………………………………（ 6 ）
　第一节　细菌的大小与形态 ……………………………………………（ 6 ）
　第二节　细菌的结构 ……………………………………………………（ 7 ）
　第三节　细菌的形态学检查法 …………………………………………（ 14 ）
第三章　细菌的生长繁殖与遗传变异 ……………………………………（ 16 ）
　第一节　细菌的生长繁殖 ………………………………………………（ 16 ）
　第二节　细菌的人工培养 ………………………………………………（ 19 ）
　第三节　细菌的代谢产物及意义 ………………………………………（ 21 ）
　第四节　细菌的遗传与变异 ……………………………………………（ 22 ）
第四章　细菌与外界环境 …………………………………………………（ 28 ）
　第一节　细菌的分布 ……………………………………………………（ 28 ）
　第二节　外界环境对细菌的影响 ………………………………………（ 30 ）
第五章　细菌的致病性与感染 ……………………………………………（ 35 ）
　第一节　细菌的致病性 …………………………………………………（ 35 ）
　第二节　感染概述 ………………………………………………………（ 37 ）
　第三节　医院感染 ………………………………………………………（ 39 ）
第六章　抗感染免疫 ………………………………………………………（ 42 ）
　第一节　非特异性免疫的抗感染作用 …………………………………（ 42 ）
　第二节　特异性免疫的抗感染作用 ……………………………………（ 46 ）
第七章　常见病原菌 ………………………………………………………（ 49 ）
　第一节　病原性球菌 ……………………………………………………（ 49 ）
　第二节　肠道杆菌 ………………………………………………………（ 56 ）
　第三节　弧菌属 …………………………………………………………（ 62 ）
　第四节　厌氧性细菌 ……………………………………………………（ 65 ）
　第五节　分枝杆菌属 ……………………………………………………（ 68 ）
　第六节　其他病原性细菌 ………………………………………………（ 72 ）

第八章　病毒概述 ……………………………………………………………………（ 82 ）
第一节　病毒的基本性状 …………………………………………………………（ 82 ）
第二节　病毒的致病性与免疫性 …………………………………………………（ 86 ）
第三节　病毒感染的检查方法与防治原则 ………………………………………（ 89 ）

第九章　常见病毒 ……………………………………………………………………（ 92 ）
第一节　呼吸道病毒 ………………………………………………………………（ 92 ）
第二节　肠道病毒 …………………………………………………………………（100）
第三节　肝炎病毒 …………………………………………………………………（103）
第四节　虫媒病毒 …………………………………………………………………（111）
第五节　人类免疫缺陷病毒 ………………………………………………………（114）
第六节　疱疹病毒 …………………………………………………………………（117）
第七节　其他病毒 …………………………………………………………………（121）
第八节　朊粒 ………………………………………………………………………（123）

第十章　其他原核细胞型微生物 ……………………………………………………（126）
第一节　螺旋体 ……………………………………………………………………（126）
第二节　支原体 ……………………………………………………………………（131）
第三节　衣原体 ……………………………………………………………………（134）
第四节　立克次体 …………………………………………………………………（137）
第五节　放线菌 ……………………………………………………………………（140）

第十一章　真菌 ………………………………………………………………………（143）
第一节　真菌概述 …………………………………………………………………（143）
第二节　常见病原性真菌 …………………………………………………………（148）

第二篇　免疫学基础

第十二章　免疫学概述 ………………………………………………………………（153）

第十三章　免疫系统 …………………………………………………………………（156）
第一节　免疫器官 …………………………………………………………………（156）
第二节　免疫细胞 …………………………………………………………………（158）
第三节　细胞因子 …………………………………………………………………（165）

第十四章　抗原 ………………………………………………………………………（169）
第一节　抗原的性质与特异性 ……………………………………………………（169）
第二节　医学上重要的抗原 ………………………………………………………（172）

第十五章　免疫球蛋白 ………………………………………………………………（177）
第一节　免疫球蛋白的结构与类型 ………………………………………………（177）
第二节　免疫球蛋白的生物学作用 ………………………………………………（180）

第三节　五类免疫球蛋白的特性与功能 …………………………………………（181）
　　第四节　人工制备的抗体 …………………………………………………………（183）
第十六章　补体系统 …………………………………………………………………………（186）
　　第一节　补体系统的组成与性质 …………………………………………………（186）
　　第二节　补体系统的激活 …………………………………………………………（187）
　　第三节　补体系统的生物学作用 …………………………………………………（191）
第十七章　主要组织相容性复合体 …………………………………………………………（194）
　　第一节　主要组织相容性复合体的概念及基因组成 ……………………………（194）
　　第二节　HLA 的分布与功能 ………………………………………………………（196）
　　第三节　HLA 在医学上的意义 ……………………………………………………（198）
第十八章　免疫应答 …………………………………………………………………………（201）
　　第一节　免疫应答的概念和基本过程 ……………………………………………（201）
　　第二节　体液免疫 …………………………………………………………………（202）
　　第三节　细胞免疫 …………………………………………………………………（204）
　　第四节　免疫耐受 …………………………………………………………………（206）
第十九章　超敏反应 …………………………………………………………………………（210）
　　第一节　Ⅰ型超敏反应 ……………………………………………………………（210）
　　第二节　Ⅱ型超敏反应 ……………………………………………………………（214）
　　第三节　Ⅲ型超敏反应 ……………………………………………………………（217）
　　第四节　Ⅳ型超敏反应 ……………………………………………………………（219）
第二十章　免疫学应用 ………………………………………………………………………（222）
　　第一节　免疫学检测 ………………………………………………………………（222）
　　第二节　免疫学防治 ………………………………………………………………（228）

第三篇　人体寄生虫学

第二十一章　人体寄生虫学概述 ……………………………………………………………（236）
　　第一节　寄生现象、寄生虫、宿主、生活史 ……………………………………（236）
　　第二节　寄生虫与宿主的相互作用 ………………………………………………（237）
　　第三节　寄生虫病的流行与防治原则 ……………………………………………（239）
第二十二章　常见人体寄生虫 ………………………………………………………………（241）
　　第一节　线虫 ………………………………………………………………………（241）
　　第二节　吸虫 ………………………………………………………………………（251）
　　第三节　绦虫 ………………………………………………………………………（260）
　　第四节　医学原虫 …………………………………………………………………（264）
　　第五节　医学节肢动物 ……………………………………………………………（271）

实验指导 ……………………………………………………………………………（277）
  病原生物学与免疫学实验目的及实验室规则 ……………………………………（277）
  实验一 细菌的形态学检查方法 …………………………………………………（277）
  实验二 细菌培养、生化反应与药物敏感试验 …………………………………（282）
  实验三 细菌的分布与消费灭菌 …………………………………………………（289）
  实验四 常见病原菌 ………………………………………………………………（293）
  实验五 免疫学实验 ………………………………………………………………（298）
  实验六 寄生虫学实验 ……………………………………………………………（303）
模拟测试卷 ………………………………………………………………………………（307）
参考答案 …………………………………………………………………………………（316）
参考文献 …………………………………………………………………………………（318）
彩图 ………………………………………………………………………………………（319）

第一篇 医学微生物学

第一章 病原生物学概述

> **学习目标**
> (1) 了解医学微生物学的发展历程,寄生虫病的流行情况。
> (2) 熟悉微生物与人类的关系。
> (3) 掌握微生物的概念和分类,寄生虫的概念和分类。
> (4) 培养学生学习微生物学的积极性,使学生具有献身医学事业的崇高理想。

病原生物学(pathogenic biology)是研究病原生物的生物学特性、致病性、免疫性及与机体和周围环境相互作用的一门学科,包括医学微生物学和人体寄生虫学。病原生物是指能够给人、动物和植物造成危害的微小生物,包括病原微生物和人体寄生虫两大部分。

一、医学微生物学

(一) 微生物的概念及种类

微生物(microorganism)是存在于自然界中的一群个体微小、结构简单、肉眼看不见,必须借助光学显微镜或电子显微镜放大数百倍、数千倍乃至数万倍才能看到的微小生物。微生物的种类繁多,按分化程度、化学组成不同分为三类。

1. **原核细胞型微生物** 这类微生物的细胞结构不典型,无核膜与核仁,细胞器不完善,仅有核糖体,主要包括细菌、衣原体、支原体、立克次体、螺旋体和放线菌。

2. **真核细胞型微生物** 这类微生物细胞结构典型,细胞核分化程度高,有核膜与核仁,细胞质中有完整的细胞器,如真菌。

3. **非细胞性微生物** 这类微生物无典型的细胞结构,缺乏产生能量的酶系统,只能寄生于活的宿主细胞内,如病毒、朊粒。

(二) 微生物与人类的关系

微生物与人类的关系密切。多数微生物对人类、动物和植物的生存是有益的和必需的,称为非病原微生物,但也有少数微生物能引起人或动物发生疾病,这些具有致病作用的微生物称为病原微生物。

1. **微生物在物质循环中的作用** 自然界中,很多物质如氮、硫、碳等的循环要靠微生物的代谢活动来完成,如土壤中的微生物能将动、植物的尸体等所带的有机化合物转化为无机物,以供植物生长所需。空气中的氮只有通过固氮菌的作用才能被吸收利用,而植物又为人类及动物所食用。没有微生物,植物将不能正常进行新陈代谢,人类及动物也将无法生存。所以,微生物对人类和动、植物的生存是有益和必需的。

2. 微生物在工、农业及医学上的作用　工业方面,人类利用微生物发酵作用进行食品加工、酿酒、制醋、废物处理等;农业方面,可利用微生物生产细菌化肥、转基因农作物、生物杀虫剂等,提高农业生产水平;医学方面,可利用微生物的合成代谢作用生产抗生素、维生素等生物制品,用于多种疾病的防治。

3. 微生物对人体的作用　在长期的进化过程中,人类与微生物之间建立了紧密的联系。在正常情况下,人体的体表及与外界相通的腔道中存在着大量对人体无害的微生物,有的还具有拮抗其他病原微生物、合成人体所需的多种维生素等作用。但当某些条件发生改变时,一些人体正常分布的微生物也会导致疾病的发生。

(三)医学微生物学

医学微生物学(medical microbiology)是一门研究各种与医学有关的微生物的生物学特性、致病性、免疫性以及特异性诊断和防治措施的科学。其发展大致经历了三个时期。

1. 经验时期　在古代,人类虽然没能观察到微生物,但早已将微生物学知识用于生产实践和疾病防治中。早在夏禹时代,就有仪狄酿酒的记载。北魏(公元386—534)时期的《齐民要术》中有食醋制造方法的详细记载。明朝隆庆年间,民间已广泛利用接种人痘的方法来预防天花,并先后传至日本、土耳其等国家,这是我国对预防医学做出的一大贡献。清朝乾隆年间,师道南在《天愚集》中描述了当时鼠疫流行的情况,并指出了鼠疫与鼠的关系。民间常用的盐腌、烟熏、风干等保存食物的方法,实际上正是通过抑制微生物的生长繁殖而防止食物腐败变质。

2. 实验微生物学时期　世界上第一个观察到微生物的是荷兰人列文·虎克(Antory Van Leeuwenhoek),他于1676年用自磨镜片制造了世界上第一架显微镜(约放大266倍),并从河水、污水中看到了球状、杆状、螺旋状的微小生物,为微生物的存在提供了有力证据,亦为微生物形态学的建立奠定了基础。

1798年,英国人琴纳(Edward Jenner)发明了用牛痘来预防天花。

1867年,法国科学家巴斯德(Louis Pasteur,1822—1895)发现并证实了酿酒过程中的发酵与腐败均是由微生物引起的,并由此创立了著名的巴氏消毒法。巴斯德的研究开创了微生物的生理学时代。同期,德国学者郭霍(Robert Koch,1843—1910)开创了使用固体培养基从环境和患者的排泄物中分离出各种细菌,并感染动物重新分离纯化培养成功,同时创立了细菌染色法。因此,巴斯德和郭霍是微生物学和病原生物学的奠基人。至1900年,各地学者相继分离出炭疽杆菌、结核分枝杆菌、霍乱弧菌、脑膜炎奈瑟菌、破伤风杆菌、鼠疫杆菌等病原菌。

1892年,俄国学者伊凡诺夫斯基第一个发现了烟草花叶病毒,并证明了烟草花叶汁通过细菌滤器后仍保留传染性。与此同时,德国学者Loftierf发现牛口蹄疫病毒。1901年,美国科学家瑞德(Walter-Reed)首先分离出对人致病的黄热病毒。1915年,英国学者Twort发现了细菌病毒(噬菌体)。20世纪40年代电子显微镜问世后,病毒学的研究有了飞跃发展,成了一门独立学科。

1929年,英国细菌学家弗莱明(Alexander Fleming)首先发现青霉菌产生的青霉素能抑制金黄色葡萄球菌的生长。直到1940年,弗诺(Howard Florey)和切恩(Ernst Chain)将青霉菌培养液进行提纯,首次研究出青霉素G注射液并应用于临床。青霉素的发现和应用极大地鼓舞了微生物学家寻找抗生素的热情,之后链霉素、红霉素、氯霉素、庆大霉素、四环素和头孢菌素相继被发现并广泛应用于临床,使很多由细菌引起的疾病得以有效治疗。

3. 现代微生物学时期　近几十年来,随着生物化学、细胞生物学、分子生物学、单克隆抗体技术等学科的进展,电子显微镜技术、色谱、组织化学、细胞培养、核酸杂交技术和基因图谱分析等新技术的建立和应用,促进了医学微生物学的发展。目前,对微生物的认识已经深入到分子水平和基因水平。通过从分子水平上探讨病原微生物的基因结构与功能、致病的物质基础及诊断方法,相继发现了一些新的病原微生物,如军团菌、弯曲菌、马堡病毒、人类免疫缺陷病毒、埃博拉病毒及SARS病毒等。从1995年第一个细菌(流感嗜血杆菌)的全基因组DNA序列测序完成至今,已有150多种细菌完成测序。病原微生物基因组测序对研究微生物的致病机制、药物研究、开发疫苗等具有十分重大的意义。

1967—1971年美国植物病毒学家Diener等发现马铃薯纺锤形块茎病的病原是一种不具有蛋白质的RNA,被称为类病毒(viroid)。随后在研究类病毒的过程中又发现一种引起苜蓿等植物病害的拟病毒(virusoid)。1982年发现引起羊瘙痒病的病原为一分子量27000的传染性蛋白,称朊病毒(virino)。

1973年,Cohan等利用基因工程技术,通过质粒成功实现了耐药性在细菌之间的转移。目前,研究人员将乙肝病毒表面抗原(HBsAg)基因转移并整合到酵母菌的DNA上,生产并提纯了HBsAg的基因工程疫苗,为防治乃至消灭乙肝病毒奠定了坚实的基础。目前,大多数严重危害人类健康的病原微生物均已研制出相应的疫苗。1980年世界卫生组织宣布在全球内消灭了天花,这是人类通过牛痘苗的普遍接种而彻底消灭的第一种烈性传染病。

虽然目前在世界范围内对医学微生物的研究已经取得了较大成绩,但至今仍有一些传染病的病原体尚未完全认识,某些病原体的致病和免疫机制还有待阐明,不少疾病尚缺乏有效的防治措施,如埃博拉出血热等病毒性疾病仍然缺乏有效的治疗药物。人类距离控制和消灭传染病的目标还有一定的距离。因此,医学微生物学今后要继续加强与免疫学、生物化学、遗传学及细胞生物学等学科的联系和协作,促进病原微生物的生物学性状和致病性的研究,促进新疫苗的研制和改进原有疫苗,以提高防治效果。要加强基因工程学的研究,积极为传染病的诊断、预防、治疗及研究提供高效先进的制剂,并对一些与微生物感染有关的遗传性疾病采用基因疗法提供科学有效的理论依据和治疗方法,以彻底治愈这类病症。只有这样,通过各方面的努力,加快医学微生物学的发展,才能为早日控制和消灭各种传染病做出贡献。

二、人体寄生虫学

人体寄生虫学(human parasitology)是研究与人体健康有关的寄生虫及其与人体和外

界环境关系的一门学科。

(一)寄生虫及人体寄生虫的概念和分类

寄生虫(parasite)是指以寄生的方式长期或短暂生存于另外一种生物的体表或体内的低等动物和单细胞动物。人体寄生虫是指以人体作为宿主的寄生虫,包括医学蠕虫、医学原虫和医学节肢动物。

1. **医学蠕虫** 蠕虫是一类借肌肉的伸缩而蠕动的多细胞无脊椎动物。与医学有关的蠕虫称为医学蠕虫,如蛔虫、钩虫、蛲虫和血吸虫等。

2. **医学原虫** 原虫为单细胞动物,具有独立和完整的生理功能。寄生在人体管腔、体液、组织或细胞内的致病或非致病性原虫称为医学原虫,如溶组织阿米巴、疟原虫和阴道毛滴虫等。

3. **医学节肢动物** 节肢动物是一类身体分节、有附肢、具有几丁质外骨骼的无脊椎动物。可对人体健康造成危害的节肢动物称为医学节肢动物,主要有蚊、蝇、虱、蚤和螨等。

(二)人体寄生虫学的研究进展

人类对寄生虫的认识由来已久,显微镜的问世对寄生虫学的研究起到了极大的推动作用。随着各种新技术的应用,寄生虫学的研究已经进入了亚细胞、分子水平乃至基因水平。目前,利用细胞生物学和分子生物学技术,对某些寄生虫的致病机制有了新的认识;基因工程技术的应用推动了寄生虫疫苗的发展。相信随着各类学科的发展,寄生虫学的研究也必将获得极大进步。

(三)寄生虫病的流行情况

寄生虫病是一种遍及世界的传染性疾病,尤其黑热病、锥虫病(非洲锥虫病与美洲锥虫病)和麻风在热带及亚热带地区人群的发病率和死亡率都较高。WHO要求大力防治的十大热带病——疟疾、结核、登革热、血吸虫病、丝虫病(淋巴丝虫病与盘尾丝虫病)、黑热病、麻风病、锥虫病、黄热病和埃博拉出血热,就有七个是由寄生虫感染引起的。目前,经过不懈努力,寄生虫病的防治取得了极大成就,但是像疟疾、血吸虫病等仍然时有流行。

我国对寄生虫病的防治工作历来都极为重视。中华人民共和国成立初期,我国将疟疾、丝虫病、血吸虫病、黑热病和钩虫病列为"五大寄生虫病"进行重点防治。经过几十年的努力,黑热病于1958年得到有效控制,1994年基本消灭丝虫病,但是疟疾、血吸虫病仍然未得到很好控制,甚至在某些地区有回升趋势。目前寄生虫病的防治仍然是我国重要公共卫生问题之一。

考点直通车

首先发明使用牛痘预防天花的是哪个国家

A. 中国　　　B. 英国　　　C. 法国　　　D. 美国　　　E. 德国

答案与解析:1798年,英国人琴纳发明了用牛痘来预防天花,故选B。

小 结

病原生物学是研究病原生物的生物学特性、致病性、免疫性及与机体和周围环境相互作用的一门学科。病原生物是指能够给人、动物和植物造成危害的微小生物,包括病原微生物和人体寄生虫。微生物是存在于自然界中的一群个体微小、结构简单、须借助显微镜才能看到的微小生物,分为原核细胞型微生物、真核细胞型微生物和非细胞性微生物三类。多数微生物对人类、动物和植物是有益和必需的,称为非病原微生物;少数微生物能引起人或动物发生疾病,称为病原微生物。研究各种与医学有关的微生物的生物学特性、致病性、免疫性以及特异性诊断和防治措施的科学称为医学微生物学,其发展大致经历了经验时期、实验微生物学时期和现代微生物学时期三个时期。

人体寄生虫学是研究与人体健康有关的寄生虫及其与人体和外界环境关系的一门学科。人体寄生虫是指以人体作为宿主的寄生虫,包括医学蠕虫、医学原虫和医学节肢动物。由寄生虫引起的疾病遍及世界,感染人群的发病率和死亡率都较高,WHO要求大力防治的十大热带病就有七个是由寄生虫感染引起的。中华人民共和国成立初期,我国将疟疾、丝虫病、血吸虫病、黑热病和钩虫病列为"五大寄生虫病"进行重点防治,目前寄生虫病的防治仍然是我国重要公共卫生问题之一。

综合测试

一、选择题(A型题)

1. 下列属于非细胞型微生物的是
   A. 细菌　　B. 病毒　　C. 衣原体　　D. 支原体　　E. 真菌
2. 下列属于真核细胞型微生物的是
   A. 细菌　　B. 病毒　　C. 衣原体　　D. 支原体　　E. 真菌
3. 首先创立细菌染色法的是
   A. 英国人琴纳　　　　　B. 英国细菌学家弗莱明　　　C. 德国学者郭霍
   D. 法国人巴斯德　　　　E. 俄国学者伊凡诺夫斯基
4. 1980年世界卫生组织宣布在全球消灭了哪个传染病
   A. 结核　　B. 伤寒　　C. 天花　　D. 麻疹　　E. 腮腺炎

二、简答题
1. 微生物分为哪几类?
2. 中华人民共和国成立初期确定的"五大寄生虫病"包括哪些?

三、思考题
为什么要对微生物进行分类?

(陈应国)

第二章 细菌的主要生物学性状

> **学习目标**
> (1) 了解细菌的大小和形态。
> (2) 熟悉细菌细胞壁的结构和功能。
> (3) 掌握细菌各种特殊结构的概念、功能。
> (4) 学会细菌革兰染色法的操作方法和结果判断。

细菌(bacterium)是一类具有细胞壁和核质的单细胞微生物,为原核细胞型微生物的典型代表。细菌种类繁多,分布广泛。了解细菌的形态和结构,对鉴别细菌、诊断和防治细菌性感染具有重要的意义。

第一节 细菌的大小与形态

一、细菌的大小

细菌个体微小,常用微米(μm)为测量单位,需用光学显微镜放大上千倍才可看见。不同种类的细菌大小不一,同种细菌也可因菌龄和环境的影响而有差异。多数球菌的直径为 $1\mu m$ 左右,中等大小杆菌约为 $(2\sim3)\mu m\times(0.3\sim0.5)\mu m$。

二、细菌的形态与排列方式

细菌按基本形态可分为球菌、杆菌和螺形菌三大类(图2-1)。

(一)球菌

球菌(coccus)单个菌体呈球形或近似球形。按其繁殖时分裂平面和分裂后排列方式的不同,可分为如下几种。

(1) 双球菌:在一个平面上分裂为两个菌体,成双排列,如脑膜炎奈瑟菌、肺炎双球菌。

(2) 链球菌:在一个平面上分裂后,多个菌体相连呈链状排列,如溶血性链球菌。

(3) 葡萄球菌:在多个不规则平面上分裂后,菌体黏附在一起呈葡萄串状,如金黄色葡萄球菌。

(4) 四联球菌和八叠球菌:在2个或3个互相垂直的平面上分裂,分裂后4个菌体排列在一起呈正方形,称四联球菌,如四联加夫基菌;8个菌体重叠在一起呈立方体,称八叠球菌,如藤黄八叠球菌。

(二)杆菌

杆菌(bacillus)多数呈直杆状,两端钝圆,散在分布。杆菌种类很多,其长短粗细差异较大。大杆菌如炭疽芽孢杆菌长 3~5μm,宽 1~1.3μm;中等大小杆菌如大肠埃希菌长 2~3μm,宽 0.5~0.7μm;小杆菌如布鲁菌长 0.6~1.5μm,宽 0.5~0.7μm。

根据形态差异可把杆菌分为以下几种。

(1)棒状杆菌:末端膨大呈棒状,如白喉棒状杆菌。
(2)分枝杆菌:菌体常呈分枝生长趋势,如结核分枝杆菌。
(3)球杆菌:菌体短小,近似椭圆形,如百日咳鲍特菌。
(4)链杆菌:菌体呈链状排列,如炭疽芽孢杆菌。

(三)螺形菌

螺形菌(spiral bacterium)菌体弯曲,根据弯曲数目不同可分为两类。

(1)弧菌:只有一个弯曲,呈弧形或逗点状,如霍乱弧菌。
(2)螺菌:菌体有数个弯曲,较僵硬,如幽门螺杆菌。

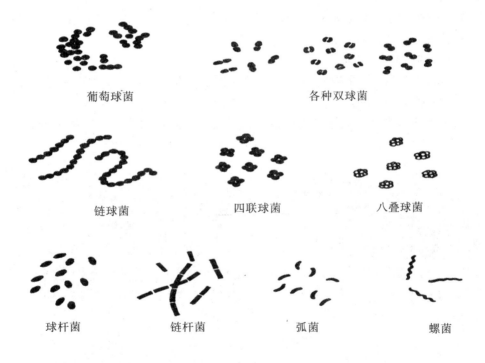

图 2-1 细菌的基本形态

第二节 细菌的结构

细菌的结构包括基本结构和特殊结构。细菌的基本结构是所有细菌共有的且生存不可缺少的结构,由外向内依次为细胞壁、细胞膜、细胞质和核质等;特殊结构为某些细菌一定条件下所特有的结构,如荚膜、鞭毛、菌毛和芽孢等(图 2-2)。

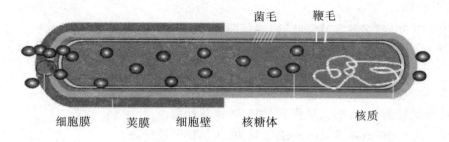

图 2-2 细菌结构模式图

一、细菌的基本结构

(一) 细胞壁

细胞壁(cell wall)是包被于细胞膜外,一层坚韧而富有弹性的结构。

1. **主要功能** 具体如下。

(1) 保护细菌抵抗低渗环境。承受细胞内 5~25 个大气压的渗透压,并使细菌在低渗的环境下细胞不易破裂。

(2) 维持细菌的固有形态。

(3) 与细胞膜共同参与内外物质交换,可允许水分及可溶性小分子物质自由通过。

(4) 决定菌体的抗原性。

2. **化学组成与结构** 细胞壁化学组成比较复杂。经革兰染色可将细菌分为革兰阳性(G^+)菌和革兰阴性(G^-)菌。这两类细菌细胞壁组成有很大差异(图 2-3)。

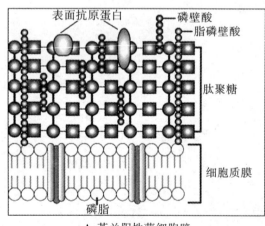
A. 革兰阳性菌细胞壁

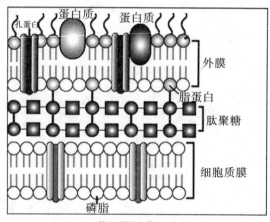
B. 革兰阴性菌细胞壁

图 2-3 细菌细胞壁结构模式图

(1) 革兰阳性菌细胞壁的组成:由肽聚糖和穿插于其内的磷壁酸组成。

肽聚糖为原核细胞所特有,也是革兰阳性菌和革兰阴性菌共有的成分。革兰阳性菌细胞壁肽聚糖含量高,层数多(可多达 50 层),质地致密坚固。肽聚糖由三部分组成:

①聚糖骨架,由 N-乙酰葡萄糖胺和 N-乙酰胞壁酸交替间隔排列,经糖苷键连接而成。②四肽侧链,由四种氨基酸组成,连接在聚糖骨架的胞壁酸上。③五肽交联桥,由5个甘氨酸组成,起连接相邻四肽侧链的作用,从而构成了坚韧的三维网格状结构(图2-4)。

青霉素能抑制五肽交联桥与四肽侧链的连接,干扰细胞壁的合成,可导致细菌死亡。溶菌酶能切断糖苷键,破坏聚糖骨架引起细菌裂解。人和动物细胞无细胞壁结构,故此类药物对人体细胞无毒性作用。

磷壁酸是革兰阳性菌细胞壁特有成分,依据结合部位的不同,可分为膜磷壁酸和壁磷壁酸。磷壁酸具有黏附宿主细胞的作用,与细菌的致病性有关,是革兰阳性菌重要的表面抗原,可用于细菌的血清学分型。

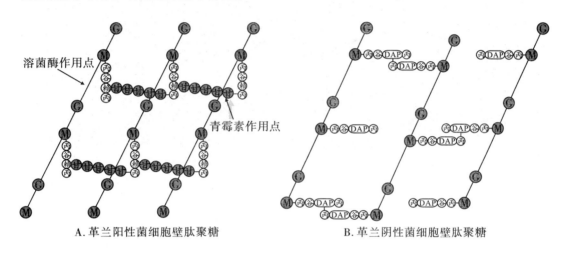

A. 革兰阳性菌细胞壁肽聚糖　　　　B. 革兰阴性菌细胞壁肽聚糖

图2-4　细菌细胞壁肽聚糖结构

(2)革兰阴性菌细胞壁的组成结构比较复杂,由肽聚糖和外膜组成。

革兰阴性菌细胞壁肽聚糖含量少,仅1~3层,结构疏松。肽聚糖仅由聚糖骨架和四肽侧链组成,没有五肽交联桥,只形成疏松的二维平面结构(图2-4)。革兰阴性菌由于肽聚糖含量少,且有外膜的保护作用,故对青霉素、溶菌酶不敏感。

外膜位于细胞壁肽聚糖层的外侧,是革兰阴性菌特有成分,从内向外由三部分组成。①脂蛋白:由脂质和蛋白质组成,位于肽聚糖和脂质双层之间,起着稳定和固定外膜的作用。②脂质双层:结构与细胞膜相似,除了参与物质交换外,还有屏障作用,能抵抗多种化学药物的作用。③脂多糖(LPS):是革兰阴性菌内毒素的主要成分,由类脂A、核心多糖和特异性多糖三部分组成。类脂A为内毒素的毒性和生物学活性的主要成分,无种属特异性,不同细菌的类脂A骨架基本一致,故不同细菌产生的内毒素的毒性作用均相似。核心多糖位于类脂A的外层。特异性多糖即革兰阴性菌的菌体抗原(O抗原),是脂多糖的最外层。

3. 细胞壁缺陷型(L型)细菌　在某些理化因素或生物因素的影响下,细菌细胞壁受损,但在高渗环境下,它们仍可存活而成为细菌细胞壁缺陷型。因其首次在Lister研究所发现,故以其第一个字母L命名。

细菌L型因缺失细胞壁而呈高度多形性,大小不一,有球状、杆状和丝状(图2-5)。

L型细菌大多数用革兰染色染成阴性。细菌L型在低渗环境中易胀破死亡,在高渗、低琼脂、含血清的培养基中可缓慢生长,一般培养2~7天后可形成中间较厚、四周较薄的荷包蛋样细小菌落,也有颗粒型和丝状菌落。

临床上多由于抗菌药物使用不当,可使患者体内细菌发生L型变异。某些L型细菌仍有致病力,多引起间质性炎症和慢性炎症。变形后的细菌其形态、培养特性均发生了改变,以致不易查出病原,给临床诊疗带来困难。

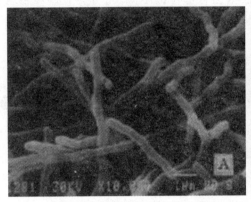
A. 临床标本葡萄球菌L型扫描电镜图

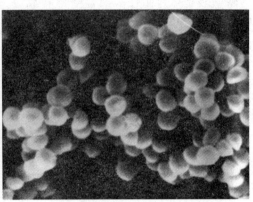
B. 葡萄球菌L型回复后扫描电镜图

图2-5 细胞壁缺陷(L型)细菌

(二)细胞膜

细胞膜(cell membrane)位于细胞壁内侧,为包绕在细胞质外的具有弹性的半渗透性生物膜,主要由磷脂及蛋白质构成。膜中不含胆固醇是其与真核细胞膜的区别点。

细胞膜的主要功能:①有选择性通透作用,控制细菌内外的物质交换。②参与细菌的呼吸,与能量的产生、储存和利用有关。③膜上有多种合成酶,参与生物合成过程。④形成中介体。中介体是细胞膜向细胞质凹陷折叠成的囊状物,多见于革兰阳性菌。中介体扩大了细胞膜的表面积,相应地增加呼吸酶的含量,可为细菌提供大量能量。同时中介体与细胞的分裂、细胞壁合成和芽孢形成有关。

(三)细胞质

细胞质(cytoplasm)是由细胞膜包裹的无色透明溶胶状物质,是细菌进行新陈代谢的主要场所,基本成分是水、蛋白质、脂类、核酸及少量无机盐。细胞质中含有多种重要结构。

(1)核糖体(ribosome):由RNA和蛋白质组成,又称核蛋白体。电镜下可见到细胞质中有大量沉降系数为70S的颗粒,即核糖体。当mRNA连成多聚核蛋白体(polyribosome)时,就成为合成蛋白质的场所。

细菌的核糖体由50S和30S两个亚基组成。链霉素能与30S小亚基结合,红霉素能与50S大亚基结合,从而干扰细菌蛋白质的合成而导致细菌死亡;真核细胞的核糖体为80S,由40S和60S组成,因此链霉素和红霉素可选择性作用于细菌而对人体细胞无毒性。

(2) 质粒(plasmid)：细菌染色体外的遗传物质，为闭合环状的双股DNA分子。质粒并非细菌生长所必需，但可携带某些遗传信息，控制特定的遗传性状，如R质粒决定细菌的耐药性。质粒具有自我复制、传给子代、在菌体间转移及丢失等特性，与细菌的遗传变异有关(详见细菌的遗传变异)。

(3) 胞质颗粒(cytoplasmic granules)：大多数为细菌贮存的营养物质颗粒。较为常见的是贮藏高能磷酸盐的胞质颗粒，其嗜碱性较强，用特殊染色法可染成与菌体不同的颜色，又称为异染颗粒。根据异染颗粒的形态及位置，有助于鉴别细菌。

(四) 核质

细菌是原核细胞，核分化程度低，无核膜、核仁等，故称为核质(nuclear material)或拟核(nucleoid)。一个菌体内一般含有1~2个核质，集中在细胞质的某一区域，多在菌体中部。核质是细菌的遗传物质，由闭环双股DNA反复卷曲盘绕成松散的网状结构，控制细菌的基本生命活动。细菌胞质中含有大量RNA，用碱性染料染色着色很深，将核质掩盖，不易显露。

二、细菌的特殊结构

(一) 荚膜

某些细菌细胞壁外围绕一层黏液状物质，其厚度达0.2μm以上，普通光镜可见，与四周界限分明，称为荚膜(capsule)。其厚度<0.2μm者，在光学显微镜下看不到，称为微荚膜(microcapsule)，其功能与荚膜相似。荚膜不易着色，用特殊染色或墨汁负染法可清楚看到与周围界限分明的荚膜(图2-6)。

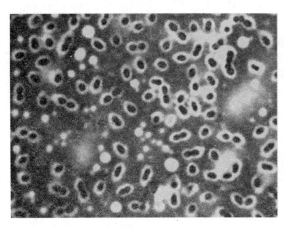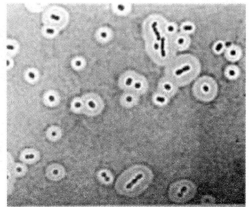

图2-6 细菌的荚膜

荚膜的形成与环境因素有关，一般在机体内和营养丰富的培养基中易形成荚膜。有荚膜的细菌在固体培养基上形成光滑(S)型或黏液(M)型菌落，失去荚膜后菌落变为粗糙(R)型。荚膜并非细菌生存所必需，如荚膜丢失，细菌仍可存活。大多数荚膜由多糖组成，少数为多肽或透明质酸等。

作用和意义：①与细菌的感染和致病性有关。荚膜具有抗吞噬和抗消化作用，保护菌体免受杀伤;荚膜具有一定的黏附作用,利于定植,增强细菌的侵袭力。②细菌的鉴别和分型的依据。根据细菌有无荚膜、荚膜成分及抗原性的不同鉴别细菌和分型。

(二)鞭毛

鞭毛(flagellum)是在某些细菌菌体上附着的细长呈波浪状弯曲的丝状物。鞭毛纤细,须经特殊鞭毛染色后才能在光镜下看到,也可用电镜直接观察。鞭毛的长度常超过菌体若干倍(图2-7)。

1. 类型　根据细菌鞭毛的数目、位置的不同,可将鞭毛菌分为以下几种。

(1)单毛菌:菌体一端有1根鞭毛,如霍乱弧菌。

(2)双毛菌:菌体两端各有1根鞭毛,如空肠弯曲菌。

(3)丛毛菌:在菌体一端或两端有数根鞭毛,如铜绿假单胞菌。

(4)周毛菌:菌体周身遍布鞭毛,如伤寒沙门菌。

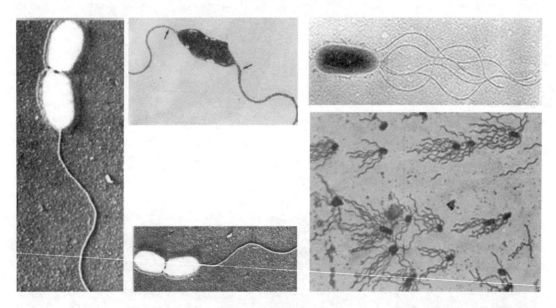

图2-7　细菌的鞭毛

2. 作用和意义　①鞭毛是细菌的运动器官,有鞭毛的细菌可做鞭毛运动,某些细菌的鞭毛与致病性有关。②鞭毛的数量、分布可用于鉴别细菌。③鞭毛抗原有很强的抗原性,通常称为H抗原,对某些细菌的鉴定、分型及分类具有重要意义。

(三)菌毛

某些细菌菌体表面遍布的比鞭毛更细、更短而且直硬的丝状物,与细菌运动无关,称为菌毛(pilus)。菌毛必须用电镜才能观察到,其化学成分主要是蛋白质,具有抗原性。菌毛根据功能不同可分为普通菌毛和性菌毛两种。

1. 普通菌毛　遍布菌体表面,短而直,数目多可达数百根。普通菌毛具有黏附作用,是某些细菌入侵人体引起感染的第一步,和细菌的致病性有关。无菌毛的细菌则易被纤毛摆动、肠蠕动或尿液冲洗而被排除。细菌失去菌毛,致病力亦随之丧失。

2. 性菌毛　数量少,仅有1~4根,比普通菌毛长而粗,中空呈管状。因性菌毛是由

F 质粒携带的一种致育因子的基因编码,故性菌毛又称 F 菌毛。带有性菌毛的细菌称为雄性菌（F⁺菌）,无菌毛的细菌称为雌性菌（F⁻菌）。性菌毛是细菌之间传递遗传物质的通道。细菌的毒性及耐药性可通过性菌毛传递。

(四)芽孢

某些细菌(多为革兰阳性菌)在一定环境条件下,细胞质脱水浓缩,在菌体内形成多层膜状结构的圆形或椭圆形小体,称为芽孢(spore)。芽孢折光性强,壁厚,普通染色不易着色,需用特殊染色才能着色。

1. **形成** 芽孢一般只在动物体外才能形成,并受环境影响,当营养缺乏时,容易形成芽孢。不同细菌形成芽孢需要的条件不同,如炭疽杆菌须在有氧条件下才能形成芽孢,破伤风杆菌则在无氧条件下形成。芽孢保持细菌的全部生命活性,遇适宜环境,可吸水膨大,发育成新的菌体。一个芽孢只能形成一个菌体,一个菌体只能形成一个芽孢。芽孢不是细菌的繁殖方式,而是处于代谢相对静止的休眠形式,以维持细菌生存的持久性。无芽孢的菌体能进行分裂繁殖,可称为繁殖体。

2. **作用和意义** 具体如下。

(1)有助于鉴别细菌。芽孢的大小、形态和位置随菌种而异,有重要的鉴别价值(图2-8)。例如,炭疽杆菌的芽孢为卵圆形,比菌体小,位于菌体中央;破伤风杆菌芽孢为正圆形,比菌体大,位于顶端,如鼓槌状。

(2)增强细菌抵抗力。芽孢具有多层厚而致密的胞膜,通透性低,有保护作用,能阻止化学品渗入;芽孢含水量少,蛋白质受热不易变性,并含有大量吡啶二羧酸(DPA),能提高芽孢的耐热性和稳定性。因此,芽孢的抵抗力强,对热力、干燥、辐射、化学消毒剂等理化因素均有强大的抵抗力。

(3)可成为某些细菌潜在的病源。芽孢在自然界分布广泛,并可存活多年,用一般的处理方法不易将其杀死,一旦污染伤口、用具、敷料、手术器械等,可在适宜条件下转化为繁殖体而致病。

(4)进行消毒灭菌时以杀灭细菌芽孢作为判断灭菌效果的标准。目前,杀灭芽孢最可靠的方法是高压蒸汽灭菌法。

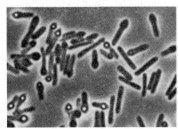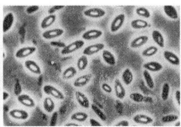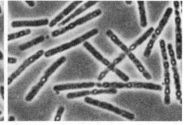

图 2-8 细菌的芽孢

第三节 细菌的形态学检查法

一、不染色标本检查法

不染色标本检查法是直接用普通光学显微镜或暗视野显微镜观察活菌的形态、排列和运动情况等。常用的方法有压滴法、悬滴法和暗视野显微镜法。

二、染色标本检查法

细菌个体微小,无色透明,经染色的细菌标本能更好地观察细菌的形态和结构。细菌的染色方法很多,大致可分为单染色法、复染色法及特殊染色法。

(一)单染色法

单染色法仅用一种染料进行染色,用于观察细菌大小、形态和排列,但不能显示细菌的结构和染色特性。

(二)复染色法

复染色法用两种或两种以上染料先后染色,可观察细菌大小、形态和排列外,还能鉴别细菌。常用的方法有革兰染色法和抗酸染色法。

1. 革兰染色法　革兰染色法是细菌学中最常用的染色方法,由丹麦细菌学家革兰发明,至今仍在广泛应用。

(1)具体方法:将细菌标本固定后,先用结晶紫初染,再加入碘液媒染,各种细菌均被染成深紫色;然后用95%乙醇脱色,其中有的细菌脱去紫色,有的不能;最后用稀释复红复染。

(2)结果判定:不被乙醇脱色而保留紫色者为革兰阳性菌,被乙醇脱色后染成红色者为革兰阴性菌。

(3)意义:对鉴别细菌、指导临床选择抗菌药物、分析细菌的致病性等都有重要意义。

(4)原理:尚未完全阐明,目前有多种解释。①革兰阳性菌比革兰阴性菌等电点低,在同一 pH 环境中,革兰阳性菌负电荷多,结合染料多而牢固,不易脱色;②革兰阳性菌细胞壁结构致密,脂类少,乙醇不易渗入脱色,而革兰阴性菌胞壁结构疏松,含大量脂类,乙醇脱色效果好;③革兰阳性菌含大量核糖核酸镁盐,可与碘、结晶紫牢固结合,不易被脱色,革兰阴性菌核糖核酸镁盐含量少,易被脱色。

2. 抗酸染色法　抗酸染色法可鉴别抗酸细菌和非抗酸细菌。染色方法是固定的标本经石炭酸复红加温染色,再用盐酸乙醇脱色,最后用亚甲蓝复染。结核分枝杆菌等抗酸细菌含有分枝菌酸,不易被脱色而染成红色,非抗酸细菌则染成蓝色。

(三)特殊染色法

细菌的细胞壁、异染颗粒及特殊结构如鞭毛、荚膜及芽孢等,用上述染色法不易着色,必须用特殊的方法才能着色。这些染色法不仅能使特殊结构着色,还可使它染成与菌体不同的颜色,有利于细菌的观察和鉴别。

考点直通车

细菌缺乏下列哪种结构在一定条件下仍可存活
A. 细胞壁 B. 细胞膜 C. 细胞质 D. 核糖体 E. 核质

答案与解析：细胞壁、细胞膜、细胞质与核质是细菌的基本结构。细胞壁在一定环境下合成受阻，形成 L 型细菌。L 型细菌在局部高渗环境下可继续存活，甚至缓慢生长，导致慢性炎症，给临床诊断和治疗带来困难，故选 A。

小 结

细菌是典型的原核细胞型微生物，个体微小，以微米为测量单位，必须在显微镜下才可能观察到个体。细菌根据基本形态的不同，可分为球菌、杆菌和螺形菌三大类。革兰染色可把细菌分为革兰阳性菌和革兰阴性菌两大类。

细菌的基本结构包括细胞壁、细胞膜、细胞质与核质等结构。细胞壁是细菌细胞特有的结构，两类细菌细胞壁组成和化学结构有较大差异，致使其在染色性、毒性及对药物的敏感性等方面均有很大差异。细菌的形态和结构在适宜条件下较为稳定，可为临床细菌感染提供诊断依据，并指导临床用药。

综合测试

一、选择题（A 型题）

1. 细菌细胞壁的主要成分是
   A. 脂蛋白 B. 肽聚糖 C. 脂多糖 D. 胆固醇 E. 磷壁酸
2. 细菌大小的测量单位是
   A. mm B. μm C. mμm D. nm E. 以上都不是
3. 革兰阴性菌细胞壁的特有组分是
   A. 肽聚糖 B. 磷壁酸 C. 外膜 D. 脂质双层 E. 脂多糖
4. 具有抗吞噬作用的细菌结构是
   A. 鞭毛 B. 菌毛 C. 细胞壁 D. 荚膜 E. 芽孢

二、简答题

1. 细菌细胞壁有哪些功能？细胞壁缺陷细菌的形成原因及其意义是什么？
2. 请简要说明细菌的特殊结构及其主要功能。

三、思考题

为什么青霉素对革兰阳性菌杀伤效果好，而对革兰阴性菌杀伤效果差？

（周爱平）

第三章　细菌的生长繁殖与遗传变异

学习目标

(1) 了解人工培养细菌的意义,细菌变异的机制。
(2) 熟悉细菌的代谢产物及其意义,细菌常见的变异类型。
(3) 掌握细菌生长繁殖的条件,细菌人工培养的方法。
(4) 学会观察不同培养基中细菌的生长现象。

细菌具有独立的生命活动能力。当环境条件适宜时,细菌代谢旺盛,生长繁殖迅速,少量细菌感染甚至能给机体带来严重危害;当环境不利于细菌生长时,细菌生命活动受到抑制甚至死亡。了解细菌生长繁殖条件、生命活动规律及代谢产物,有助于细菌的人工培养,对细菌性疾病的诊断、治疗及预防均有重要意义。

第一节　细菌的生长繁殖

细菌同其他生物一样,由许多化学物质组成,具有多种理化性质及生物学性状,掌握细菌的化学组成、物理性状、生长繁殖条件及生长繁殖规律有利于对细菌进行人工培养,进而有助于研究细菌的致病性、获取所需代谢产物和制备疫苗等。

一、细菌的化学组成和物理性状

(一)细菌的化学组成

细菌由多种化学物质组成,是其进行生命活动的物质基础。细菌和其他生物细胞相似,由水、蛋白质、无机盐、糖类、脂类、核酸等组成。此外,细菌体内还含有一些特有的化学物质,如肽聚糖、磷壁酸、胞壁酸、吡啶二羧酸等。

(二)细菌的物理性状

1. **带电现象**　细菌细胞内有大量的蛋白质,具有两性游离的性质,在溶液中可电离成带正电荷的氨基和带负电荷的羧基。当正电荷与负电荷相等时,为等电点。革兰阳性菌等电点为 pH 2~3,革兰阴性菌的等电点为 pH 4~5,所以在弱碱性或近中性的环境中细菌均带负电荷,尤以革兰阳性菌所带负电荷更多。细菌的带电现象与细菌的染色反应、凝集反应、抑菌和杀菌作用有密切关系。

2. **光学性质**　细菌为半透明体,当光线照射菌体时,一部分被吸收,一部分被折射,所以细菌悬液呈混浊状态。细菌数越多,浊度越大,可利用比浊法粗略估计悬液中细菌的数目。

3. **表面积** 细菌体积虽小,但单位体积的表面积大。巨大的表面积有利于菌体与外界进行物质交换,因此细菌代谢旺盛,繁殖迅速。

4. **半透性** 细胞壁和细胞膜均有半透膜性质,可允许水和小分子物质通过,以利于细菌吸收营养和排出代谢产物。

5. **渗透压** 由于细菌细胞内含有高浓度的有机物和无机盐,因而具有较高的渗透压。革兰阳性菌体内渗透压高达 20~25 个大气压,革兰阴性菌也有 5~6 个大气压。细菌所处环境相对低渗,由于有坚韧细胞壁的保护,故能承受巨大的压力差而不致崩裂。

二、细菌生长繁殖的条件

细菌的生长繁殖与环境条件密切相关。细菌种类繁多,生长繁殖的条件不尽相同,但必须具备下列几个基本条件。

(一)充足的营养物质

充足的营养是细菌进行新陈代谢、生长繁殖的物质基础,包括水分、无机盐类、糖和蛋白胨等。对营养要求较高的细菌还需要某些生长因子。对细菌进行人工培养时,必须供给其生长所需的各种成分。

1. **水** 水是菌体的主要组成成分,同时也是良好的溶剂,营养物质的吸收和代谢均需要在有水的环境中才能进行。

2. **碳源** 各种无机或有机的含碳化合物(CO_2、碳酸盐、糖等)都能被细菌吸收利用,作为合成菌体所必需的原料,同时也是细菌代谢的主要能量来源。

3. **氮源** 蛋白质和氨基酸是最易被利用的有机氮源,主要为细菌提供合成菌体成分的原料。

4. **无机盐** 细菌需要多种无机盐以提供其生长繁殖所需的各种元素,如磷、硫、钾、钠、钙、镁、铁、钴、锌、锰、铜等。各类无机盐的作用:①合成菌体成分;②维持酶活性;③参与能量储存和转运;④调节渗透压;⑤某些元素与致病性有关。

5. **生长因子** 某些细菌生长繁殖所必需而又不能自身合成的一类有机化合物,称为生长因子。生长因子必须从外界得以补充,主要包括维生素、氨基酸、嘌呤、嘧啶、高铁血红素、辅酶等。

(二)合适的温度

细菌的最适温度因种类不同而异,可分为嗜冷菌、嗜温菌与嗜热菌。大多数病原菌属于嗜温菌,最适温度为37℃,与人体温度一致,因此实验室常用37℃恒温箱培养细菌。个别细菌如鼠疫杆菌在 28~30℃ 的条件下生长最好。

(三)适宜的酸碱度

多数病原菌最适宜的 pH 值为 7.2~7.6。在此 pH 环境中,细菌的酶活性强,新陈代谢旺盛。个别细菌在碱性环境下生长良好,如霍乱弧菌最适 pH 为 8.4~9.2;也有的细菌最适宜的环境偏酸,如结核杆菌在 pH 值为 6.5~6.8 时生长最好。

(四)必要的气体环境

和细菌生长有关的气体有氧气和二氧化碳。一般细菌在代谢过程中产生的 CO_2 即可满足自身需要,不必额外补充。少数细菌如脑膜炎奈瑟菌、淋病奈瑟菌等,在初次分离培养时,需要人为提供5%的CO_2,否则不能生长。

据细菌对氧气的需求不同,可将细菌分为四类。

(1)专性需氧菌:此类细菌有完善的呼吸酶系统,需要分子氧作为受氢体以完成呼吸作用,因此必须在有氧环境中才能生长,如结核分枝杆菌。

(2)微需氧菌:在低氧压(5%左右)下生长最好,氧浓度>10%对其有抑制作用,如幽门螺杆菌、空肠弯曲菌。

(3)兼性厌氧菌:兼有需氧呼吸和无氧发酵两种功能,在有氧无氧环境中均可生长,但有氧时生长更好,大多数病原菌均属于此类。

(4)专性厌氧菌:缺乏完善的呼吸酶系统,必须在无氧环境下才能生长,如破伤风杆菌。

三、细菌的生长繁殖规律

(一)细菌的繁殖方式与速度

细菌一般以简单的二分裂方式进行无性繁殖。个别细菌如结核分枝杆菌偶有分枝繁殖的方式。细菌分裂时,菌细胞首先增大,染色体复制。球菌可从不同平面分裂,分裂后形成不同方式排列;杆菌则沿横轴分裂。

由于菌种不同和营养条件的差异,各种细菌的繁殖速度也不相同。在适宜条件下,多数细菌繁殖速度极快,20~30分钟即可分裂一次,即繁殖一代。但个别细菌繁殖速度较慢,如结核分枝杆菌18~20小时才可繁殖一代。

(二)细菌群体的繁殖规律

细菌繁殖速度极快,但由于环境中营养物质的消耗,代谢废物的积累以及pH的改变等,细菌不可能始终保持高速度的无限繁殖。

将一定数量的细菌接种于适当培养基中,在适宜的温度下培养,细菌生长过程具有一定的规律性。以培养时间为横坐标,培养物中活菌数的对数为纵坐标,可绘出一条反应细菌增殖规律的曲线,称为生长曲线(图3-1)。

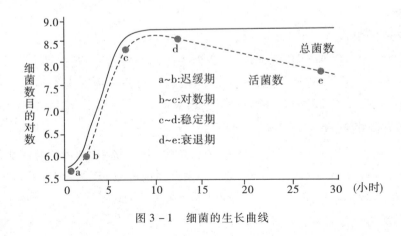

图3-1 细菌的生长曲线

生长曲线可以分为四个时期。

(1)迟缓期:细菌进入新环境后的适应期。此期菌体增大,代谢活跃,为细菌的繁殖做好准备,但细菌数量基本不增加,曲线平坦。各种细菌迟缓期长短不一,一般为1~4小时。

(2)对数期:一般细菌培养8~18小时后,生长繁殖迅速,活菌数以几何级数恒定快速增长,细菌数目呈对数直线上升。此期细菌大小形态、染色性、生理活性都很典型,对抗生素比较敏感,是研究细菌特性的最佳时期。

(3)稳定期:由于培养基中营养物质的消耗,毒性产物的堆积及pH下降等,繁殖速度逐渐下降,繁殖数与死亡数趋于平衡,细菌总数处于平坦阶段。稳定期一般维持约10小时。此期细菌特性开始改变,并产生代谢产物如外毒素、抗生素及形成芽孢等。

(4)衰亡期:细菌繁殖越来越慢,死亡数大于增加数,活菌数与培养时间呈反比关系。此期细菌形态不典型,甚至自溶,难以鉴别。

细菌的生长曲线只有在体外人工培养的时候才可以观察到。在自然界或机体内繁殖时,受多种环境因素和机体免疫因素的影响,不会出现培养基中那样典型的生长曲线。掌握细菌的生长繁殖规律,可有目的地研究控制病原菌的生长,更好地研究和利用各种细菌。

第二节 细菌的人工培养

了解细菌的生理需求,掌握细菌的生长繁殖规律,可用人工方法提供细菌所需的各种条件来进行体外培养,这对细菌感染性疾病的诊治及生物制品的研制具有重要意义。

一、培养基

培养基是人工配制的适合细菌生长繁殖的营养制品,经灭菌后使用,按培养基的物理性状、用途及成分的不同,可将培养基分为多种类型。

(一)按培养基的物理性状不同分类

(1)液体培养基:将细菌所需的营养物质按一定比例制备的培养基,不加任何凝固剂,常用于增菌培养和鉴定细菌。

(2)半固体培养基:在液体培养基中加入0.2%~0.5%的琼脂而呈半固体状态,常用于观察细菌的运动、鉴定菌种和保存菌种。

(3)固体培养基:培养基中加入2%~3%的琼脂即成为固体培养基,常用于细菌的分离培养、鉴定和保存菌种等。

(二)按培养基的用途分类

(1)基础培养基:含有一般细菌所需的基本营养成分,如肉汤培养基和普通琼脂平板等。

(2)营养培养基:在基础培养基中加入特定营养,即制成营养培养基,用于营养要求较高或有特殊需求的细菌的培养。

(3)选择培养基:在基础培养基中加入抑制剂,抑制某些细菌的生长,选择性促进目的菌的生长。

(4)鉴别培养基:在培养基中加入特定底物及指示剂,用以观察细菌的生化反应,从而鉴别细菌。

(5)厌氧培养基:专供培养厌氧菌用的无氧环境的培养基。

(三)按照培养基的成分来分

(1)合成培养基:各种成分完全是已知的各种化学物质。

(2)天然培养基:由天然物质制成,如普通牛肉汤,配制方便,营养丰富。

(3)半合成培养基:在天然有机物的基础上适当加入已知成分的无机盐类,能更有效地满足微生物对营养物质的需要。

二、细菌在培养基中的生长现象

(一)在液体培养基中的生长现象

细菌在液体培养基中可呈现3种生长现象。

(1)混浊生长:大多数细菌在液体培养基中生长后呈均匀混浊状态,如葡萄球菌。

(2)沉淀生长:少数呈链状排列的细菌或粗糙型细菌沉淀于管底,如链球菌。

(3)菌膜生长:专性需氧菌在液体表面生长,常形成菌膜,如结核杆菌。

临床用的无菌注射液中如果发现上述任何一种现象,不再澄清透亮,均表明已被细菌污染,禁止使用。

(二)在半固体培养基中的生长现象

在半固体培养基琼脂含量少,较软,常用来检查细菌的动力。在半固体培养基中有两种生长现象。

(1)有鞭毛的细菌:可沿穿刺线向四周扩散生长,穿刺线模糊不清,使培养基呈放射状或云雾状。

(2)没有鞭毛的细菌:只能沿穿刺线生长,周围培养基澄清透明。

(三)在固体培养基中的生长现象

细菌在固体培养基上经过18~24小时分离培养后,由单个细菌分裂繁殖后形成的肉眼可见的细菌集团称为菌落。挑取一个菌落,转种到另一个培养基中,生长出来的细菌均为纯种,称纯培养。多个菌落融合成片,形成菌苔。

不同细菌形成的菌落大小、形状、颜色、边缘、气味、透明度、表面光滑度、湿润度及溶血情况各有差异,根据菌落特征可初步鉴别细菌。

三、人工培养细菌的意义

细菌的人工培养在工农业生产及基因工程中有着广泛的应用价值,本节着重介绍其在医学界的应用价值。

1. 传染性疾病的病原学诊断　从患者标本中分离并鉴定出病原菌是诊断感染性疾病的最可靠指标,病原菌的药物敏感试验对临床选择有效的抗生素治疗具有指导意义。

2. 细菌的鉴定与研究　在进行病原菌的细菌学研究时,必须首先经纯培养得到纯种细菌,才能作为研究的材料。

3. 细菌学指标的检测　通过定量培养计数,对饮用水、食品等的微生物学卫生指标进行检测。

4. 生物制品的制备　将分离培养所得的纯种细菌制成诊断用标准菌液,供传染病诊断使用;制备疫苗、类毒素以供预防传染病使用;将制备的疫苗或类毒素注入动物体内,获取抗毒素或免疫血清,用于传染病的治疗。

第三节　细菌的代谢产物及意义

细菌的生长繁殖实际上是进行物质的分解与合成的新陈代谢的过程。通过分解代谢将复杂的营养物质降解为简单的化合物,为合成菌体成分提供原料的同时获得能量;通过合成代谢将简单的小分子化合物合成为复杂的菌体成分和酶等,同时消耗能量。两种代谢过程均可产生多种代谢产物,其中有一些在医学上具有重要意义。

一、细菌的分解代谢产物及其意义

不同细菌具有不同的酶,对糖、蛋白质等的分解能力以及分解后的代谢产物也不相同,可作为鉴定细菌的重要手段。通过观察细菌的代谢产物来鉴定细菌的试验统称为细菌生化反应。

(一)糖的分解代谢产物及其意义

细菌可发酵多种单糖产生能量和酸、酮类、醇类及气体等产物。不同种类细菌分解能力和代谢产物也各不相同,利用糖发酵试验检测细菌对糖的分解产物,可以鉴别细菌。如大肠埃希菌可分解葡萄糖和乳糖,产酸产气;而伤寒沙门菌不分解乳糖,仅分解葡萄糖,产酸不产气。

(二)蛋白质的分解代谢产物及其意义

蛋白质经细菌分解为短肽或氨基酸后,才能被细菌吸收利用。不同种类的细菌分解蛋白质的能力不同,借此可用于鉴别细菌。

二、细菌的合成代谢产物及其意义

(一)热原质

热原质(pyrogen)微量注入人或动物体内即可引起发热反应,主要是细菌细胞壁中的脂多糖,多为革兰阴性细菌产生。热原质耐受高热,高压蒸汽灭菌法不能使其破坏;热原质可通过一般细菌滤器,蒸馏法能较好去除热原质。临床上用于注射和输液的制剂如果含有热原质则很难去除,往往引起寒战、高热等输液反应。因此,在制备生物制品和注射制剂的过程中要严格遵守无菌技术,防止细菌及其热原质污染。

(二)毒素和侵袭性酶

病原菌在代谢过程中合成的对机体有毒性作用的物质,称为毒素,包括外毒素和内毒素(详见第五章)。某些细菌能产生具有侵袭性的酶,能损伤机体组织,促进细菌的侵袭和扩散。毒素和侵袭性酶与细菌的致病性密切相关。

(三)色素

有些细菌在一定环境条件下可产生不同颜色的色素,对细菌的鉴别有一定意义。细菌色素有两类。①水溶性色素:如绿脓杆菌产生的绿色色素,可使培养基或感染部位的脓汁呈绿色。②脂溶性色素:不溶于水,只存在于菌体中,如金黄色葡萄球菌产生的金黄色色素,使菌落呈金黄色,而培养基不显色。

(四)细菌素

某些细菌能产生一类仅仅作用于近缘细菌的抗菌物质,称细菌素。抗菌谱范围狭窄,仅对近缘菌株有抑杀作用,治疗意义不大。细菌素具有种和型的特异性,可用于细菌的分型和流行病学调查。

(五)抗生素

某些微生物代谢过程中可产生一种能抑制或杀死某些其他微生物或肿瘤细胞的物质,称为抗生素。抗生素已广泛应用于感染性疾病和肿瘤的治疗。抗生素主要由真菌和放线菌产生,细菌产生的较少,仅有多黏菌素、杆菌素等。

(六)维生素

某些细菌能合成自身需要的维生素,并能分泌到菌体外供人体吸收利用,如大肠埃希菌能合成维生素 B 和维生素 K 等。如果发生肠道内菌群严重失调时,机体还会出现维生素缺乏症,此时应适量补充此类维生素。

第四节 细菌的遗传与变异

细菌和其他生物一样,具有遗传和变异的生命特征。遗传(heredity)使细菌的性状保持相对稳定,子代与亲代生物学的性状基本相同,且代代相传。变异(variation)是指在一定条件下,子代与亲代之间以及子代与子代之间的生物学性状出现的差异,有利于物种的进化。

细菌的变异分为两种类型。①遗传性变异:是细菌的基因结构发生了改变,故又称基因型变异,常发生于个别的细菌,不受环境因素的影响,变异发生后是不可逆的,产生的新性状可稳定地遗传给后代。②非遗传性变异:细菌在一定的环境条件影响下产生的变异,其基因结构未改变,称为表型变异。易受到环境因素的影响,凡在此环境因素作用下的所有细菌都出现变异,而且当环境中的影响因素去除后,变异的性状又可复原,表型变异不能遗传。

一、细菌的变异现象

(一)形态与结构的变异

细菌的大小和形态在不同生长期可不同,生长过程中受外界环境条件的影响也可发生变异。许多细菌在青霉素、溶菌酶等作用下,由于细胞壁合成受阻,成为细胞壁缺陷型细菌(L型)。L型细菌革兰染色多为阴性,呈球形、长丝状或多形性。有特殊结构的细菌有时也可以发生变异而失去。有鞭毛的伤寒沙门菌变异后可失去鞭毛,称为H-O变异。

(二)毒力变异

细菌的毒力变异表现为毒力的增强或减弱,用于预防结核病的卡介苗(BCG),就是卡介二氏将有毒力的牛型结核杆菌经13年人工培养,连续传230代后,获得的细菌毒力高度减弱,但仍保持免疫原性的变异株。

(三)耐药性变异

细菌对某种抗生素由敏感变成不敏感或具有耐药性的变异,称为耐药性变异。自从抗生素广泛应用以来,耐药菌株不断增多,这已成为世界范围内的普遍趋势。金黄色葡萄球菌耐青霉素的菌株已达90%以上,耐甲氧西林的菌株也达70%以上。有些细菌还表现为同时耐多种抗菌药物,称多重耐药,甚至还有细菌产生对药物的依赖性,如痢疾志贺菌依赖链霉素菌株离开链霉素不能生长。细菌耐药性变异给临床治疗带来很大困难,已成为当今医学上的重要问题。用药前尽量做药敏试验,并根据药敏结果选择用药。

(四)菌落变异

细菌的菌落主要有光滑型和粗糙型两种。在一定培养条件下,细菌菌落性状可由S型变异成为R型,或由R型变异成为S型。菌落变异常见于肠道杆菌,菌落由S型变异成为R型,称为S-R变异。S-R变异时不仅菌落特征发生变化,且细菌多种性状也发生变化。

二、细菌遗传变异的物质基础

细菌遗传性变异与细菌遗传物质的改变相关,与细菌遗传变异有关的物质主要是DNA,包括细菌染色体、质粒和转位因子等。

(一)细菌的染色体

细菌染色体呈环状双螺旋DNA长链,按一定构型反复回旋形成松散的网状结构,缺乏组蛋白,无核膜包裹。染色体携带了细菌绝大部分的遗传物质。

(二)质粒

质粒(plasmid)是细菌染色体以外的遗传物质,是闭合环状的双链DNA。质粒并非细菌生存所必不可少的遗传物质。

1. **质粒的基本特征** 具体如下。

(1)质粒具有自我复制的能力,并可随细菌分裂传给子代。

(2)质粒DNA所编码的基因产物赋予细菌某些性状特征。

(3)质粒可自行丢失与消除。质粒丢失,质粒赋予细菌的性状随之消失,但细菌仍存活。

(4)质粒的转移性。质粒可通过接合、转化或转导等多种方式在细菌间转移。

(5)质粒可分为相容性与不相容性两种。几种质粒能稳定地共存于一个细菌内称为相容性,几种质粒不能共存于一个细菌内称为不相容性。

2. **医学上重要的质粒** 具体如下。

(1)致育质粒(F质粒):编码性菌毛,介导细菌之间的接合传递。

(2)耐药质粒(R质粒):编码细菌对抗菌药物或重金属盐类的耐药性。

(3) 细菌素质粒：编码细菌产生细菌素。
(4) 毒力质粒（Vi 质粒）：编码与该菌致病性有关的毒力因子。

（三）转位因子

转位因子是一类在细菌染色体、质粒或噬菌体之间可自行移动的一段特异的具有转位特性的核苷酸序列片段，又称移动基因。

转位因子有两类。①插入序列（insertion sequence，IS）：最小，不超过 2kb，只携带与转座功能有关的基因。②转座子（transposon，Tn）：长度一般超过 2kb，除携带与转位有关的基因外，还携带其他基因（如耐药性、毒素基因等）。

三、细菌变异的机制

细菌遗传性变异是由基因结构改变而引起的，并能稳定遗传，其改变机制包括基因突变、基因转移和重组。

（一）基因突变

突变（mutation）指细菌遗传物质的结构发生突然而稳定的改变，导致细菌性状的遗传性变异。

突变按涉及范围可分为以下两种。①点突变：基因中一个或几个碱基对发生的改变，也称小突变，一般只引起极少数细菌发生少数的性状变异。②染色体畸变：指大段 DNA 发生改变，也称大突变，常导致细菌死亡。

突变按发生原因可分为以下两种。①自发突变：细菌在生长繁殖过程中 DNA 分子本身自然出现的变化导致的突变。②诱发突变：人工应用各种诱变剂引起的基因突变，可使突变率提高 10~1000 倍。

（二）基因转移与重组

基因转移是指外源性遗传物质由供体菌转入受体菌细胞内的过程，又称为基因交换。供体菌的基因进入受体菌细胞，并在其中自行复制与表达，或与受体菌 DNA 整合在一起的过程，称为基因重组，并使受体菌获得新的性状。其方式如下：

(1) 转化：受体菌直接摄取供体菌游离的 DNA 片段，经整合而获得供体菌部分遗传性状。例如Ⅱ型无荚膜无毒力的肺炎链球菌摄取Ⅲ型有荚膜有毒力但已死亡的肺炎链球菌的 DNA，可转化成有荚膜、有毒力，能导致小鼠死亡的肺炎链球菌（图 3-2）。

(2) 接合：通过性菌毛相互沟通，将遗传物质从供体菌直接转移给受体菌。

(3) 转导：以噬菌体为载体，将供体菌的遗传物质转移到受体菌，经重组使受体菌获得供体菌的遗传性状。

(4) 溶原性转换：温和噬菌体感染细菌后，以前噬菌体的形式存在于细菌染色体中，使细菌基因型改变并获得新的性状。

(5) 原生质体融合：两个不同的细菌经去除细胞壁形成原生质体，然后在高渗条件下借助融合剂使两者融合，融合后的细胞通过基因交换与重组而产生新的遗传性状。

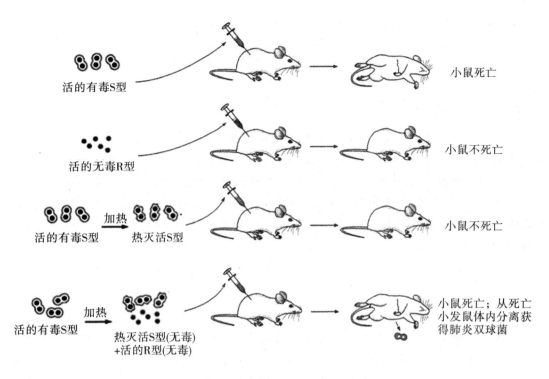

图 3-2 小鼠体内肺炎链球菌的转化实验

四、细菌遗传变异在医学上的应用

(一) 在疾病诊断、治疗、预防中的应用

细菌的变异比较普遍,变异的细菌往往失去典型特征,发生形态、结构、染色性、生化特性、抗原性及毒力等方面的变异,使得诊断复杂化。如金黄色葡萄球菌的耐药性菌株增加,由金黄色变成灰白色,血浆凝固酶阴性的葡萄球菌也成为致病菌,给诊断带来困难;伤寒沙门菌有 10% 不产生鞭毛,检查无动力,无 H 抗体,影响正确判断。因此,进行细菌病原学检查鉴定细菌时,既要掌握细菌的典型特征,也要熟悉细菌的变异现象和规律,才能正确诊断细菌感染性疾病。

耐药菌株日益增多,更有多重耐药菌株出现。因此以药敏试验为指导,选择敏感药物进行治疗,确保治疗效果。合理使用抗生素,不能滥用,避免为耐药菌株提供进一步发展的机会。

筛选或诱导减毒变异菌株和无毒株可制备成疫苗用于人工自动免疫,是提高人群免疫力、预防传染性疾病发生的有效措施。

(二) 在检测致癌物质方面的应用

凡能诱导细菌发生突变的物质也可能诱发人体细胞的突变,这些物质有可能是致癌物质。Ames 实验就是根据细菌的致突变实验检测致癌物质的原理设计的。

(三) 在基因工程方面的应用

基因工程是根据遗传变异中细菌可因基因转移和重组而获得新性状的原理设计的。

通过切取目的基因,连接到载体上,并转移到工程菌内,使之大量表达。目前已能通过基因工程大量生产胰岛素、干扰素、多种生长激素、IL-2等细胞因子和乙肝疫苗等生物制品。随着研究不断深入,基因工程在生命科学和医学领域中必将得到广泛应用。

考点直通车

下列物质中不属于细菌合成代谢产物的一种是

A. 色素　　B. 细菌素　　C. 热原质　　D. 抗生素　　E. 抗毒素

答案与解析:细菌通过新陈代谢可产生多种代谢产物,如热原质、毒素和侵袭性酶等致病性物质,色素、细菌素等具有鉴定作用的物质,抗生素和维生素等可用于防治疾病的产物。抗毒素是机体在抗原的刺激下产生的具有中和外毒素作用的抗体,而非细菌产物,故选 E。

小　结

细菌是单细胞生物,具有独立的生命活动能力,不断从外界摄取营养进行新陈代谢及生长繁殖。细菌表面积大,代谢旺盛,生长迅速。在环境中有充足营养、适宜酸碱度、合适的温度及必要的气体,细菌可按二分裂方式进行繁殖。人工培养细菌时,细菌群体生活具有一定的生长规律,可绘制相应生长曲线。对数期细菌生物学性状最典型,为临床检验提供依据,有助于细菌性疾病的诊断、治疗及预防。细菌新陈代谢中可产生多种代谢产物,与细菌的致病性、鉴定有关,具有重要的医学意义。

细菌和其他生物一样,也有遗传和变异的生命特征。鉴定时应了解细菌的变异现象,避免误诊。治疗时,合理用药有助于避免细菌发生耐药性变异。利用细菌的毒力变异可制备疫苗,预防感染。

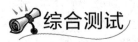

综合测试

一、选择题(A 型题)

1. 下列除哪项外,均为细菌生长繁殖的条件

　　A. 营养物　　B. 酸碱度　　C. 温度　　D. 气体环境　　E. 光线

2. 下列细菌繁殖速度最慢的是

　　A. 结核分枝杆菌　　　　B. 葡萄球菌　　　　C. 霍乱弧菌

　　D. 伤寒沙门菌　　　　　E. 肺炎链球菌

3. 有关热原质的描述,错误的是

　　A. 革兰阴性菌的热原质是胞壁中的脂多糖

　　B. 可被高压蒸汽灭菌所破坏

　　C. 大多由革兰阴性菌产生

　　D. 注入机体可引起发热反应

E. 特殊石棉板可除去液体中大部分热原质
4. 研究细菌的生物学性状一般选用处于哪一期的细菌
  A. 迟缓期   B. 对数期   C. 稳定期   D. 衰亡期   E. B + C

二、简答题

1. 细菌的代谢产物有哪些,有何意义?
2. 细菌在培养基中的生长现象有哪些?

三、思考题

人工培养细菌有何意义?

(周爱平)

第四章 细菌与外界环境

> **学习目标**
> (1) 了解噬菌体的生物学性状及其与宿主菌的关系。
> (2) 熟悉细菌在正常人体的分布和在外界环境的分布。
> (3) 掌握正常菌群的概念、生理意义,消毒、灭菌、无菌、防腐和无菌操作的概念。
> (4) 培养学生树立无菌观念。

细菌广泛分布于自然界及正常人体,与外界环境及宿主一起构成相对平衡的生态体系。多数细菌对人类是无害的,但也有部分细菌可造成环境污染,引起人类疾病等。学习细菌与环境关系的基本知识、熟悉细菌的分布情况、认识正常菌群的作用,对建立无菌观念、严格无菌操作、正确使用消毒灭菌方法及防止医院感染和菌群失调的发生均有十分重要的意义。

第一节 细菌的分布

细菌在自然界和人体都有广泛分布,其中大多数为非病原菌,不仅对人不致病,甚至还与人类生产、生活和健康密切相关,只有少数为病原性细菌或条件致病菌,可引起临床多种感染性疾病。

一、人体正常菌群

(一)正常菌群的概念和分布

自然界中,土壤、空气、水及各种物体广泛存在着大量的、多种多样的细菌。正常人体的体表及其与外界相通的腔道黏膜上存在着不同种类和一定数量的微生物群(表4-1),这些微生物通常对宿主无害,有些对人甚至还有利,称为正常菌群(normal flora)。

(二)正常菌群的生理意义

正常情况下,人体与正常菌群之间,以及正常菌群中多种微生物之间,相互制约、相互依存,构成一种生态平衡。正常菌群的主要生理作用包括以下几点。

1. **拮抗作用** 正常菌群通过竞争营养、产生有害代谢产物或竞争黏附作用等方式拮抗病原菌,从而构成生理屏障,阻止外来病菌的侵入与定居,如大肠杆菌产生大肠菌素抑制痢疾志贺菌的生长。

2. **营养作用** 正常菌群参与宿主物质代谢、营养转化、合成和吸收,如大肠埃希菌能合成维生素 B 和维生素 K 等供机体利用。

表 4-1 人体常见的正常菌群

部位	主要菌群
皮肤	葡萄球菌、类白喉棒状杆菌、铜绿假单胞菌、丙酸杆菌、白假丝酵母菌、非致病性分枝杆菌
口腔	葡萄球菌、甲型和丙型链球菌、肺炎链球菌、奈瑟菌、乳杆菌、类白喉棒状杆菌、放线菌、螺旋体、白假丝酵母菌、梭菌
鼻咽腔	葡萄球菌、类白喉棒状杆菌、肺炎链球菌、奈瑟菌、类杆菌
外耳道	葡萄球菌、类白喉棒状杆菌、铜绿假单胞菌、非致病性分枝杆菌
眼结膜	葡萄球菌、干燥棒状杆菌、奈瑟菌
胃	一般无菌
肠道	大肠埃希菌、产气肠杆菌、变形杆菌、铜绿假单胞菌、葡萄球菌、肠球菌、类杆菌、产气荚膜梭菌、破伤风梭菌、双歧杆菌、乳杆菌、白假丝酵母菌
尿道	葡萄球菌、类白喉棒状杆菌、非致病性分枝杆菌
阴道	乳杆菌、大肠埃希菌、类白喉棒状杆菌、白假丝酵母菌

3. 免疫作用　正常菌群可以促进免疫系统的发育和成熟,既限制了正常菌群本身对宿主的危害,又能抑制或杀灭具有交叉抗原的病原菌。

4. 抗衰老作用　双歧杆菌、乳杆菌及肠球菌等产生过氧化物歧化酶(SOD),消除自由基(O_2^-)毒性,抗氧化损伤,抗衰老。

5. 抗肿瘤作用　正常菌群可降解体内致癌物质,激活巨噬细胞,从而抑制肿瘤生长。

(三)条件致病菌

在正常情况下,正常菌群具有相对稳定性,但在特定条件下,正常菌群与机体之间的这种生态平衡可被破坏而引起疾病。这些正常情况下不致病,在特殊条件下引起疾病的细菌称为条件致病菌。这种特定条件通常包括以下几种。

(1)机体免疫力低下:如大面积烧伤的患者、使用大剂量激素者及艾滋病患者晚期等造成免疫功能降低时,正常菌群中某些细菌可引起自身感染。

(2)寄居部位发生改变:如大肠杆菌从肠道进入泌尿道,可引发尿道炎。

(3)菌群失调。

二、菌群失调及菌群失调症

菌群失调是指由于某种原因使正常菌群的种类、数量和比例发生较大的改变,导致机体微生态失去平衡。因严重菌群失调而使宿主发生的一系列临床症状,则称为菌群失调症。

由于菌群失调症往往是在抗生素治疗原有感染性疾病的过程中而诱发的另一种新感染,故临床上又称二重感染。若发生二重感染,应立即停用原来的抗生素,通过药敏试验选用窄谱的敏感药物,亦可使用有关微生态制剂,协助恢复菌群平衡。

第二节 外界环境对细菌的影响

适宜的环境促进细菌生长繁殖,不适宜的环境抑制细菌甚至杀灭细菌。因此,掌握细菌与外界环境的关系,利用对细菌的不利因素进行消毒灭菌是非常重要的。在医学实践中,常采用多种物理、化学方法来抑制或杀灭环境及物品中的病原微生物。医学上常用以下术语来表示对微生物的杀灭程度。

(1)消毒(disinfection):杀死物体上或环境中病原微生物的方法,并不一定能杀死细菌芽孢或非病原微生物。用以消毒的药品称为消毒剂(disinfectant)。

(2)灭菌(sterilization):杀灭物体上所有的微生物(包括病原体和非病原体的繁殖体和芽孢)的方法。

(3)无菌(asepsis):指物体上没有活的微生物存在。

(4)无菌操作(antiseptic technique):防止微生物进入机体或其他物品的操作技术。

(5)防腐(antisepsis):防止或抑制微生物生长繁殖的方法。

一、物理因素对细菌的影响

一些物理因素如高温、干燥、紫外线等对细菌可产生致死作用,因此实践中常利用这类方法对物品或环境进行消毒灭菌。

(一)热力灭菌法

热力灭菌法主要是利用高温使菌体蛋白变性或凝固,酶失活而使细菌死亡。热力灭菌法是最可靠而普遍应用的灭菌法,包括湿热灭菌法和干热灭菌法两类。

1. **湿热灭菌法** 湿热灭菌法指以高温的水或水蒸气为导热介质,提高物品温度,以达到灭菌目的。在同一温度下,湿热的杀菌效果比干热好,这是因为:①湿热中细菌易吸水,菌体蛋白较易凝固变性;②湿热的穿透力比干热大,可使物品均匀受热,温度迅速提升;③湿热的蒸汽释放大量潜热,能迅速提高物品的温度。

(1)煮沸消毒法:将物品浸入水中,加热至沸腾(100℃),5~10分钟可杀死一般细菌的繁殖体,但对芽孢无影响。若在水中加入2%碳酸氢钠,沸点值可升至105℃,有利于杀灭芽孢,并可防止金属器材生锈。本法常用于消毒食具、刀剪、注射器等。

(2)巴氏消毒法:用较低温度杀灭液体中的病原菌或特定微生物,可延长食品的贮存时间,并且不影响物品的营养成分及香味。加热温度为61.1~62.8℃,30分钟,或71.7℃,15~30秒,常用于牛奶、酒类等不耐高温的食品。

(3)流通蒸汽消毒法:利用蒸笼或蒸锅产生水蒸气(100℃),15~30分钟可杀灭细菌繁殖体,常用于含糖、血清等不耐高温的培养基消毒。若将消毒后的培养基置于37℃孵箱中过夜,次日再用流通蒸汽消毒,如此重复3次,可达到灭菌的目的,称间歇蒸汽灭菌法。

(4)高压蒸汽灭菌法:是一种最有效、应用最普遍的方法。在密闭的高压蒸汽灭菌器内,加热产生水蒸气,随着蒸汽压力达到103.4kPa,水蒸气的温度可达到121.3℃,维持15~30分钟,可达到灭菌目的,适用于耐高温、不怕潮湿的物品如手术衣、手术器械、辅料等的灭菌。

2. 干热灭菌法　干热灭菌法是以热空气为导热介质,提高物品温度进行灭菌。干热比湿热需要更高的温度与较长的时间才能达到相同的效果。

(1)焚烧法:用焚烧炉燃烧,灭菌彻底,用于废弃物品、感染的动物尸体等的灭菌。

(2)烧灼法:用火焰烧灼,适用于接种环、接种针、试管口等的灭菌。

(3)干烤法:利用电热干烤箱灭菌,通常加热至160~170℃,维持2~3小时,可达到灭菌的目的,仅适用于高温下不变质、不损害、不蒸发的物品如玻璃器皿、瓷器、油类制剂、粉剂药品等的灭菌。

(二)辐射杀菌法

1. 紫外线　紫外线的杀菌波长范围为200~300nm。其中260~266nm波长紫外线与DNA吸收光谱一致,杀菌功能最佳。其主要作用于DNA,使一条DNA链上相邻的两个胸腺嘧啶共价结合形成二聚体,干扰DNA复制与转录,导致细菌变异甚至死亡。紫外线穿透力较弱,普通玻璃、空气尘埃、水蒸气等均可阻挡紫外线,因此仅应用于室内空气及物品表面的消毒。

2. 电离辐射　高速电子、X射线、γ射线等具有电离辐射作用,破坏细菌DNA、酶和蛋白质对各种细菌均有致死作用。电离辐射具有较高能量和穿透力,常用于不耐热的一次性医用塑料制品的消毒灭菌,也可用于食品及药物的消毒。

(三)滤过除菌法

滤过除菌法是用物理阻留的方法除去液体或空气中的细菌,以达到无菌的目的。此法主要用于一些不耐高温灭菌的血清、抗毒素、抗生素药液及空气的除菌。常用的滤器有薄膜滤器、玻璃滤器、石棉滤器和蔡氏滤器。此方法只能除去细菌和真菌,不能除去病毒及支原体。现代医院的手术室、烧伤病房及无菌制剂室已逐步采用高效滤菌器,从而保持室内的无菌环境。

二、化学因素对细菌的影响

许多化学药物都有抑菌、杀菌的作用。运用适宜种类和浓度的化学药物来处理物品,从而达到消毒灭菌的效果,这些化学药物称为消毒剂。消毒剂不仅能杀死病原体,对人体细胞也有损伤作用,所以消毒剂只能外用,不可内服,主要用于物体表面、环境及体表的消毒。

(一)常用消毒剂的杀菌机制

消毒剂的种类繁多,其杀菌机制不尽相同,主要有以下几点。

(1)使菌体蛋白质变性或凝固。

(2)干扰微生物酶系统和影响其代谢,导致细菌生长代谢障碍而死亡。

(3)损伤细胞壁或改变细胞膜的通透性,使细菌破裂、溶解。

(二)化学消毒剂的种类、性质及用途

消毒剂种类多,用途各异,在实际应用中应酌情选用。常用消毒剂的种类、作用机制和用途见表4-2。

表4-2 常用消毒剂的种类、性质和用途

类别	作用机制	常用消毒剂及浓度	用途
酚类	蛋白变性,细胞膜损伤	3%~5% 石炭酸	器皿、排泄物消毒
醇类	蛋白变性	70%~75% 乙醇	皮肤、体表消毒
氧化剂	氧化,蛋白沉淀	0.1% 高锰酸钾 0.2%~0.5% 过氧乙酸 2.5% 碘酒	皮肤、尿道消毒,水果消毒 塑料、玻璃器材消毒 皮肤消毒
重金属盐	氧化,蛋白酶变性	2% 汞溴红(红药水) 1% 硝酸银	皮肤、黏膜、小创伤消毒 新生儿滴眼防淋球菌感染
表面活性剂	蛋白变性,细胞膜损伤	0.05%~0.1% 新洁尔灭	手术洗手、器材浸泡、皮肤黏膜消毒
染料	干扰氧化,抑制繁殖	2%~4% 龙胆紫	浅表创伤消毒
酸碱类	破坏膜、壁,蛋白凝固	5~10ml/m³ 醋酸 生石灰(1:4 或 1:8)	熏蒸空气消毒 排泄物、地面消毒
烷化剂	蛋白质、核酸烷基化	2% 戊二醛	精密仪器、内窥镜消毒

(三)影响消毒剂灭菌效果的因素

消毒剂的作用效果受多种因素的影响,主要有以下几种。

1. 消毒剂的性质、浓度和作用时间 不同种类的消毒剂对微生物的杀伤作用大小各异,如表面活性剂对革兰阳性菌的杀菌效果比革兰阴性菌的杀菌效果强。一般情况下,消毒剂浓度越高,作用时间越长,消毒效果越好,但醇类例外,70%~75% 乙醇杀菌力最强。

2. 微生物的种类和数量 不同种类的细菌对消毒剂的抵抗力不同。细菌的芽孢比繁殖体抵抗力强,幼龄菌比老龄菌对消毒剂敏感。故此,工作中应根据细菌种类选择不同的消毒剂。细菌数量较多时,可适当延长消毒时间或增大消毒剂的使用浓度。

3. 环境中有机物的存在 环境中有机物的存在能影响消毒剂的效果。病原菌常随同排泄物、分泌物一起存在,这些有机物不仅对细菌有保护作用,还可与消毒剂发生化学反应,影响消毒效果。临床上消毒皮肤和器械时,应洗净后再消毒。对粪便、痰液等排泄物的消毒,可选择受有机物影响小的消毒剂,也可提高消毒剂的使用浓度或适当延长工作时间。

4. 温度与酸碱度 消毒剂的杀菌过程基本上是一种化学反应,化学反应速度随温度的升高而加快,所以在一定范围内温度越高消毒效果越好。另外,酸碱度也影响消毒剂的效果,如戊二醛本身呈中性,其水溶液呈弱酸性,不具有杀灭芽孢的作用,只有加入碳酸氢钠后才能发挥杀菌作用。

三、生物因素对细菌的影响

除各种理化因素外,一些生物因素也可对细菌产生杀菌作用,如噬菌体、细菌素等。噬菌体(phage)是感染细菌、真菌、放线菌或螺旋体等微生物的病毒。

(一)噬菌体的生物学性状

1. **形态与结构** 噬菌体很小,在光镜下看不见,需用电镜观察。不同的噬菌体在电镜下有三种形态:蝌蚪形、微球形和丝形。大多数噬菌体呈蝌蚪形,由头部和尾部两部分组成。头部外壳为蛋白质,内含核酸;尾部由尾领、尾鞘、尾髓、尾板、尾刺和尾丝组成(图4-1)。

2. **抗原性** 噬菌体具有抗原性,能刺激机体产生特异性抗体。

3. **抵抗力** 噬菌体对理化因素及多数化学消毒剂的抵抗力比一般细菌的繁殖体强,75℃ 30分钟灭活。噬菌体能耐受低温和冰冻,但对紫外线和X射线敏感。

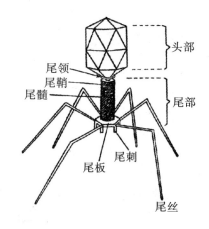

图4-1 噬菌体结构模式图

(二)噬菌体与宿主菌的相互关系

噬菌体感染细菌后有两种不同的结果。

1. **裂解细菌** 噬菌体能在宿主细胞内复制增殖,产生许多子代噬菌体,并最终裂解细菌,建立溶菌周期,这种噬菌体称为毒性噬菌体。毒性噬菌体裂解细菌后,在平板上可出现无菌生长的噬菌斑,在液体培养基中可使混浊的菌液变澄清。

2. **形成溶原状态** 噬菌体感染细菌后,其基因能与宿主染色体整合,并随细菌分裂传至子代细菌的基因组中,不引起细菌裂解,形成溶原状态,此类噬菌体称为温和噬菌体。整合在细菌基因组中的噬菌体基因组称为前噬菌体。带有前噬菌体基因组的细菌称为溶原性细菌。温和噬菌体在某些因素诱导下,前噬菌体脱离细菌染色体,进入溶菌性周期导致细菌裂解,并产生新的成熟噬菌体。

有些温和噬菌体可使溶原性细菌的表型发生改变,如白喉棒状杆菌产生白喉毒素、肉毒杆菌产生肉毒毒素等,都与细菌感染了温和噬菌体而获得毒性基因有关。

由于噬菌体对宿主的寄生有严格的特异性,因此,还可利用噬菌体进行细菌鉴定和分型。

考点直通车

下列不是条件致病菌致病条件的是
A. 寄生部位改变   B. 全身免疫功能低下   C. 局部免疫功能低下
D. 菌群失调   E. 药物治疗

答案与解析:正常菌群一般情况下给人体带来诸多好处,特殊条件下,如寄居部位发生改变、免疫功能下降及多种原因所致的菌群失调等,可导致疾病的发生,故选E。

小 结

细菌广泛分布于自然界,也分布于正常人体体表。一般情况下,正常菌群的存在给人体带来诸多好处。但在特殊情况下,正常菌群中某些细菌可转变成条件致病菌而引起人体感染。了解正常菌群分布,区别污染菌,可对临床微生物检验结果的临床意义做出正确分析判断。医学实践中,可采用多种物理或化学因素进行消毒灭菌工作,预防和控制感染的发生。

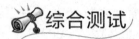

综合测试

一、选择题(A型题)

1. 正常情况下,机体无菌的部位是
   A. 口腔　　B. 皮肤　　C. 眼结膜　　D. 黏膜表面　　E. 血液内
2. 新生儿预防淋球菌所致的脓漏眼常用消毒剂是
   A. 2%~4% 龙胆紫　　B. 0.1% 高锰酸钾　　C. 2% 汞溴红
   D. 1% 硝酸银　　E. 2% 碘伏
3. 紫外线杀菌的最佳波长为
   A. 200nm　　B. 265nm　　C. 300nm　　D. 560nm　　E. 650nm
4. 湿热灭菌法中效果最好的是
   A. 高压蒸汽灭菌法　　B. 流通蒸汽灭菌法　　C. 间歇灭菌法
   D. 巴氏消毒法　　E. 煮沸法

二、简答题

1. 常用的湿热灭菌法有哪些?
2. 正常菌群有什么生理作用?

三、思考题

手术室环境及常规物品的准备分别采用什么消毒方法?

(周爱平)

第五章　细菌的致病性与感染

学习目标

(1) 了解医院内感染的概念、传播和流行因素。
(2) 熟悉细菌感染的类型、细菌毒力的构成因素。
(3) 掌握细菌外毒素的主要特征、内毒素的生物学作用。
(4) 培养学生学习微生物学的积极性,使学生具有献身医学事业的崇高理想。

细菌侵入宿主机体后,进行生长繁殖,释放毒性物质等引起不同程度的病理过程,称为细菌感染(bacterial infection)。细菌能否侵入机体引起感染,取决于细菌的致病性和机体的抗感染免疫力。

第一节　细菌的致病性

细菌的致病性(pathogenicity)是指细菌引起疾病的性能。病原菌侵入机体引起疾病,与细菌的毒力、侵入机体的数量、侵入途径是否合适等密切相关。

一、细菌的毒力

病原菌致病性的强弱程度(量)称为毒力(virulence),是量的概念。不同致病菌的毒力大小不同,并随不同宿主而异;即使同种细菌也可因菌株不同而有一定的毒力差异。一般用半数致死量(LD_{50})或半数感染量(ID_{50})作为测定毒力的指标,即在一定条件下,通过指定的感染途径,能引起一定体重的实验动物半数死亡或发生感染的最小细菌数或毒素剂量。构成细菌毒力的物质基础主要包括侵袭力和毒素。

(一)侵袭力

侵袭力(invasiveness)指病原菌突破宿主防御屏障,侵入机体并在宿主体内定植、繁殖及扩散的能力。侵袭力体现病原菌在机体内的生存能力,它与细菌的荚膜、黏附素及侵袭性物质等有关。

1. 荚膜　荚膜具有抗吞噬和抗杀菌物质的作用,使致病菌能在宿主体内迅速繁殖和扩散,引起病变。例如,将无荚膜的肺炎链球菌注射至小鼠腹腔,细菌易被小鼠吞噬细胞清除,但若接种有荚膜的菌株,则细菌大量繁殖,小鼠常于注射后 24 小时内死亡。

2. 黏附素　黏附素是细菌表面与黏附相关的蛋白质,一类是由细菌菌毛所带,另一类由细菌表面的其他成分组成,如膜磷壁酸(LTA)。不同的黏附素与宿主细胞表面黏附素受体发生特异性结合,使细菌黏附于宿主细胞表面以免被清除,才能在局部定植,进而造成感染。

3. **侵袭性物质** 细菌由侵入部位向组织扩散时,常产生一些对宿主细胞有损伤作用的侵袭性物质。溶血性链球菌产生的透明质酸酶、链激酶和链道酶能降解细胞间质透明质酸、溶解纤维蛋白、液化脓汁中高黏度的 DNA 等,有助于细菌在组织中扩散。侵袭性物质是指一般对机体无毒性,但可协助细菌定植、繁殖和扩散的一类物质。

(二)毒素

毒素(toxin)是细菌合成的对机体组织细胞有损害作用的物质。按其来源、性质和作用等不同,可分为内毒素(endotoxin)和外毒素(exotoxin)两大类。

1. **外毒素** 外毒素主要是由革兰阳性菌和少数革兰阴性菌合成并分泌到菌体外的毒性蛋白质产物,也有少数外毒素存在于菌体内,当菌体裂解后才能释放。

外毒素的主要特性有:①外毒素的化学成分是蛋白质。②理化性质不稳定,易破坏。大多数外毒素不耐热,一般在 60～80℃处理 30 分钟即可被破坏。③毒性作用强,如肉毒梭菌产生的肉毒毒素,1mg 纯化的肉毒毒素能杀死 2 亿只小鼠。④毒性作用具有组织器官选择性。外毒素由两个亚单位组成,A 亚单位为活性蛋白,决定其毒性效应,B 亚单位为结合蛋白,能与特定靶细胞表面受体结合,介导 A 亚单位进入细胞发挥毒性作用。⑤外毒素抗原性强,刺激机体产生抗体,可制备类毒素和抗毒素,用于特异性防治疾病。外毒素刺激机体产生的具有中和作用的抗体称为抗毒素(antitoxin)。外毒素经 0.3%～0.5%甲醛作用后可使其毒性蛋白灭活而不影响接合蛋白的抗原性,从而制成类毒素(toxoid)。类毒素注入机体后,可安全地刺激机体产生中和外毒素的抗毒素。类毒素和抗毒素制品在防治某些传染病方面具有重要作用。

外毒素种类多,根据其组织器官选择性可把外毒素分为神经毒素、细胞毒素和肠毒素三大类。

2. **内毒素** 内毒素是革兰阴性菌细胞壁中的脂多糖(LPS)成分,只有菌体裂解后才释放出来。

内毒素的主要特点有:①化学成分是脂多糖(LPS),由菌体特异性多糖、非特异性的核心多糖和类脂 A 组成。②理化性质稳定,不易破坏。内毒素耐热,加热到 160℃ 2～4 小时,或用强碱、强酸、强氧化剂煮沸 30 分钟才能被破坏。③内毒素毒性作用弱,主要毒性成分是类脂 A,其毒性相对较弱。④内毒素对组织无选择性,各菌的毒性效应基本相同。⑤免疫原性弱,不能用甲醛脱毒成为类毒素。

类脂 A 是内毒素的主要毒性成分,不同的革兰阴性菌的类脂 A 结构基本相似。因此,各种革兰阴性菌产生的内毒素对机体的毒性效应基本相同。其生物学作用有以下几点。

(1)发热反应:人体对内毒素非常敏感,极微量(1～5ng/kg)内毒素注入机体就能引起发热反应。其机制是内毒素激活巨噬细胞,使其释放 IL-1、IL-6、TNF-α 等有内源性致热源的细胞因子,它们作用于下丘脑体温调定中枢使体温升高。

(2)白细胞反应:内毒素进入血液作用于中性粒细胞,最初使其黏附于血管壁,导致血液循环中的中性粒细胞数骤减;数小时后,内毒素诱生的中性粒细胞释放因子刺激骨髓释放中性粒细胞,最终使循环内中性粒细胞显著增加。

(3)内毒素血症与内毒素休克:细菌感染时,若有大量内毒素释放入血,可发生内毒素血症。内毒素可以作用于巨噬细胞、中性粒细胞、血小板、凝血系统等诱生 IL-1、TNF-α、组胺等活性物质,使小血管收缩功能紊乱,导致微循环障碍,表现为低血压、组织器官缺血、缺氧等,严重时发生内毒素休克。

(4)弥散性血管内凝血(DIC):在内毒素休克的基础上,内毒素刺激启动凝血系统,在小血管内形成大量血栓,消耗大量凝血因子;继而内毒素又启动纤溶系统,引起广泛性出血,导致 DIC。患者常因重要内脏出血而出现严重后果。

二、细菌的侵入数量

感染的发生,除致病菌必须有一定的毒力外,还需要有足够的数量。细菌量的多少与病原菌毒力强弱和宿主免疫力的高低有关。一般是细菌毒力越强,引起感染所需要的细菌量越少;反之则细菌量越大。如毒力强的鼠疫杆菌,在无特异性免疫力的机体内,只需几个细菌侵入就可引起鼠疫,而毒力较弱的沙门菌则需要数亿个细菌侵入才能导致食物中毒。

三、细菌的侵入门户

细菌需要通过特定的途径侵入宿主引起感染,若侵入机体的部位不适宜,也不能引起感染。如破伤风梭菌必须侵入深部创伤才能引起破伤风;痢疾杆菌必须经口进入肠道繁殖才能引起痢疾。各种致病菌都有其特定的侵入部位,这与致病菌所需的生长繁殖条件有关。但也有些细菌可通过多种途径侵入机体,如结核分枝杆菌可经呼吸道、消化道、皮肤创伤等多部位侵入引起结核病。

第二节　感染概述

一、细菌感染的来源

根据病原体的来源不同,可将感染分为内源性感染和外源性感染。感染来源于宿主体外的称外源性感染;病原来自患者自身体内或体表的称为内源性感染。

(一)外源性感染

1. 患者　大多数人类感染是通过人与人之间传播的。患者在疾病潜伏期一直到病后一段恢复期内,都有可能将致病菌传播给周围的人。对患者及早做出诊断并采取防治措施是控制和消灭传染病的根本措施之一。

2. 带菌者　有些健康人携带有某种致病菌,但不产生临床症状,也有些传染病患者恢复后在一段时间内仍继续排菌。这些健康带菌者和恢复期带菌者都是重要的传染源,因其不出现临床症状,不易被察觉,故危害性更大。白喉棒状杆菌、脑膜炎球菌常有健康带菌者,伤寒沙门菌、志贺菌可有恢复期带菌者。

3. 病畜和带菌动物　有些细菌是人畜共患病原菌,因此病畜或带菌动物的致病菌也可传播给人类,如鼠疫杆菌、炭疽芽孢杆菌及布鲁菌等。

(二)内源性感染

内源性感染又称自身感染。这类感染的致病菌大多是体内的正常菌群,少数是以潜伏状态存在于体内的致病菌。正常菌群在一定条件下成为条件致病菌后可引起感染。

二、细菌感染的类型

病原菌侵入机体,与宿主免疫系统相互作用,两者作用力量的对比及其变化决定感染的发生、发展与结局,导致出现不同的感染类型及临床表现。

(一)隐性感染

当宿主的抗感染免疫力较强,或侵入的病菌数量不多、毒力较弱,感染后对机体损害较轻,不出现或仅出现不明显的临床症状,称为隐性感染或亚临床感染。隐性感染后,机体常可获得特异性免疫力,能抵御相同致病菌的再次感染。

(二)潜伏感染

当机体与病原菌在相互作用过程中暂时处于平衡状态时,病原菌潜伏在病灶内或某些特殊组织中,一般不出现在血液、分泌物或排泄物中,但当机体免疫功能下降时,潜伏的病原菌则大量繁殖而引发疾病。

(三)显性感染

当宿主抗感染的免疫力较弱,或侵入的致病菌数量较多、毒力较强,导致机体的组织细胞受到不同程度的损害,出现一系列的临床症状和体征,称为显性感染。

(1)根据病情缓急不同,显性感染可分为急性感染和慢性感染。

1)急性感染:发病急,症状明显,一般病程较短,持续数日至数周。病愈后,病原体从宿主体内消失。霍乱弧菌、脑膜炎球菌常引起急性感染。

2)慢性感染:发病缓慢,病程长,常持续数月至数年。胞内寄生菌引起的感染多为慢性感染,如结核分枝杆菌。

(2)根据感染部位不同,显性感染可分为局部感染和全身感染。

1)局部感染:致病菌引起的感染仅局限于一定部位,引起局部病变,如化脓性球菌所致的疖、痈等。

2)全身感染:病菌侵入后,病原菌或其毒性代谢产物进入血液并向全身扩散,引起全身性症状。全身感染常见以下几种情况。①毒血症(toxemia):细菌在局部繁殖,不进入血流,但其释放的外毒素可进入血循环,经血液扩散并损害易感的组织和细胞,引起特殊的中毒症状。②菌血症(bacteremia):病原菌由原发部位侵入血流,但未在血中大量繁殖,只是一过性或间断性通过血液循环到达其他适宜部位,再进行繁殖而致病,如伤寒早期出现的菌血症。③败血症(septicemia):细菌侵入血流后并在血中大量繁殖,产生毒性产物,造成机体严重损伤和全身中毒症状者,如高热、皮肤黏膜瘀斑及肝、脾大等。④脓毒血症(pyemia):化脓性细菌由局部侵入血流后,在其中大量繁殖,并通过血液循环又播散至其他许多组织或器官,引起新的化脓性病灶,如金黄色葡萄球菌引发的脓毒血症,常导致多发性肝脓肿、肾脓肿等。⑤内毒素血症(endotoxemia):革兰阴性菌由局部侵入血流后,并在其中大量繁殖、崩解后释放出大量内毒素;也可由病灶内大量革兰阴性菌死亡、释放的内毒素入血所致。

(四)带菌状态

机体在显性感染或隐性感染后,病原菌并未及时消失,而在体内继续留存一定时间,与机体免疫力处于平衡状态,称为带菌状态。处于带菌状态的人,称为带菌者。带菌者没有临床症状,但会经常或间歇排出病原菌,成为重要的传染源,因而及时发现带菌者并对其进行有效治疗,对控制和消灭传染病的流行具有重要意义。

第三节　医院感染

一、医院感染的概述和流行病学

(一)医院感染的概述

医院感染(hospital infection)又称医院获得性感染,是指各类人群在医院内所获得的感染,主要指患者在住院期间又发生的其他感染。感染发生的时间是指患者在住院期间和出院后不久的时间内。医院感染不包括入院前已发生或已处于潜伏期的感染,但如患者入院时已发生的感染直接与前次住院有关,也属于医院感染。

医院内经常有各种患者聚集,医院环境容易被病原微生物污染,从而为疾病的传播提供外部条件,促进医院感染的发生。医院感染不仅给患者增加痛苦,也增加了个人和国家的经济负担。因此,防止医院感染是刻不容缓的任务。

门诊患者、探视者、陪同人员及其他流动者在医院停留时间较短,而接触环境较多,情况复杂,确定其是否是在医院中获得的感染很困难,所以这些人员不作为医院感染的主要对象。医院感染的主要对象是住院患者和医院职工。

引起医院感染的细菌种类甚多,以金黄色葡萄球菌和大肠埃希菌多见。细菌以外的各类微生物中,以肠道、呼吸道感染的病毒和真菌为主。医院感染常见病原体主要为机会致病微生物,常具有耐药性,适应性强并常发生种类的变迁。

上述各种致病微生物主要来自传染性疾病的患者和带菌者。带菌者或无症状的感染者是最危险的传染源;医院工作人员及探视者中的带菌者及无症状感染者,也可成为医院感染的来源。

(二)医院感染的流行病学

医院感染与其他感染性疾病一样,传播和流行也包括三个基本因素:感染来源、传播途径和易感人群。这三个因素共同组成感染链。

1. **感染来源**　医院感染来源于人类及环境。主要包括:①医院内已感染的患者、医院职工、探视者、陪同人员及病原携带者。②动物感染源,如鼠类是鼠伤寒沙门菌重要宿主。③环境感染源,医院是各种微生物高度集中的场所,这些微生物可通过污染空气、食品、水而引起医院感染。④未彻底消毒的医疗器械、诊疗用的导管、血液制品等携带的微生物都可导致医院感染的发生。

2. **感染途径**　感染途径包括直接接触、间接接触、各种诊疗插入性操作、空气等。

(1)接触传播:指感染源直接或通过污染的物品将病原体传播给易感者。在医院内,患者之间、患者与医护之间、母亲与婴儿之间可通过直接接触发生感染,病原体也可通过医护人员的手、被污染的医疗器械、病房内用品等传给其他人。

(2)空气传播:指以空气为媒介,通过微生物气溶胶而发生的传播。

(3)共同媒介物传播:包括水和食物、血及血制品、医院制剂等媒介物受到微生物污染,经饮水和注射,可在短时间引起多人同时感染,发生医院感染的流行或爆发。经共同媒介物质传播是医院感染的重要特点。

(4)昆虫传播:较少见,常因医院卫生条件较差,无有效的灭鼠及杀虫措施,由鼠、蚊、蝇等生物媒介通过叮咬或机械性传递而传播。

3. 易感人群　宿主的易感性由病原体的定植部位和宿主的防御功能所决定。医院感染的易感人群包括:①婴幼儿、老年人、营养不良及各种原因引起的免疫力低下的重症住院患者;②接受各种免疫抑制剂及器官移植等治疗的住院患者;③长期使用广谱抗生素治疗出现菌群失调者;④接受外科手术及诊疗需要而采取的侵入性操作,使天然屏障遭到破坏的患者。

二、医院感染的监测与控制

(一)医院感染的监测

通过微生物学监测手段可及时查找感染源、传播途径以及引起医院感染的因素,以便尽快制订和组织落实有效的控制措施,降低医院感染的发病率。医院感染的监测内容主要包括:①物体表面细菌污染的检测;②空气中细菌污染的检测;③医务人员手部细菌污染的检测;④消毒灭菌效果检测;⑤细菌的耐药性检测。

(二)医院感染的控制

目前普遍认为易感人群、环境及病原微生物是发生医院感染的主要因素,而易感对象、侵入性诊疗技术则是医院感染的危险因素。控制医院感染的危险因素是预防控制医院感染的最有效的措施。

预防医院感染的基本方针应放在切断感染途径这个环节,即要从医院建筑的配制、隔离消毒措施、无菌操作程序、工作人员培训及体检、家属探视制度等方面着手。首先必须掌握各种感染性疾病的特有感染途径,采取恰当的灭菌、消毒方法。此外,应建立和健全预防医院感染的组织制度,采取综合措施加强对医护人员进行预防医院感染知识的教育和监督。

考点直通车

下列关于外毒素特点的描述,正确的是
A. 多由革兰阴性菌产生　　B. 可制备成类毒素　　C. 多在细菌裂解后释放
D. 化学成分是脂多糖　　　E. 耐热,不易变性

答案与解析: 外毒素多由革兰阳性菌分泌。①化学成分是蛋白质;②理化性质不稳定,易被破坏;③毒性作用强;④毒性作用具有组织器官选择性;⑤外毒素抗原性强,刺激机体产生抗体,可制备类毒素和抗毒素,用于特异性防治疾病。故选B。

小 结

感染是指病原微生物在宿主体内生长繁殖和产生毒性产物,同时与宿主机体之间相互抗衡,引起宿主出现不同程度的病理变化的过程。病原微生物能否致病,与病原体的毒力强弱、侵入机体的数量、侵入门户及机体的免疫力等密切相关。病原微生物致病力的强弱程度常用 LD_{50}/ID_{50} 表示,影响毒力的因素主要是侵袭力和毒素。细菌通过一定的传播方式和途径感染人体,感染类型有隐性感染、显性感染、带菌状态和潜伏感染等。医院感染是指住院患者在医院内获得的感染。医院感染已成为医院面临的突出公共卫生问题,必须引起高度重视。控制医院感染的危险因素是预防和控制医院感染的最有效措施。

综合测试

一、选择题(A型题)

1. 内毒素不具有的毒性作用是
   A. DIC　　B. 发热　　C. 休克　　D. 食物中毒　　E. 白细胞反应
2. 细菌代谢产物中,与致病性无关的是
   A. 毒素　　　　　　B. 血浆凝固酶　　　　　C. 热原质
   D. 细菌素　　　　　E. 透明质酸酶
3. 关于内毒素的叙述,下列错误的一项是
   A. 来源于革兰阴性菌　　　　B. 当菌体死亡裂解后释放出来
   C. 其化学成分是脂多糖　　　D. 性质稳定,耐热
   E. 能用甲醛脱毒制成类毒素
4. 类毒素是
   A. 外毒素经甲醛处理后脱毒而保持抗原性的物质
   B. 细菌经甲醛处理后的物质
   C. 内毒素经甲醛处理后脱毒而保持抗原性的物质
   D. 抗毒素经甲醛处理后的物质
   E. 外毒素经甲醛处理后脱毒并改变了抗原性的物质

二、简答题

1. 内毒素与外毒素有何主要区别?
2. 临床常见的全身感染类型有哪些?

三、思考题

外毒素、类毒素和抗毒素三者的关系及其作用如何?

(周爱平)

第六章　抗感染免疫

> **学习目标**
> （1）了解非特异性免疫抗感染作用的发生阶段。
> （2）熟悉屏障结构、吞噬细胞、体液因素的抗感染作用。
> （3）掌握体液免疫和细胞免疫的抗感染作用。
> （4）培养学生学习微生物学的积极性，使学生具有献身医学事业的崇高理想。

抗感染免疫（anti-infectious immunity）是机体抵抗病原生物及其有害产物以维持机体生理稳定的免疫防御功能。抗感染能力的强弱主要取决于机体的免疫功能。抗感染免疫的对象是侵入机体并造成感染的各种病原体。抗感染免疫包括非特异性免疫和特异性免疫两大类。非特异性免疫是机体在种系发育进化过程中逐渐建立起来的一系列天然防御功能，生来就有，并具有相对稳定性，能遗传给后代，无特异性，对各种病原体均有一定的防御能力，不针对某种抗原起特异的免疫作用，故又称固有免疫或天然免疫。特异性免疫是个体在生活过程中接触某种病原微生物等抗原后，机体获得的免疫功能，是通过体液免疫和细胞免疫实现的，具有特异性和记忆性，且可随抗原反复刺激而增强，故又称适应性免疫或获得性免疫。

第一节　非特异性免疫的抗感染作用

机体建立的非特异性免疫抗感染作用主要包括屏障结构、吞噬细胞、体液因素三个方面的作用。

一、屏障结构的作用

（一）皮肤黏膜屏障作用

皮肤黏膜屏障作用通过物理阻挡和排除作用、外分泌液中化学物质的局部抗菌作用以及正常菌群的拮抗作用来发挥。覆盖于体表的皮肤及与外界相通腔道的黏膜共同构成皮肤、黏膜屏障，将全身各器官组织封闭在内，构成了机体抵御病原体侵袭的第一道防线。

1. 机械阻挡和排除作用　一个健康人的全身有皮肤包裹，所有的内脏腔壁都有黏膜覆盖，健康的皮肤和黏膜形成完整的屏障，作为人体第一道防线，阻拦病原微生物侵入体内，起到保护层的作用。皮肤和黏膜表面细胞的脱落和更新，可清除黏附于其表面的病原微生物。上呼吸道黏膜细胞表面密布纤毛，不停地定向朝咽喉部摆动，再由此咳出。

冬春之际气候寒冷干燥,支气管黏膜受到损伤,因而易患感冒。吸烟者因烟熏损伤呼吸道黏膜细胞,麻痹纤毛,所以易患慢性支气管炎及其他呼吸道感染。眼、口腔、尿道等部位经常有泪液、唾液和尿液的冲洗,可排除外来有害微生物。

2. 分泌杀菌物质 汗腺分泌的乳酸、皮脂腺分泌的脂肪酸均有一定的抗菌作用。胃酸能杀死伤寒沙门菌、志贺菌和霍乱弧菌等。阴道分泌物中的酸类物质亦有抗菌作用,前列腺分泌的前列腺液是正常精液中对革兰阳性细菌有效的抑制物。泪液、唾液、乳汁和呼吸道分泌物中广泛存在的溶菌酶能溶解革兰阳性细菌。

3. 正常菌群拮抗作用 体表以及与外界相通腔道中的正常菌群,可以通过它们的代谢产物对抗病原菌的入侵。例如,皮肤上的痤疮丙酸杆菌能产生抗菌性脂类,可抑制金黄色葡萄球菌和化脓性链球菌在皮肤上生长;肠道中的某些厌氧菌能产生脂肪酸,阻止沙门菌在局部生存,肠道中的大肠杆菌产生的大肠菌素和酸性产物能抑制志贺、金黄色葡萄球菌的繁殖;咽部的甲型链球菌能阻止肺炎球菌在局部生长;鼻腔的表皮葡萄球菌和类白喉杆菌能妨碍金黄色葡萄球菌定居等。当这种拮抗作用受影响时,则易发生感染。

当内分泌失调、应用免疫抑制剂、X线照射、手术或外伤等原因损伤了人体皮肤或黏膜这一屏障,使机体抗感染免疫能力降低,就容易发生感染性疾病。因此,平时保护皮肤黏膜的完整,保持皮肤黏膜的清洁,能有助于其行使正常免疫功能。

(二)血-脑屏障作用

血-脑屏障是血-脑脊液屏障的简称,是指脑毛细血管壁与神经胶质细胞形成的血浆与脑细胞之间的屏障和由脉络丛形成的血浆和脑脊液之间的屏障,这些屏障能够阻止某些物质(多半是有害的)由血液进入脑组织。血液中多种溶质从脑毛细血管进入脑组织,有难有易;有些很快通过,有些较慢,有些则完全不能通过,这种有选择性的通透现象使人们设想可能有限制溶质透过的某种结构存在,这种结构可使脑组织少受甚至不受循环血液中有害物质的损害,从而保持脑组织内环境的基本稳定,对维持中枢神经系统正常生理状态具有重要的生物学意义。血-脑屏障是随个体发育而逐步成熟的,婴幼儿由于血-脑屏障尚未发育完善,所以较易发生脑膜炎、脑炎等中枢神经系统感染。

(三)胎盘屏障作用

胎盘屏障是胎盘绒毛组织与子宫血窦间由绒毛膜、绒毛间隙和基蜕膜构成的屏障。胎盘间物质交换不仅是简单的渗透,一般营养成分包括一些大分子蛋白质如抗原可以通过扩散进入子体血,而一些有害物质不会进入子体血,而是从子体血排出进入母体,形成一个胎儿循环。此屏障防止母体感染时的病原生物及有害物质通过胎盘进入胎儿体内,可保护胎儿免受感染。由于妊娠早期(孕初的3个月内)此屏障尚不完善,故孕妇感染某些病原体(风疹病毒、巨细胞病毒、HIV、梅毒螺旋体和弓形虫等)可导致胎儿畸形、流产或死胎。

二、吞噬细胞的作用

在机体内部,除了上述内部屏障可阻挡病原体定位于特定部位外,还有分布于各处的吞噬细胞,通过不同机制阻止病原体的扩散和定位。当病原生物通过皮肤黏膜伤口进入体内时,吞噬细胞即可发挥强大的吞噬作用。

吞噬细胞分为两大类。①中性粒细胞:为专职的吞噬细胞,其寿命短、更新快、数量多,主要存在于外周血中,但也可在巨噬细胞或补体系统活化后产生的趋化因子作用下,被募集到炎症部位发挥作用。②单核巨噬细胞系统:包括血液中的单核细胞和定居在各种组织器官中的巨噬细胞。单核细胞在血液中存留仅数小时至数日,随即移行至全身各组织器官内,发育为成熟的巨噬细胞,其寿命可长达数月以上。移行到组织内的巨噬细胞一般不再返回血流,但可在组织间隙中自由移动,通常在与病原体等异物接触后即可迅速做出应答,且作用持久。巨噬细胞可有效吞噬病原微生物,并在溶酶体中多种水解酶的作用下消化病原体。活化后的巨噬细胞除有吞噬作用外,还具有抗原提呈作用和杀肿瘤细胞作用,可释放细胞因子及其他炎症介质发挥免疫调节作用或介导炎症反应。

(一)吞噬细胞的吞噬杀菌作用

病原体突破皮肤或黏膜屏障侵入体内后,首先遭遇的是吞噬细胞的吞噬作用。吞噬细胞的吞噬杀菌作用一般分为三个阶段(图6-1)。

1. 吞噬细胞与病原体的接触　这种接触可以是偶然相遇,也可通过趋化因子作用,使吞噬细胞向感染部位做定向移动。

2. 吞入病原体　吞入病原体有两种方式,一是吞噬作用,由吞噬细胞伸出伪足,将大分子物质(如细菌)包绕并摄入细胞质中,形成吞噬体;另一种是吞饮作用,由细胞膜内陷直接将小分子物质(如病毒)吞入细胞中,形成吞噬小泡。

3. 消化病原体　吞噬体形成后,胞质中的溶酶体与之靠近接触,融合成为吞噬溶酶体,溶酶体内的溶菌酶、髓过氧化物酶、乳铁蛋白、杀菌素、碱性磷酸酶等可杀死病原菌,蛋白酶、多糖酶、脂肪酶、核酸酶等将病原菌分解。

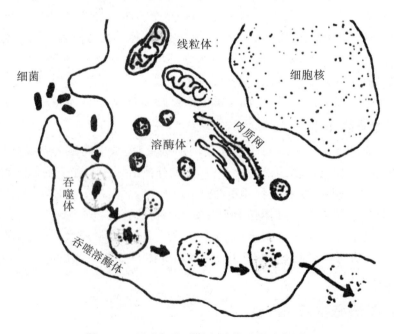

图6-1　吞噬细胞吞噬和杀菌过程示意图

(二)吞噬作用的结果

1. **完全吞噬** 病原体被吞噬后,如能被杀死、消化而排出者为完全吞噬,多见于细胞外寄生菌。

2. **不完全吞噬** 对于某些细胞内感染寄生菌如结核杆菌、麻风杆菌等虽被吞噬却不能被杀死,甚至在细胞内生长繁殖并随吞噬细胞游走、扩散到全身,称为不完全吞噬。在特异性免疫建立起来之后,在其他协同因素作用下,不完全吞噬可转变为完全吞噬。

3. **造成组织损伤** 吞噬细胞在吞噬过程中,有时向胞外释放多种溶酶体酶,破坏邻近组织细胞,损伤组织,如损伤肾小球基底膜,引起肾小球肾炎等。

4. **抗原提呈** 吞噬细胞分解的病原菌大部分通过吞噬细胞吐作用排出胞外,部分被加工处理为抗原肽,与主要组织相容性复合体(MHC)分子结合后提呈给 T 细胞,启动适应性免疫应答。

三、体液因素的作用

正常人体的组织和体液中有多种抗菌物质。虽然在实验条件下,这些物质对某种细菌可分别表现出抑菌、杀菌或溶菌等作用,但一般在体内的直接作用不大,常需配合其他杀菌因素发挥作用。

1. **抗体** 特异性 IgM 类抗体与病原体结合,可通过激活补体、免疫调理等作用杀灭病原体。

2. **补体** 在感染早期,病原体可通过凝集素途径和旁路途径激活补体而发挥溶菌作用;在特异性免疫应答产生之后,可通过经典途径激活补体,产生溶菌作用。此外,补体的裂解片段亦可通过调理作用、免疫黏附作用及促炎症作用抑制或杀灭病原体。

3. **溶菌酶** 溶菌酶能裂解革兰阳性菌细胞壁的肽聚糖,使细胞壁受损,细菌溶解。革兰阴性菌在抗体和补体的参与下,也可被溶菌酶所溶解。

4. **乙型溶素** 乙型溶素作用于革兰阳性菌细胞膜,产生非酶性破坏效应使细菌溶解。

5. **急性期蛋白** 急性期蛋白是主要由肝细胞产生的一组血浆蛋白,包括 C 反应蛋白、脂多糖结合蛋白、甘露糖结合凝集素(MBL)、血清淀粉样蛋白等,主要是最大限度地激活补体和调理吞噬,杀灭病原菌。

6. **干扰素** 干扰素是在病毒或干扰素诱生剂的作用下使人或动物细胞产生的一类糖蛋白,具有抗病毒、抗肿瘤和免疫调节等多种生物学活性,其作用具有种属特异性。人类细胞(白细胞、成纤维细胞、T 细胞)产生的干扰素根据抗原性的不同可分为 α、β、γ 三种。α、β 属于 I 型干扰素,γ 属于 II 型干扰素。I 型干扰素抗病毒作用较强,II 型干扰素主要参与免疫调节和抗肿瘤作用。干扰素具有广谱抗病毒作用,是通过诱导细胞合成新的抗病毒蛋白,由该蛋白发挥抑制病毒复制的效应。干扰素只能抑制病毒扩散,而无杀灭病毒的作用。

除以上物质外,正常体液中尚有杀菌素、组蛋白、乳素等杀菌或抑菌物质。

四、非特异性免疫应答抗感染作用的两个阶段

非特异性免疫应答抗感染作用主要在感染瞬时阶段(0~4小时)和感染早期阶段

(4~96小时)发挥作用。

(一)感染瞬时阶段(0~4小时)

在抗感染免疫中主要由非特异性免疫应答发挥即刻作用。皮肤黏膜及其分泌液中的抗菌物质和正常菌群构成的物理、化学、微生物屏障,可阻挡外界病原体对机体的侵袭,具有即刻免疫作用;当少量的病原体突破机体生理屏障进入皮肤和黏膜下组织后,可被局部组织的巨噬细胞快速吞噬;某些病原体可通过凝集素途径和旁路途径激活补体而被溶解破坏,补体的裂解产物 C3b、C4b 的调理作用促进吞噬细胞对病原体的吞噬,补体的裂解产物 C3a、C5a 的过敏毒素样作用导致肥大细胞脱颗粒,释放组胺、白三烯、前列腺素 D_2 等血管活性物质和炎症介质,导致毛细血管通透性增加;局部组织感染时,由于补体裂解产物及单核细胞等产生的细胞因子作用,血液中的中性粒细胞穿过血管内皮细胞进入感染部位,中性粒细胞是专职吞噬细胞,对病原体具有强大的吞噬、杀灭作用。通常绝大多数病原体引起的感染在此阶段终止。

(二)感染早期阶段(4~96小时)

感染早期阶段是早期非特异性免疫应答阶段,此时由于病原体的成分和瞬时阶段非特异性免疫应答产生的炎症介质及细胞因子作用,周围组织中的巨噬细胞被募集到感染部位并被激活,增强局部抗感染能力;同时活化的巨噬细胞又可产生大量的细胞因子和其他低分子量炎症介质,进一步增强和扩大固有免疫应答和炎症反应。例如,低分子量炎症介质可使感染局部毛细血管通透性增强,有利于血管中的抗体、补体等免疫效应分子和中性粒细胞进入感染部位;TNF 和血小板活化因子可使局部血管内皮细胞及血小板活化引起血栓封闭血管,有效阻止感染局部病原体进入血流而向全身扩散;TNF、IL-1、IL-6 作为内源性的致热原作用于体温调节中枢引起发热,从而抑制病原体生长繁殖;促炎因子可以促进骨髓释放大量的中性粒细胞入血,提高机体抗感染能力;促炎因子还可以促进肝脏合成、分泌急性期蛋白(如 C 反应蛋白、MBL 等),激活补体进一步杀灭病原体。另外,B1 细胞接受病原体的脂多糖、荚膜多糖等刺激后,在 48 小时之内产生 IgM,IgM 与病原体结合,在补体参与下发挥作用;NK 细胞、γδT 细胞对某些病毒和细胞内寄生菌感染早期的细胞具有非特异性杀伤作用。

第二节 特异性免疫的抗感染作用

特异性免疫又称适应性免疫,是个体在生活过程中,受某种病原微生物等抗原物质刺激引起的免疫应答,或被直接输入特异性抗体等免疫物质所形成的免疫力。其特点是后天获得,不能遗传,有明显的针对性、记忆性和个体差异,故又称为获得性免疫。机体的适应性免疫包括体液免疫和细胞免疫。

一、体液免疫的抗感染作用

(1)通过抗体来清除病原微生物,参与的抗体类型是 IgG、IgM、SIgA,在抗感染中起主要作用的是 IgG,SIgA 主要在黏膜免疫中发挥作用。

(2)既可发挥直接抗感染作用(中和细菌外毒素,中和病毒),也可发挥间接抗感染作用(抗体与病原体结合后,联合补体、吞噬细胞等将病原体清除)。

(3)主要对细胞外的病原体感染起作用,对细胞内微生物和真菌、寄生虫等较大的病原体较难发挥抗感染作用。

二、细胞免疫的抗感染作用

(1)通过效应细胞发挥作用。$CD8^+$ CTL 能直接杀伤靶细胞;$CD4^+$ Th1 能释放淋巴因子,通过激活巨噬细胞、NK 细胞杀伤受感染的靶细胞。

(2)产生免疫效应缓慢,48~72 小时作用达高峰。

(3)主要对细胞内病原体的感染发挥作用,如病毒、真菌、结核分枝杆菌、沙门菌和军团菌等。

考点直通车

对机体非特异性免疫的叙述,错误的是

A. 在种系进化过程中逐渐形成

B. 与生俱来,人皆有之

C. 发挥作用快

D. 与机体的组织结构和生理功能密切相关

E. 针对性强

答案与解析:非特异性免疫是机体在种系发育进化过程中逐渐建立起来的一系列天然防御功能,经遗传获得,能传给下一代,其作用并非针对某种特定的病原体,故又称固有免疫或天然免疫,故选 E。

小 结

抗感染免疫是机体抵抗病原生物及其有害产物以维持机体生理稳定的免疫防御功能。抗感染免疫包括非特异性免疫和特异性免疫两大类。非特异性免疫是机体在种系发育进化过程中逐渐建立起来的一系列天然防御功能,经遗传获得,能传给下一代,其作用并非针对某种特定的病原体,故又称固有免疫或天然免疫。特异性免疫是出生后,在生活过程中接触某种病原体及其产物刺激而产生,故又称适应性或获得性免疫,包括体液免疫和细胞免疫。在抗感染免疫中,非特异性免疫发生在瞬时和早期阶段,并担当着启动特异性免疫的作用;感染后期特异性免疫发挥主要的抗感染作用,两者相互配合,共同发挥抗感染作用。

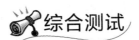

一、选择题(A 型题)

1. 不属于正常体液和组织中的抗菌物质是

A. 抗生素　　B. 溶菌酶　　C. 补体　　D. 乙型溶血素　　E. 白细胞介素

2. 关于抗感染的叙述，下列错误的是

A. 完整的皮肤黏膜屏障是抗感染的第一道防线

B. 吞噬细胞和体液中的杀菌物质是抗感染的第二道防线

C. 体液免疫主要针对细胞外寄生菌感染

D. 细胞免疫主要针对细胞内寄生菌感染

E. 抗体与细菌结合可直接杀死病原菌

3. 下列哪种抗病毒免疫方式属于获得性特异性免疫

A. 单核巨噬细胞系统　　　　　　B. 抗体中和病毒作用

C. 生理年龄状态　　　　　　　　D. 干扰素

E. 屏障作用

4. 人体的非特异性免疫不包括

A. 皮肤和黏膜的屏障作用　　　　B. 血-脑屏障作用

C. 乳汁中 SIgA 的作用　　　　　 D. 胎盘屏障作用

E. 正常菌群拮抗作用

二、简答题

1. 简述机体屏障结构的组成和功能。
2. 简述吞噬细胞吞噬作用的结果。

三、思考题

能否从动物的体内提取干扰素来用于人类抗病毒感染？

（王　茹）

第七章　常见病原菌

> **学习目标**
> （1）了解其他细菌的致病性。
> （2）熟悉肺炎链球菌、脑膜炎奈瑟菌、志贺菌、霍乱弧菌的生物学性状、致病性和防治原则。
> （3）掌握葡萄球菌、链球菌、淋球菌、结核分枝杆菌、大肠埃希菌、伤寒沙门菌和破伤风芽孢梭菌的生物学性状、致病性和防治原则。
> （4）培养学生积极预防常见病原菌感染的意识。

第一节　病原性球菌

球菌广泛分布于自然界、正常人体和动物之中,种类多,大多不致病。少数具有致病作用的球菌称为病原性球菌,主要引起化脓性炎症,故又称为化脓性球菌。病原性球菌按革兰染色性不同,可分为革兰阳性球菌(如葡萄球菌、链球菌、肺炎链球菌)和革兰阴性球菌(如脑膜炎奈瑟菌、淋病奈瑟菌)。

一、葡萄球菌属

葡萄球菌属堆聚成葡萄串状,广泛分布于自然界、人和动物体表及与外界相通的腔道中,大多为正常菌群,少数为致病菌。葡萄球菌是最常见的化脓性球菌,是医院交叉感染的重要来源。

（一）生物学性状

1. **形态与染色**　单个菌体呈球形或略椭圆形,直径为 $0.8 \sim 1.2 \mu m$,呈葡萄串状排列,无鞭毛和芽孢,少数菌株可形成荚膜。革兰染色阳性,但在衰老、死亡或被中性粒细胞吞噬后常呈革兰染色阴性。

2. **培养特性与生化反应**　本菌营养要求不高,一般培养基中生长良好,需氧或兼性厌氧,最适生长温度为37℃。普通琼脂平板上形成圆形、光滑、不透明的凸起菌落,产生脂溶性色素,不同种的菌株产生不同的色素,如金黄色、白色、柠檬色。在血琼脂营养平板上,多数致病的菌落周围有透明溶血环。触酶试验阳性,能缓慢发酵葡萄糖、麦芽糖和蔗糖,产酸不产气。金黄色葡萄球菌能分解甘露醇。

3. **抗原构造**　葡萄球菌含有多种抗原物质,其中重要的有以下两种。

（1）葡萄球菌 A 蛋白(SPA):是主要存在于金黄色葡萄球菌细胞壁表面的蛋白质抗

原,可与细胞壁肽聚糖共价结合。SPA 与人和多种哺乳动物血清中 IgG 的 Fc 段非特异性结合后,IgG 的 Fab 段仍能与相应抗原特异性结合,此作用具有重要意义。①参与协同凝集反应:能简易、快速检测多种细菌抗原,用于多种传染病的诊断;②抗吞噬作用:SPA 与 IgG 结合后具有抗吞噬作用,能降低调理吞噬作用。SPA 还有促进细胞分裂、引起超敏反应和损伤血小板等多种生物学活性。

(2)多糖抗原:为型特异性半抗原,是细胞壁中核糖醇磷壁酸,检测其刺激机体所产生的相应抗体,可用于金黄色葡萄球菌感染的诊断和判断预后。

4. **分类** 根据色素和生化反应,葡萄球菌可分为金黄色葡萄球菌、表皮葡萄球菌和腐生葡萄球菌。金黄色葡萄球菌多为致病菌,表皮葡萄球菌偶可致病,腐生葡萄球菌一般不致病。根据是否产生凝固酶,葡萄球菌可分为凝固酶阳性菌株和凝固酶阴性菌株,阳性株有致病性,有些阴性株也有致病性。

5. **抵抗力** 金黄色葡萄球菌在无芽孢细菌中抵抗力最强,耐干燥、耐热,加热 80℃ 30 分钟才被杀死;1:100000 龙胆紫溶液能抑制其生长;其对青霉素、红霉素、庆大霉素及磺胺药等敏感,但易产生耐药性;对多种清热解毒类中药敏感。葡萄球菌耐药株逐年增多,如耐青霉素 G 的金黄色葡萄球菌菌株可高达 90% 以上。

(二)致病性与免疫性

1. **致病物质** 具体如下。

(1)血浆凝固酶:由多数致病菌株产生的能使含抗凝剂的人或家兔血浆发生凝固的酶类物质,是鉴别葡萄球菌有无致病性的重要指标。凝固酶有两种:①游离凝固酶,是分泌到菌体外的一种蛋白质,被人或家兔血浆中凝固酶反应因子活化为凝固酶样物质后,可使液态的纤维蛋白原变为固态纤维蛋白,导致血浆凝固;②结合凝固酶,结合于菌体表面不释放的凝固酶,可使血浆中纤维蛋白沉积于菌体表面,阻止吞噬细胞对细菌的吞噬和杀灭,同时使细菌免受血清中杀菌物质的破坏。

(2)葡萄球菌溶血素:为外毒素,致病性葡萄球菌能产生 α、β、γ、δ、ε 五型溶血素,对人致病的主要是 α 溶血素。除对多种哺乳动物红细胞有溶血作用外,还对白细胞、血小板、肝细胞、成纤维细胞和血管平滑肌细胞等有毒性作用。α 溶血素免疫原性强,可用甲醛处理制成类毒素。

(3)杀白细胞素:为多数致病菌株产生的能杀死多种动物白细胞的物质。

(4)肠毒素:为一组对热稳定的可溶性蛋白质,100℃ 30 分钟仍保存部分活性。

此外,金黄色葡萄球菌还可产生表皮剥脱毒素及毒性休克综合征毒素 -1(TSST -1)。

2. **所致疾病** 具体如下。

(1)侵袭性疾病。①皮肤及软组织感染:如疖、痈、毛囊炎、蜂窝组织炎及伤口化脓等,病灶局限,与周围组织界限明显,脓汁黄而黏稠。②内脏器官感染:如气管炎、中耳炎、肺炎、胸膜炎、脑膜炎、心包炎、心内膜炎等。③全身性感染:因外力挤压疖、痈,或过早切开未成熟的脓肿,导致细菌向全身扩散。在机体抵抗力低时,血中细菌大量繁殖,可引起败血症。细菌也可随血流转移到肝、肾、肺和脾等器官,引起脓毒血症。

(2)毒素性疾病。①食物中毒:食入肠毒素污染的食物 1~6 小时后,患者出现恶心、呕吐、腹泻等急性胃肠炎症状,严重者可虚脱或休克,1~2 天可自行恢复,预后良好。

②假膜性肠炎:部分正常人群肠道有少量金黄色葡萄球菌寄居,当肠道优势菌受抗菌药物作用被抑制或杀灭时,耐药金黄色葡萄球菌乘机繁殖并产生肠毒素 B,引起以腹泻为主的肠炎,为菌群失调性肠炎。③烫伤样皮肤综合征:由金黄色葡萄球菌产生的表皮剥脱毒素引起,患者皮肤有弥漫红斑、起皱、水疱,最后表皮脱落。④毒性休克综合征:由 TSST-1 引起,主要有高热、低血压、呕吐、腹泻和猩红热样皮疹,严重时可出现休克,多见于月经期使用阴道塞的妇女,病死率高。

3. **免疫性** 人体对葡萄球菌感染具有一定的固有性免疫力,只有当皮肤、黏膜受损或患慢性消耗性疾病(如糖尿病、结核、肿瘤)或机体免疫功能降低时,才易感染葡萄球菌。感染后机体产生的免疫力维持时间短,可再次感染。

(三)微生物学检查

(1)标本:根据疾病部位不同而异,如脓汁、血液、呕吐物、食物及粪便等。

(2)直接镜检:标本涂片,革兰染色,镜检。根据细菌形态、排列、染色性可初步诊断。

(3)分离培养和鉴定:脓汁标本接种血琼脂平板,血液标本先经肉汤培养基增菌后再接种血琼脂平板,经37℃孵育18小时,观察菌落特征,并涂片,染色,镜检。如发现葡萄球菌后,再做凝固酶试验及甘露醇发酵试验,以鉴定有无致病性。

(4)葡萄球菌肠毒素检查:取可疑食物或呕吐物培养后,取滤液注射于6~8周龄幼猫腹腔,观察结果。4小时左右出现呕吐、腹泻、发热或死亡,提示有毒素存在。近年来,常用血清学方法检测葡萄球菌肠毒素,如琼脂扩散试验、酶联免疫吸附试验(ELISA)等,可短时测出微量(ng)水平的肠毒素。

(四)防治原则

注意个人卫生,及时消毒处理皮肤黏膜创伤,防止医院内感染;加强对食堂和饮食行业的食品卫生监督。治疗应根据药敏试验选用药物。慢性反复感染者,可试用自身菌苗疗法或葡萄球菌外毒素制成的类毒素治疗。中药金银花、黄连、黄芩对葡萄球菌有较好的抑菌效果。

二、链球菌属

链球菌属广泛分布于自然界和正常人体鼻咽部、胃肠道等处,多为正常菌群,其中部分可引起人类各种化脓性炎症,如猩红热、丹毒、新生儿败血症、细菌性心内膜炎和超敏反应性疾病,是常见的化脓性球菌。

(一)生物学性状

1. **形态与染色** 单个菌体呈球形或卵圆形,直径 0.6~1.0μm,链状排列。在固体培养基中呈短链,液体培养基中呈长链。无芽孢和鞭毛,多数菌株在培养早期(2~4小时)可形成透明质酸荚膜,随培养时间延长而逐渐消失。革兰染色阳性,衰老、死亡或被吞噬细胞吞噬后可呈革兰染色阴性。

2. **培养特性与生化反应** 本菌营养要求较高,在含血液、葡萄糖的培养基中生长良好。需氧或兼性厌氧,少数专性厌氧。在血清肉汤中形成链状沉于管底,在血琼脂平板上形成灰白色、表面光滑、透明或半透明的细小菌落。其溶血状况依菌株不同而异。一般不分解菊糖,不被胆汁溶解。这两个特性常被用来与肺炎链球菌鉴别。

3. 分类 具体如下。

(1) 根据溶血现象分类：①甲型(α)溶血性链球菌。菌落周围有狭窄草绿色溶血环，可能是细菌产生的过氧化氢，使血红蛋白氧化成正铁血红蛋白所致。②乙型(β)溶血性链球菌。菌落周围有 2～4mm 的透明溶血环（环内红细胞完全溶解），这类链球菌致病力强，引起人类多种疾病。③丙型(γ)链球菌。不溶血，通常无致病性，偶尔引起感染。

(2) 根据抗原结构分类：按链球菌细胞壁中多糖抗原不同，可分成 A、B、C、D、E、F、G、H、K、L、M、N、O、P、Q、R、S 和 T 群，近年又增加 U、V 群，共 20 群。对人致病的链球菌菌株，90% 属 A 群，B、C、D、G 群偶见。同群链球菌间，因表面蛋白质抗原不同，又分若干型。如 A 群根据其 M 抗原不同，分成约 80 个型；B 群分 4 个型和 C 群分 13 个型等。链球菌的群别与溶血性间无平行关系，但对人类致病的 A 群链球菌多数呈现乙型溶血。

4. 抵抗力 链球菌属抵抗力弱，60℃ 30 分钟即被杀死，对一般消毒剂敏感。乙型溶血性链球菌对青霉素、红霉素及磺胺药等敏感。

(二) 致病性与免疫性

1. 致病物质 A 群链球菌致病力最强，可产生多种致病物质。

(1) 菌体结构：有助于链球菌致病的菌体结构有以下两种。①黏附素：即脂磷壁酸(LTA)，决定链球菌对宿主细胞的黏附作用。②M 蛋白：为链球菌细胞壁中的蛋白质成分，具有抗吞噬及变应原作用，一是可阻止吞噬细胞的吞噬作用；二是与人体心肌等组织有共同抗原，可造成 II 型超敏反应，或刺激机体产生相应抗体，形成中等大小免疫复合物，导致 III 型超敏反应，损伤机体。

(2) 侵袭性酶：主要有以下几种。①透明质酸酶：又称为扩散因子，能分解细胞间质中的透明质酸，引起组织疏松，利于细菌在组织中扩散。②链激酶：亦称链球菌溶纤维蛋白酶，能使血液中纤维蛋白溶解酶原转化为纤维蛋白溶解酶，溶解血凝块或阻止血浆凝固，有利于细菌扩散。③链道酶：亦称链球菌 DNA 酶，能分解脓汁中具有高度黏稠性的 DNA，使脓液变得稀薄，促进细菌扩散。

(3) 外毒素：链球菌产生的外毒素主要有以下几种。①致热外毒素：又称红疹毒素或猩红热毒素，是引起猩红热的主要毒素，有 A、B、C 三个血清型，对机体具有致热和细胞毒作用，可引起发热和皮疹。②链球菌溶血素：由乙型链球菌产生，根据对氧稳定性的不同分为链球菌溶血素 O 和链球菌溶血素 S，前者是含 -SH 的蛋白质毒素，对红细胞溶解作用强，对氧敏感，遇氧时 -SH 被氧化成 -S-S- 失去溶血活性，可使中性粒细胞破坏、死亡，对巨噬细胞、神经细胞和血小板等也有毒性作用，对心脏也极度敏感，可引起心肌损伤，并能加重病毒性心肌炎病变程度。此毒素免疫原性强，感染 2～3 周至病愈后数月到一年内都可检出相应抗体，风湿热患者的血清抗体效价若在 1：400 以上，可作为风湿热及其活动性的辅助诊断；后者为小分子糖肽，无免疫原性，对氧不敏感，对白细胞、血小板和多种组织细胞有破坏作用。

2. 所致疾病 链球菌引起的疾病 90% 由 A 群链球菌引起，常见有以下几种。

(1) 化脓性疾病：①皮肤伤口感染，引起皮肤及皮下组织炎症，如脓疱疮、蜂窝织炎、痈、丹毒等，特点是炎症病灶与正常组织界限不清，脓汁稀薄并带血性，不局限，易扩散。②呼吸道感染，引起扁桃体炎、咽喉炎、鼻窦炎、中耳炎及脑膜炎等。③产道感染，引起产褥热。④经淋巴管扩散，引起淋巴管炎和淋巴结炎。

(2)猩红热:是产生致热外毒素的 A 群链球菌引起的中毒性疾病,可经飞沫传染,潜伏期平均为 3 天,主要特征为发热、咽炎、全身弥漫性鲜红皮疹,疹退后出现明显脱屑。少数患者可因超敏反应出现心、肾损害。

(3)超敏反应性疾病:①急性肾小球肾炎,常见于儿童和青少年,临床表现为蛋白尿、水肿、高血压。②风湿热,可由多种型别的 A 群链球菌引起,主要累及心脏、关节、中枢神经系统、皮肤和皮下组织,临床表现以全心炎和关节炎为主。

(4)甲型链球菌感染:甲型链球菌是口咽部的条件致病菌。当拔牙或摘除扁桃体时,该菌可乘机侵入血流。若心脏先天缺陷或心瓣膜损伤,细菌在损伤部位增殖,可引起亚急性细菌性心内膜炎。

(5)其他链球菌感染:B 群链球菌可引起新生儿肺炎、脑膜炎、败血症等,死亡率高。D 群链球菌是肠道正常菌群,当免疫功能低下时,可致尿路感染。

3. 免疫性　链球菌感染后,可获得针对某一型别的免疫力,因型别多,各型之间无交叉免疫力,很难彻底免疫,故常反复发生感染。猩红热患者可产生较牢固的免疫力。

(三)微生物学检查

(1)直接镜检:脓汁或咽拭子直接染色镜检,发现典型链状排列的革兰阳性球菌可初步判断。

(2)分离培养与鉴定:用血琼脂平板分离培养链球菌,败血症患者先取血液置肉汤培养基,增菌后再分离培养,可根据形态、染色性、菌落特点、溶血性等进行鉴定。

(3)抗链球菌溶血素 O 抗体试验:简称抗"O"试验,如效价在 1∶400 以上,并结合临床,可辅助诊断风湿热,但应注意餐后采血及胆固醇血症者易出现假阳性。

(四)防治原则

积极治疗带菌者和患者,可减少传染源。对急性咽喉炎和扁桃体炎患者应早期、彻底治疗,以防止超敏反应性疾病的发生。对 A 群链球菌感染者的治疗首选青霉素 G,可合并使用金银花、连翘等清热解毒类中药。长效青霉素可预防链球菌感染,减少超敏反应性疾病的发生。

三、肺炎链球菌

肺炎链球菌又称肺炎双球菌,广泛分布于自然界中,常寄居于人类上呼吸道,多数不致病,仅少数为条件致病菌,主要引起大叶性肺炎等疾病。

(一)生物学性状

(1)形态与染色:革兰染色阳性,菌体呈矛头状,钝端相对尖端向外,成双排列。在痰和脓汁中呈单个或短链状。无鞭毛和芽孢,有毒菌株在机体内形成较厚的荚膜,菌体周围的荚膜区呈不着色的半透明环状,需特殊染色才可见。

(2)培养特性与生化反应:营养要求较高,需在含血液或血清的培养基中生长。在血琼脂平板形成的菌落与甲型溶血性链球菌相似,呈细小圆形、灰白色、半透明的菌落,菌落周围有草绿色溶血环。本菌能产生自溶酶,破坏细胞壁而使细菌溶解,故孵育时间超过 48 小时,菌落中央下陷呈脐状。

(3)抗原构造与分型:肺炎链球菌的抗原主要有以下两种。①荚膜多糖抗原:根据其免疫原性不同,可分为 90 个血清型;②C 物质:是存在于细胞壁中的磷壁酸,可与血清中 C 反应蛋白结合,活化补体及增强吞噬细胞的吞噬功能。

(4)抵抗力:对理化因素抵抗力较弱,56℃ 20 分钟即死亡。有荚膜菌株抗干燥力较强。对一般消毒剂敏感,对青霉素、罗红霉素、林可霉素等敏感。

(二)致病性与免疫性

肺炎链球菌的致病物质主要是荚膜,另外还有溶血素 O 等。

(1)荚膜:有抗吞噬作用,使细菌侵入人体后能迅速繁殖而致病。一旦细菌失去荚膜,就失去致病力。

(2)溶血素 O、紫癜形成因子及神经氨酸酶等:它们对人类的致病作用尚不明确。

肺炎链球菌为条件致病菌,只有当机体抵抗力减弱时才引起大叶性肺炎,还可继发胸膜炎、脓胸,也可引起中耳炎、乳突炎、败血症和脑膜炎等。病后可获得牢固的型特异性免疫力,主要是机体产生荚膜多糖抗体。

(三)微生物学检查

取痰、脓汁或脑脊液沉淀物直接涂片,染色,镜检,如发现典型的革兰阳性具有荚膜的双球菌,即可初步诊断,也可分离培养,发现有草绿色溶血的可疑菌落,再做胆汁溶菌试验、菊糖发酵试验和奥普托辛试验等,与甲型溶血性链球菌相鉴别。

(四)防治原则

儿童、老人和慢性感染患者可用荚膜多糖疫苗接种,有较好预防效果。治疗主要采用大剂量青霉素、林可霉素或罗红霉素等,对耐药菌株可选用万古霉素治疗。中药黄芩、黄连对其有明显的抑菌作用。

四、奈瑟菌属

奈瑟菌属是一群革兰阴性双球菌,有十余种,形态相似,无鞭毛和芽孢,有菌毛和荚膜。对人致病的主要有脑膜炎奈瑟菌和淋病奈瑟菌。

(一)脑膜炎奈瑟菌

脑膜炎奈瑟菌俗称脑膜炎双球菌,是流行性脑脊髓膜炎(流脑)的病原菌。

1. **生物学性状** 具体如下。

(1)形态与染色:呈肾形,直径 $0.6 \sim 0.8 \mu m$,成双排列,凹面相对,革兰染色阴性。在患者脑脊液中,多位于中性粒细胞内,形态典型。新分离的菌株大多有荚膜和菌毛。

(2)培养特性与生化反应:营养要求高,最常用巧克力血琼脂培养基。专性需氧,初次培养须在 $5\% \sim 10\%$ CO_2 的环境中,37℃孵育 24 小时,可形成圆形、无色透明似露滴状的菌落。在血琼脂平板上不溶血,可产生自溶酶。大多数可分解葡萄糖和麦芽糖,产酸不产气。

(3)抗原构造与分群:脑膜炎奈瑟菌有多种抗原物质,如荚膜多糖群特异性抗原、外膜蛋白型特异性抗原等。根据其免疫原性不同,可将脑膜炎奈瑟菌分为 13 个血清群,对人致病的有 A、B、C、Y 等群,其中以 C 群致病力最强。每群又根据外膜蛋白型特异性抗原不同,分为若干个血清型。

(4)抵抗力:弱,对干燥、热、寒冷等十分敏感,室温中 3 小时死亡,55℃ 5 分钟内或常用消毒剂短时间可将其杀死,对磺胺、青霉素、链霉素等敏感。

2. 致病性与免疫性　具体如下。

(1)致病物质:有菌毛、荚膜和内毒素。菌毛可使细菌黏附于宿主细胞表面,有利于细菌入侵;荚膜有抗吞噬作用;内毒素为最重要的致病物质,可使机体发热、白细胞升高、皮肤黏膜出现瘀斑,严重时致中毒性休克和DIC。

(2)所致疾病:传染源是流脑患者或带菌者,流行期间人群带菌率较高,可达50%以上,主要经飞沫传播,潜伏期1~4天,细菌首先在鼻咽部繁殖,机体抵抗力强时,一般无症状或只出现轻微上呼吸道症状,而抵抗力弱时,细菌在局部大量繁殖后侵入血流引起菌血症或败血症。患者可有恶寒、高热、恶心呕吐、皮肤黏膜出现瘀斑。少数患者(多为儿童)可因细菌突破血-脑屏障而引起蛛网膜化脓性炎症。患者出现剧烈头痛、喷射性呕吐、颈项强直等脑膜刺激症状和体征,严重患者可出现中毒性休克,预后不良。

(3)免疫性:机体对脑膜炎奈瑟菌的免疫以体液免疫为主,感染后可获得较牢固的免疫力。6个月内婴儿极少患流脑,是因母体隐性感染或预防接种而产生的IgG类抗体经胎盘传给胎儿。儿童因血-脑屏障的发育尚未成熟,流脑发病率高于成人。

3. 微生物学检查　具体如下。

(1)标本:取患者脑脊液、血液或瘀斑渗出液检查,带菌者可取鼻咽拭子。标本采集后应注意保暖、保湿并立即送检,最好是床边接种。

(2)直接镜检:取脑脊液离心沉淀沉渣或刺破瘀斑取血印片直接涂片染色镜检,发现中性粒细胞内外有革兰阴性双球菌,即可初步诊断。

(3)分离培养与鉴定:脑脊液或血液标本可先经血清肉汤培养基增菌或直接接种巧克力血琼脂平板,置5%~10% CO_2 环境中,37℃培养箱中孵育24小时,挑取可疑菌落做涂片染色镜检,并做生化反应和血清凝集试验鉴定。

(4)快速诊断法:脑膜炎奈瑟菌易自溶,患者脑脊液或血清中有可溶性抗原存在。常用对流免疫电泳、SPA协同凝集试验、ELISA等方法进行快速检测。

4. 防治原则　对易感儿童接种群特异性多糖疫苗。流行期间,成人应普遍短期服用磺胺嘧啶(SD)或用磺胺药滴鼻。对可疑患者应尽早隔离治疗,尽早使用磺胺嘧啶及青霉素G或第三代头孢菌素,也可加用清热解毒类中药配合治疗。

(二)淋病奈瑟菌

淋病奈瑟菌俗称淋球菌,是引起淋病的病原菌。淋病是目前世界上发病率较高的人类性传播疾病。

1. 生物学性状　具体如下。

(1)形态与染色:形态与脑膜炎奈瑟菌相似。在急性患者脓汁标本中,淋病奈瑟菌多位于中性粒细胞内,而慢性患者多在细胞外。有荚膜和菌毛,无芽孢和鞭毛。

(2)培养特性与生化反应:专性需氧,营养要求高,一般用巧克力血琼脂平板,初次分离培养须置5%~10% CO_2 的环境,孵育48小时后形成圆形、凸起、灰白色的光滑型菌落。对糖类生化活性低,只能分解葡萄糖产酸。触酶试验阳性。

(3)抵抗力:极弱,对干燥、热、冷极敏感。在干燥的环境中,仅存活1~2小时,湿热55℃仅存活5分钟,在患者分泌物污染的衣裤、被褥及厕所能存活24小时。对消毒剂极敏感,如用1:4000的硝酸银作用2分钟,即可被杀死。对多种抗生素敏感,但易产生耐药性。

2. 致病性与免疫性 具体如下。

(1) 致病物质：主要有菌毛、外膜蛋白、内毒素等。菌毛可使菌体黏附到泌尿生殖道上皮细胞表面，并有抗吞噬作用；外膜蛋白参与黏附宿主细胞，直接损伤中性粒细胞，抑制抗体的杀菌作用；内毒素可致病变部位发生炎症反应。淋病奈瑟菌还产生分解 SIgA 的蛋白酶，分解黏膜表面的 SIgA，有利于细菌黏附。

(2) 所致疾病：本菌仅感染人类，主要经性接触传播，也可由患者分泌物污染衣服、毛巾、浴盆等传染，所致疾病统称淋病。在男性可引起淋病性尿道炎，主要表现为尿频、尿急、尿痛、排尿困难、尿道有脓性分泌物流出等症状，还可引起前列腺炎、输精管炎、附睾炎；在女性主要引起淋病性宫颈炎、阴道炎及盆腔炎等，可致不孕症。妊娠期妇女患淋病，可引起胎儿宫内感染，导致流产、早产等。新生儿出生时感染可引起眼结膜炎，眼角有大量脓性分泌物，称为脓漏眼。

(3) 免疫性：人对淋病奈瑟菌无固有免疫力，均易感，多数患者可自愈，但病后免疫力不强，可再次感染。

3. 微生物学检查 取泌尿生殖道脓性分泌物涂片，革兰染色镜检，如发现中性粒细胞内有革兰阴性双球菌，有诊断价值。对慢性患者及涂片、镜检阴性者，可进行标本分离培养，阳性者应进一步做生化反应鉴定。还可用免疫酶试验（EIA）、直接免疫荧光法（DFA）、PCR 技术直接检测标本中的抗原或核酸。

4. 防治原则 淋病是一种性传播疾病，预防应大力开展性病知识宣传教育，坚决取缔娼妓；早发现患者，及时正确诊断并进行彻底治疗。治疗首选大观霉素（淋必治）等。患儿出生后，均应用 1% 硝酸银溶液滴眼，预防淋病性结膜炎。

第二节 肠道杆菌

肠道杆菌属于肠杆菌科，是一大群寄居于人和动物肠道中生物学性状相似的革兰阴性、无芽孢的短小杆菌。大多为肠道正常菌群，但在宿主免疫力下降或寄居部位改变时，可成为条件致病菌，引起感染。与医学关系密切的肠道杆菌有多个种属的细菌（表 7-1）。

表 7-1 与医学关系密切的肠杆菌科细菌及主要生化反应

属	代表种	动力	乳糖	葡萄糖	VP	吲哚	脲酶	H_2S
埃希菌属	大肠埃希菌	+/-	⊕	⊕	-	+	-	-
志贺菌属	痢疾志贺菌	-	-	+	-	+/-	-	-
沙门菌属	伤寒沙门菌	+	-	+	-	-	-	-/+
	其他沙门菌	+	-	⊕	-	-	-	+/-
克雷伯菌属	肺炎克氏菌	-	⊕	⊕	+	-	+/-	-
肠杆菌属	产气肠杆菌	+	⊕	⊕	+	-	-	-
变形杆菌属	普通变形杆菌	+	-	⊕	-/+	+	+	+
耶尔森菌属	小肠结肠炎耶尔森菌	+/-	-	+	-	+	+/-	-

注：⊕：产酸产气；+：产酸或阳性；-：不产酸或阴性。

肠道杆菌具有下列共同特性。

(1) 形态结构及染色:大多数为 $(0.5\sim1.0)\mu m \times (1.0\sim3.0)\mu m$,无芽孢,有菌毛,多数有鞭毛,少数有荚膜的革兰阴性杆菌。

(2) 培养及生化反应特性:兼性厌氧菌,在普通培养基上生长良好,大多形成光滑型菌落,有的呈黏液型菌落。能发酵葡萄糖,还原硝酸盐,触酶试验阳性。在培养基中常需加入抑菌剂,如蔷薇酸、煌绿、胆盐等抑制致病菌的生长。通常从粪便中分离肠道传染病的选择鉴别培养基有 SS 琼脂培养基、中国蓝琼脂培养基、伊红-美蓝琼脂培养基(EMB 琼脂平板)等。在 SS 琼脂肠道鉴别培养基上,肠道非致病菌能分解乳糖,产酸产气,使菌落带色,而致病菌不分解乳糖,菌落无色。利用生化反应特性是鉴别肠道杆菌的重要依据。

(3) 抗原构造:抗原构造多且较复杂,主要有以下几种。①O 抗原:是细胞壁的脂多糖,为耐热性菌体抗原,100℃数小时不被破坏;②H 抗原:鞭毛蛋白质,不耐热,60℃ 30 分钟即被破坏;③荚膜抗原:也称包膜抗原,位于 O 抗原外围的多糖类物质,能阻止 O 抗原凝集,与细菌毒力有关,如大肠埃希菌 K 抗原、克雷伯菌 K 抗原、伤寒沙门菌 Vi 抗原等;④肠道杆菌共同抗原(ECA):存在于肠道杆菌表面,为氨基糖聚合物,肠杆菌科细菌都有 ECA。

(4) 抵抗力:在自然界生存能力强,特别在水与冰中;对理化因素敏感,易被一般消毒剂杀灭;对多种广谱抗生素敏感;对黄芩、黄连、黄柏、大黄和白头翁等中草药敏感。

一、埃希菌属

埃希菌属为肠道的正常菌群,一般不致病,其中以大肠埃希菌最为重要。婴儿出生后数小时,该菌就进入肠道并伴随终生,并可在肠道中合成维生素 B 和 K 等供人体吸收利用。当人体免疫力下降或该菌侵入肠外组织或器官时,可引起肠道外化脓性炎症。某些血清型菌株致病性强,侵入肠道可引起感染,导致腹泻,称为致病性大肠埃希菌。在卫生学上,大肠埃希菌常被作为粪便污染的检测指标。

(一) 生物学性状

(1) 形态与染色:埃希菌为 $(0.5\sim0.7)\mu m \times (1\sim3)\mu m$ 的革兰阴性杆菌,多数菌株有周鞭毛,能运动。有些菌株有多糖类包膜(微荚膜),致病性菌株有菌毛。

(2) 培养特性与生化反应:普通培养基上生长良好,有些菌株在血琼脂平板中可产生 β 型溶血。本属细菌在肠道鉴别培养基上可形成有色菌落。IMViC 试验结果为"+ + - -"。主要生化特性为:乳糖⊕、葡萄糖⊕、靛基质 +、H_2S -、尿素 -、动力 +/-。

(3) 抗原构造:有 O、H、K 三类抗原。O 抗原有 170 多种,是分群的基础;H 抗原有 60 余种;K 抗原有 100 多种。根据耐热性不同,K 抗原又分为 L、A、B 三型,其中 A 型耐热,L 和 B 型不耐热。大肠埃希菌血清型表示按 O:K:H 排列,如 O111:K58(B4):H2。

(4) 抵抗力:对胆盐、煌绿、磺胺、庆大霉素、喹诺酮类和氨苄青霉素等敏感,但易产生耐药性。

(二) 致病性

1. **致病物质** 具体如下。

(1) 定居因子：是特殊菌毛，由细菌质粒控制并传递，有较强的黏附肠黏膜上皮细胞能力，以保护细菌不被肠分泌液和肠蠕动清除。

(2) 肠毒素：致病性大肠埃希菌产生的肠毒素有两种。①不耐热肠毒素（LT）：为蛋白质，不耐热，65℃30分钟即被破坏，LT的致病机制与霍乱肠毒素相似。②耐热肠毒素（ST）：为小分子蛋白，对热稳定，100℃20分钟不被破坏。

2. 所致疾病　具体如下。

(1) 肠道外感染：为条件致病，内源性感染，因大肠埃希菌移位至肠道外而引起，以泌尿系感染为主（如肾盂肾炎、膀胱炎、尿道炎），还可引起腹膜炎、胆囊炎、阑尾炎等。婴幼儿可发生脑膜炎。

(2) 肠道内感染（急性腹泻）：由致病性大肠埃希菌感染引起。致病性大肠埃希菌主要有以下几种。①肠产毒性大肠埃希菌（ETEC）：由定居因子帮助黏附到小肠上皮细胞，并产生不耐热肠毒素，是婴幼儿和旅游者最常见的腹泻病原菌。临床多表现为轻度腹泻，也可出现严重的霍乱样水泻。②肠致病性大肠埃希菌（EPEC）：是婴儿腹泻的重要病菌，严重者可致死。成人少见，通常自限，但可转变为慢性。③肠侵袭性大肠埃希菌（EIEC）：引起类似志贺菌的腹泻，通常感染成人和较大儿童，主要产生内毒素侵犯肠黏膜，使细胞破坏，形成炎症和溃疡，出现黏液脓血便，较少见。④肠出血性大肠埃希菌（EHEC）：产生类志贺毒素，能引起散发性或暴发性出血性结肠炎和严重腹泻，还可导致出血溶血性尿毒综合征和急性肾衰竭。⑤肠凝聚性大肠埃希菌（EAggEC）：为引起急、慢性腹泻的病原菌之一。

(三) 微生物学检查

1. 标本　根据感染情况取中段尿、血液、脓汁、脑脊液等，腹泻者取粪便。

2. 分离培养和鉴定　粪便标本直接接种在鉴别培养基中，血液标本需先经肉汤培养基增菌，然后再接种于血琼脂平板上。其他标本直接接种于血琼脂平板和肠道选择培养基上，经37℃孵育18~24小时，挑取可疑菌落，涂片，染色，镜检。再经生化反应加以鉴定，必要时测定肠毒素。

3. 卫生细菌学检查　大肠埃希菌常随粪便排出，污染周围环境、水源和食品。样品中检出大肠埃希菌愈多，说明被粪便污染愈严重，也间接表明可能有肠道致病菌污染。卫生细菌学常以细菌总数（每毫升或每克样品中所含的细菌数）和大肠菌群数（1L样品中的大肠菌群数，大肠菌群是指一群能发酵乳糖产酸产气需氧或兼性厌氧的革兰阴性无芽孢杆菌，包括埃希菌属、枸橼酸杆菌、克雷伯菌和产气杆菌等）为卫生检查标准。我国卫生标准中，每毫升饮水、汽水、果汁中细菌总数不得超过100个；每升饮水中大肠菌群数不超过3个；瓶装汽水、果汁等每100ml中大肠菌群数不得超过5个。

(四) 防治原则

加强饮食卫生检查，避免食用不清洁的食物或饮用污染的水。母乳中SIgA可中和大肠埃希菌肠毒素，故母乳喂养婴儿可减少婴儿腹泻的发生。治疗选用磺胺、庆大霉素、诺氟沙星、环丙沙星等，但易产生耐药性。

二、沙门菌属

沙门菌属是一大群寄生于人和动物肠道内，生化反应和抗原构造相似的革兰阴性杆菌,仅少数对人致病,如伤寒沙门菌和甲型、肖氏、希氏副伤寒沙门菌。有些对人和动物都致病,如猪霍乱沙门菌、鼠伤寒沙门菌和肠炎沙门菌等。

(一)生物学性状

1. 形态结构与染色　本菌为革兰阴性短小杆菌,大小为 $(0.5\sim1)\mu m\times(2\sim3)\mu m$,多有周鞭毛和菌毛,无芽孢,无荚膜。

2. 培养特性与生化反应　本菌在普通琼脂平板上形成中等大小、圆形、无色半透明的 S 型菌落。生化反应对鉴定沙门菌属中各菌种和亚种具有重要意义。

3. 抗原构造　主要有 O 抗原和 H 抗原,少数菌有 Vi 抗原。

(1) O 抗原:为菌体脂多糖成分,耐热,种类多,有的是某些细菌所特有,某些为几种细菌所共有。O 抗原可刺激机体产生相应 IgM 类抗体。

(2) H 抗原:为蛋白质,不耐热,60℃ 15 分钟或乙醇处理后被破坏。H 抗原刺激机体主要产生 IgG 类抗体,此抗体在人体内持续时间长。

(3) Vi 抗原:因与毒力有关而命名为毒力抗原,也称表面抗原。不稳定,加热 60℃ 或石炭酸处理易被破坏,具有抗吞噬作用,可抑制 O 抗原的凝集,可刺激机体产生 Vi 抗体。通过检测 Vi 抗体有助于诊断伤寒带菌者。

此外,近年来新发现一种 M 抗原,为表面抗原,又称黏液抗原,多种沙门菌都可产生,加热可破坏。M 抗原可阻止 O 抗原与 O 抗体发生凝集。

4. 抵抗力　沙门菌抵抗力不强,65℃ 15 分钟、70% 乙醇或 5% 石炭酸 5 分钟杀死。在水中可存活 2~3 周,粪便中可存活 1~2 个月,可在冰冻土壤中过冬。对喹诺酮类及氨苄青霉素敏感,对氯霉素极敏感。

(二)致病性与免疫性

1. 致病因素　具体包括以下几种。

(1) 侵袭力:菌毛吸附小肠黏膜上皮细胞,并穿过上皮细胞到达皮下组织,被吞噬细胞吞噬。Vi 抗原的抗吞噬作用使其造成不完全吞噬,细菌可随吞噬细胞到达机体其他部位。

(2) 内毒素:沙门菌释放毒力强的内毒素,激活补体系统,吸引中性粒细胞,引起肠道局部炎症。其被吸收入血可引起全身中毒,如发热、白细胞减少、中毒性休克等。

(3) 肠毒素:某些沙门菌,如鼠伤寒沙门菌,能产生肠毒素,引起腹泻。

2. 所致疾病　具体如下。

(1) 伤寒与副伤寒:又称肠热症,由伤寒沙门菌和甲型、肖氏、希氏副伤寒沙门菌引起,通过粪-口途径传播。细菌(超过 10^3 个)随食物到达小肠上部,借菌毛吸附在小肠黏膜上皮细胞表面,穿越小肠黏膜上皮细胞到肠壁固有层的集合淋巴小结内,被吞噬细胞吞噬后在吞噬细胞内生长繁殖。部分细菌经淋巴液到肠系膜淋巴结大量繁殖,后经胸导管进入血流引起第 1 次菌血症,患者出现发热、乏力、全身酸痛等前驱症状。细菌随血流到达骨髓、肝、脾、胆、肾等器官,被吞噬细胞吞噬并大量繁殖,再次入血引起第 2 次菌血症(病程的第 2~3 周),患者表现为持续高热(39℃ 以上)、相对缓脉、肝脾大、胸腹部皮肤玫瑰疹(皮肤毛细血管被细菌栓塞所致)、外周血白细胞减少(与骨髓抑制有关)等。

伤寒一般病程长(3~4 周),症状较重。副伤寒与之症状相似,但较轻,病程较短,

1~3周即可痊愈。病后部分患者可继续排菌3周至3个月,成为恢复期带菌者。少数人(约3%)排菌达1年以上,称为长期带菌者。

(2)急性胃肠炎(食物中毒):为最常见的沙门菌感染,常见于集体食物中毒,多由食入污染大量鼠伤寒沙门菌、猪霍乱沙门菌、肠炎沙门菌等的食物引起。潜伏期较短,4~24小时,有发热、头痛、恶心、呕吐、腹痛、腹泻等症状,一般2~4天可完全恢复。病后很少有慢性带菌者。除免疫缺陷者外,仅2%~4%发生菌血症,血培养通常为阴性,粪便培养为阳性。

(3)败血症:多见于儿童或免疫功能低下的成人,常由猪霍乱沙门菌、丙型副伤寒沙门菌、鼠伤寒沙门菌、肠炎沙门菌感染引起。细菌侵入肠道后很快入血,肠道病变不明显,但全身症状严重,有寒战、高热、厌食和贫血等,常伴有脑膜炎、骨髓炎、心内膜炎或胆囊炎等。粪便培养为阴性,而血培养阳性率高。

3. 免疫性　患伤寒或副伤寒病后可获得牢固免疫力,很少再次感染,以细胞免疫为主。食物中毒的病程短,细菌不侵入血流,故免疫力不显著。败血症患者细胞免疫和体液免疫均起重要作用。

(三)微生物学检查

1. 沙门菌的分离培养及鉴定　具体如下。

(1)标本的采集:急性胃肠炎取呕吐物或粪便,败血症取血液,肠热症应采集不同病程时的不同标本,病程第1~2周采血液,第2~3周采尿液、粪便,全程均可取骨髓。

(2)分离培养和鉴定:血液和骨髓用胆汁肉汤增菌,粪便或离心后的尿渣直接接种肠道选择性SS琼脂培养基分离细菌,结合生化反应及血清学试验鉴定。

(3)快速诊断法:近年来用SPA协同凝集试验、胶乳凝集试验和ELISA等方法检测患者血清或尿液中伤寒沙门菌、副伤寒沙门菌的可溶性抗原,以早期诊断肠热症。

2. 血清学试验(肥达试验)　用已知伤寒沙门菌的O抗原、H抗原和甲型、肖氏、希氏副伤寒沙门菌的H抗原与患者血清做定量凝集试验,以检测患者血清中的相应抗体效价,辅助诊断肠热症。肥达试验判断结果时必须结合临床症状、病程、地区特点等进行分析。

(1)正常人群的抗体水平:正常人隐性感染或预防接种,血清中可含有一定量抗体。不同地区抗体效价有差异,一般O凝集价≥1:80、H凝集价≥1:160、副伤寒H凝集价≥1:80才有诊断价值。

(2)动态观察:发病初期应每5~7天进行1次复查,若抗体效价随病程延长而上升4倍或以上有诊断价值。

(3)O抗体与H抗体在诊断上的意义:患肠热症后,O抗体(IgM)出现较早,维持时间短,仅半年左右;H抗体(IgG)出现晚,维持时间长,可长达几年。所以,如两者均超过正常值,则患伤寒或副伤寒的可能性大;若两者均低,则伤寒或副伤寒的可能性甚小;H高、O不高,则可能是预防接种或非特异性回忆反应;若O高、H不高,则可能是感染早期或其他沙门菌感染引起的交叉反应。有少数伤寒患者因早期应用大量抗生素或免疫功能低下等,整个病程肥达试验始终阴性。

3. 伤寒带菌者检查　先用血清学方法检测可疑者血清Vi抗体,如效价≥1:10,再多次取粪便等进行病原菌分离培养,以确定是否带菌。

(四)防治原则

特异性预防肠热症可口服减毒活疫苗,有显著保护作用,有效期至少3年。加强饮用水、食品卫生等的监督管理,以切断传播途径。发现患者,应尽早隔离治疗。

治疗可选用氯霉素,能抑制胞外细菌生长,疗效快,但因少数人可发生再生障碍性贫血,故目前少用。可改用喹诺酮类、氨苄青霉素、头孢菌素等。

三、志贺菌属

志贺菌属是引起人类细菌性痢疾最为常见的病原菌,通称为痢疾杆菌,对人类致病的主要有痢疾志贺菌、福氏志贺菌、鲍氏志贺菌和宋内志贺菌四群。

(一)生物学性状

(1)形态染色:革兰阴性球杆状细菌,大小为$(0.5\sim0.7)\mu m\times(2\sim3)\mu m$,无芽孢、荚膜、鞭毛,多数有菌毛。

(2)培养特性与生化反应:营养要求不高,在普通琼脂平板上形成中等大小、半透明、光滑型菌落,在肠道选择培养基上形成无色透明菌落。其生化特性为:乳糖 $-/+$、葡萄糖 $+$、甘露醇 $+/-$、靛基质 $-$、H_2S-、尿素 $-$、动力 $-$。宋内痢疾杆菌能迟缓发酵乳糖。

(3)抗原构造与分类:有O抗原及K抗原。O抗原有群和型特异性,是分群和型的依据,可依据其不同将志贺菌属分为4群,共40多个血清型(含亚型)。我国以福氏志贺菌多见,其次是宋内志贺菌。

(4)变异性与抵抗力:志贺菌的抗原构造、生化反应、毒力及对药物的敏感性均易发生变异,如对氯霉素、链霉素和磺胺的耐药率达80%~100%。其抵抗力较其他肠道杆菌弱。在外界环境中的生存能力以宋内志贺菌为最强,痢疾志贺菌最弱。对热敏感,56℃10分钟即被杀死。对酸敏感,在粪便中志贺菌数小时内死亡,故患者粪便采集后应立即送检。对消毒剂敏感,1%石炭酸15分钟可将之杀死。夏秋季节蝇类常为重要传播媒介。

(二)致病性与免疫性

1. 致病物质　致病物质主要有侵袭力和内毒素,有些菌株可产生外毒素。

(1)侵袭力:志贺菌借助菌毛黏附在回肠末端和结肠黏膜上皮细胞上,然后穿入细胞内,一般在肠黏膜固有层繁殖形成感染病灶,引起炎症反应。

(2)内毒素:所有志贺菌都有强烈的内毒素,作用于肠壁使之通透性升高,促进内毒素吸收,引起机体发热、神志障碍甚至中毒性休克等一系列中毒症状。内毒素破坏肠黏膜,形成炎症、溃疡、出血及典型的黏液脓血便。内毒素还可作用于肠壁自主神经系统,使肠功能紊乱、肠蠕动失调和痉挛,尤以直肠括约肌痉挛最为明显,故出现腹痛、里急后重等症状。

(3)外毒素:A群志贺菌可产生耐热外毒素,称为志贺毒素。它有三种生物学活性。①神经毒性:使中枢神经系统受损,引起致死性感染(假性脑膜炎昏迷);②细胞毒性:对肝细胞、肠黏膜细胞有毒性,使细胞变性坏死;③肠毒性:具有类似霍乱弧菌肠毒素作用,引起水样腹泻。其他三群志贺菌一般不产生此毒素。

2. 所致疾病　志贺菌属可引起人类细菌性痢疾(菌痢),传染源是患者和带菌者,经消化道感染,潜伏期为1～3天,10～200个细菌便可致病。常见的菌痢有三种类型。

(1)急性菌痢:感染后发病急,症状严重,常见有发热、下腹痛、腹泻及明显里急后重、黏液脓血便等典型症状。

(2)中毒性菌痢:多见于儿童,发病急,出现全身严重的中毒症状,如高热(≥40℃)、感染性休克、DIC等,病死率高,常无明显的消化道症状,可能是患儿对内毒素特别敏感,细菌内毒素从肠壁迅速吸收入血所致。

(3)慢性菌痢:病程超过2个月,迁延不愈或时愈时发,常由急性菌痢治疗不彻底或机体抵抗力较低转变而来,多见于福氏志贺菌感染。

3. 免疫性 志贺菌一般不入血。机体对志贺菌免疫主要依靠肠道的局部免疫作用,病后免疫力不持久。

(三)微生物学检查

1. 标本 用药前取患者或带菌者的新鲜黏液脓血便立即送检,不能立即送检时标本应保存在30%甘油缓冲盐水中。中毒性菌痢可取肛门拭子检查。

2. 分离培养与鉴定 标本直接接种于肠道选择培养基上,37℃孵育18～24小时,挑取无色半透明的可疑菌落,进行生化反应和血清学试验。

3. 快速诊断法 快速诊断法有免疫荧光菌球法、协同凝集试验、PCR直接检测技术等。

(四)防治原则

特异性预防可口服减毒活疫苗,如福氏和宋内依赖链霉素变异株多价活疫苗,可刺激肠道产生SIgA,但免疫原性弱且不持久。加强饮食卫生管理,防蝇灭蝇。治疗用磺胺、庆大霉素、诺氟沙星、氧氟沙星等。中药可用芍药汤、白头翁汤加减,单味中药白头翁、马齿苋、大蒜等也有疗效。

四、变形杆菌属

变形杆菌属广泛存在于自然界、人及动物肠道中,包括普通变形杆菌、奇异变形杆菌、产黏变形杆菌和潘氏变形杆菌4种。变形杆菌属为菌体两端钝圆,呈球形或丝状,有周鞭毛和菌毛,无芽孢和荚膜的革兰阴性杆菌。在普通琼脂平板上呈扩散生长,形成以接种细菌部位为中心的厚薄交替的同心圆形分层波纹状菌苔,称为"迁徙生长"。某些型别的变形杆菌如OX_K、OX_{19}和OX_2与立克次体存在异嗜性抗原,可用相应变形杆菌代替立克次体检测患者血清中有无立克次体抗体,辅助诊断立克次体病,称为"外斐反应"。

变形杆菌属为条件致病菌,可引起尿路感染、创伤感染、慢性中耳炎、肺炎、腹膜炎和败血症等,有的菌株可引起食物中毒与婴幼儿腹泻等。

第三节 弧菌属

弧菌属是一大群菌体弯曲呈弧形的革兰阴性菌,广泛分布于自然界,以水中最多。本菌属共有36种,多为非致病菌。致病的主要有霍乱弧菌和副溶血性弧菌。

一、霍乱弧菌

霍乱弧菌是烈性消化道传染病霍乱的病原菌。霍乱属于甲级传染病,在人类历史上发生过七次世界性大流行。前六次均起源于印度恒河三角洲,由古典生物型引起,第七次起源于印尼苏拉威西岛,由 El Tor(埃尔托)生物型引起(因 1905 年在埃及西奈半岛 El Tor 检疫站分离到而命名)。1992 年 10 月在印度和孟加拉湾又暴发了一种由 O_{139} 血清群引起的新型霍乱。

(一)生物学性状

1. **形态与染色** 菌体弯曲呈弧状或逗点状,大小为 $(0.5 \sim 0.8)\mu m \times (1.5 \sim 3)\mu m$,有菌毛,菌体一端有一根粗而长的单鞭毛,运动活泼,有些菌株有多糖荚膜。患者粪便做悬滴法检查,可见穿梭样运动的细菌。涂片,革兰染色镜检,可见大量首尾相接、平行排列呈鱼群状的革兰阴性弧菌。

2. **培养特性与生化反应** 本菌培养营养要求不高,耐碱不耐酸,在 pH 8.2~9.0 碱性蛋白胨水中,经 37℃ 孵育 6~8 小时可形成菌膜。常用硫代硫酸盐-枸橼酸盐-胆盐-蔗糖琼脂平板(TCBS),经 37℃ 18 小时培养,可形成较大黄色菌落。氧化酶阳性,触酶阳性,能分解甘露醇,分解葡萄糖和蔗糖产酸不产气。

3. **抗原构造与分型** 霍乱弧菌有耐热的 O 抗原和不耐热的 H 抗原。O 抗原又包括群特异性和型特异性抗原,依此可将霍乱弧菌分为 155 个血清群。O_1 群和 O_{139} 群可引起霍乱流行。O_1 群又根据 O 抗原的型别差异可分为三个血清型:原型(稻叶型,含 A、C 抗原)、异型(小川型,含 A、B 抗原)、中间型(彦岛型,含 A、B、C 三种抗原)。每个血清型又包括古典生物型和 El Tor 生物型。

4. **抵抗力** El Tor 生物型菌株在自然界中生存力较古典生物型强,可在河水、井水中存活 2 周以上。对理化因素抵抗力较弱,55℃ 15 分钟、100℃ 1~2 分钟可将其杀死。怕酸耐碱,在正常胃酸中仅存活 4 分钟。耐低温,对多种化学消毒剂很敏感,如用 0.5g/L 氯澄清液或 1g/L 高锰酸钾溶液浸泡蔬菜、水果 30 分钟可消毒。对链霉素、氯霉素等抗生素敏感,耐多黏菌素 B 和庆大霉素。

(二)致病性与免疫性

1. **致病物质** 具体如下。

(1)鞭毛与菌毛:霍乱弧菌进入小肠后,靠菌毛黏附于肠壁上皮细胞刷状缘的微绒毛上,产生黏液素酶液化黏液,靠活泼的鞭毛运动穿过黏液屏障。

(2)霍乱肠毒素(CE):为不耐热的蛋白质外毒素。完整的 CE 由一个 A 亚单位与 5 个 B 亚单位结合而成。A 亚单位是具有生物活性的毒性单位,又分 A_1 和 A_2 组分,A_1 是 CE 的毒性部分,A_2 与 B 亚单位结合在一起;B 亚单位是载体亚单位,可与小肠黏膜腺上皮细胞上的神经节苷脂受体结合,使肠毒素分子变构,帮助 A_1 亚单位进入细胞,作用于细胞内腺苷酸环化酶,使其活性增强,促使细胞内大量 ATP 转变为 cAMP,使肠黏膜腺上皮细胞分泌功能增强,造成肠腔中液体大量增加,导致严重腹泻和呕吐。

2. **所致疾病** 传染源是患者与带菌者,经污染的水源或食物进入消化道而感染。人类是霍乱弧菌的唯一易感者。细菌进入胃后,易被胃酸杀死。当胃酸缺乏或暴饮暴食使胃酸降低,部分霍乱弧菌可进入小肠,黏附于肠黏膜并迅速繁殖,释放大量肠毒素,引起霍乱。一般在吞食细菌后 2~3 天,患者突然出现剧烈腹泻和呕吐,大便呈"米泔水样",为本病的典型特征,含有大量弧菌。患者严重失水,血容量明显减少,出现微循环衰竭,同时可大量丢失电解质,引起代谢性酸中毒,严重者可因肾衰、休克,甚至死亡。古典生物型霍乱病情较重,如不及时治疗,死亡率高达 60%~75%;El Tor 型引起的霍乱一般病情较轻,死亡率低。病愈后,部分患者在一定时间内带菌。

3. 免疫性 病后可获得牢固免疫力,少见再次感染,主要因为 SIgA 的免疫作用,可阻断细菌黏附及中和肠毒素。

(三)微生物学检查

根据临床表现迅速进行诊断,防止疫情蔓延和扩散,尤其是在发现第一例患者时更为重要。

(1)直接镜检:取患者米泔水样粪便或呕吐物做悬滴法检查,观察穿梭样活泼运动的细菌。涂片进行革兰染色镜检,发现鱼群样排列的革兰阴性弧菌,可初步诊断。

(2)分离培养和鉴定:先将标本接种碱性蛋白胨水,37℃孵育 6~8 小时后,革兰染色镜检,进一步分离培养。用 TCBS 平板选择性抑制肠道杆菌,有利于霍乱弧菌生长,挑选可疑黄色较大菌落做生化反应并与 O_1 和 O_{139} 群血清做凝集反应。

(3)快速诊断法:常用免疫荧光菌球法和 SPA 协同凝集试验检测霍乱弧菌的可溶性抗原。

(四)防治原则

接种霍乱弧菌死疫苗可增强人群特异性免疫力,但维持时间仅 3~6 个月。目前正在研制口服减毒重组活疫苗与类毒素的混合疫苗,诱导机体产生有效的抗毒素及抗菌性免疫。加强饮水消毒和食品卫生管理,加强国际检疫,检出患者应严格隔离。治疗关键是及时补充液体和纠正电解质失衡,并正确使用抗菌药物。药物可选喹诺酮类、复方新诺明等。

二、副溶血性弧菌

副溶血性弧菌是存在于近海海水、海底沉积物、海产品(如鱼类、贝类)中的一种嗜盐弧菌,呈弧形、杆状、丝状等多形态,无芽孢和荚膜,有单鞭毛,运动活泼,革兰染色阴性。营养要求不高,嗜盐,在含 35g/L NaCl 及 pH 7.7~8 的培养基中生长最好。不耐酸,不耐热。

人因食入未煮熟的海产品如蟹类、鱼、黄泥螺等或污染本菌的盐渍食物而感染,常引起食物中毒。潜伏期 2~26 小时,最短仅 1 小时,主要症状有腹痛、腹泻、呕吐和发热等。恢复较快,病后免疫力不强,可重复感染。本菌是夏秋季节沿海地区食物中毒的主要病原菌。

预防应将动物性食品煮熟,生熟食物操作应分开,海蜇等海产品食用前用冷开水反复冲洗,并用食醋调味杀菌。治疗可用庆大霉素、诺氟沙星等。

第四节 厌氧性细菌

厌氧性细菌简称厌氧菌,是一大群在厌氧条件下才能生长繁殖的细菌。根据菌体能否形成芽孢,将其分为厌氧芽孢梭菌和无芽孢厌氧菌。

一、厌氧芽孢梭菌

厌氧芽孢梭菌是一群革兰阳性粗大杆菌,能形成较宽的芽孢,使菌体膨大呈梭形。多数为腐生菌,少数可引起人类疾病,如破伤风梭菌、产气荚膜梭菌和肉毒梭菌。

(一)破伤风梭菌

破伤风梭菌是破伤风的病原菌,因机体受到外伤、创口被污染、分娩时使用不洁器械剪断脐带或脐带消毒不严格而引起感染。

1. 生物学性状 具体如下。

(1)形态与染色:菌体细长,大小为$(0.5\sim1.7)\mu m \times (2.1\sim18.1)\mu m$,芽孢呈为正圆形,位于菌体一端,直径大于菌体横径,似鼓槌状,为本菌的典型特征。有周鞭毛,无荚膜,革兰染色阳性。

(2)培养特性:在普通琼脂平板上培养后,形成中心紧密、周边疏松、边缘不整、呈锯齿状的菌落,在血琼脂平板上呈薄膜状迁徙生长。用庖肉培养基厌氧培养 2~7 天后,培养基肉汤变混浊,肉渣部分微变黑,有腐败臭味。

(3)抵抗力:芽孢抵抗力强,能耐煮沸 1 小时,在土壤中可存活数十年,高压蒸汽灭菌法可将其杀死。繁殖体对青霉素敏感。

2. 致病性与免疫性 具体如下。

(1)致病条件:本菌经创伤侵入机体,其致病的重要条件是感染局部需形成厌氧微环境。窄而深的伤口,伴有泥土或异物污染的伤口,同时伴有需氧菌或兼性厌氧菌混合感染的伤口及大面积创伤、烧伤,坏死组织多或局部组织缺血的伤口均易形成厌氧环境,有利于细菌芽孢出芽繁殖。

(2)致病物质:破伤风梭菌致病物质主要是其产生的破伤风痉挛毒素,该毒素属神经毒素,是一种强毒性蛋白质,毒性仅次于肉毒毒素。该毒素对神经系统有高度亲和性,能够与脑干、脊髓前角运动神经元表面的神经节苷脂受体结合进入细胞,阻止抑制性神经介质(甘氨酸和γ-氨基丁酸)的释放,导致伸肌与屈肌同时强烈收缩而呈强直性痉挛。

(3)所致疾病:破伤风梭菌感染机体可引起破伤风。本病潜伏期可从几天到几周。临床症状典型,最初出现咀嚼肌痉挛,引起张口困难,呈苦笑面容,牙关紧闭,随后颈部、躯干和四肢肌肉强直性痉挛,出现颈项强直,角弓反张。严重者可因呼吸肌痉挛引起窒息死亡,病死率较高。

(4)免疫性:机体对破伤风的免疫以体液免疫为主,由抗毒素产生中和作用,病后不能获得牢固免疫力。

3. 微生物学检查 破伤风的临床诊断主要根据病史和典型的临床症状,必要时可做伤口渗出液镜检或病原菌分离培养,但阳性率很低。

4. 防治原则 破伤风一旦发病,疗效不佳,故预防极为重要。

(1)非特异性预防:对创口较深或混有泥土的伤口,及时清创扩创,防止厌氧微环境的形成。

(2)特异性预防:我国采用"百白破"(DPT)混合疫苗做预防接种,可同时获得对百日咳、白喉和破伤风的免疫力。对伤口较深或有污染者,肌内注射精制破伤风抗毒素(tetanus antitoxin,TAT)1500～3000U做紧急预防。对已发生破伤风的患者,应早期、足量注射TAT,一般需用10万～20万U,过敏者必要时采用脱敏注射法或用人抗破伤风免疫球蛋白。此外,可用大剂量青霉素等抗生素抑制破伤风梭菌和其他混合感染菌在伤口中的繁殖,并注意镇静解痉等对症治疗。

(二)产气荚膜梭菌

产气荚膜梭菌广泛分布于自然界、人和动物的肠道中,其中A型产气荚膜梭菌是气性坏疽的主要病原菌,也可引起食物中毒和坏死性肠炎。

1. 生物学性状　具体如下。

(1)形态与染色:革兰阳性粗大杆菌,菌体两端钝圆,大小为$(0.6\sim2.4)\mu m\times(3\sim5)\mu m$。芽孢呈椭圆形,位于菌体次极端,直径小于菌体横径。在机体内可形成荚膜,无鞭毛。

(2)培养特性:代谢活跃,在疱肉培养基中可分解肉渣中的糖类产生大量气体。在牛乳培养基中分解乳糖产酸使酪蛋白凝固,同时产生大量气体(H_2和CO_2),将凝固的酪蛋白冲成蜂窝状,并将液面上封固的凡士林层上推,甚至冲开管口瓶塞,气势凶猛,故称"汹涌发酵",是本菌的特点之一。在卵黄琼脂平板上,菌落周围出现乳白色混浊圈,若在培养基中加入α-毒素抗血清则可抑制混浊圈的出现,称为Nagler现象,是产气荚膜梭菌的另一重要特征。

2. 致病性　具体如下。

(1)致病物质:本菌具有荚膜,能产生多种侵袭性酶和外毒素,外毒素有α、β、ε等12种,其中α、β、ε、ι是主要毒素。根据毒素产生情况,产气荚膜梭菌分为A、B、C、D、E 5种血清型,对人致病的主要是A和C型,A型最常见。

(2)所致疾病:产气荚膜梭菌引起的疾病主要有以下几种。①气性坏疽:主要由A型产气荚膜梭菌引起。该菌感染方式、致病条件与破伤风梭菌相似。潜伏期8～48小时,细菌在感染局部迅速生长繁殖,产生多种毒素和侵袭性酶,分解肌肉和组织中的糖类,产生大量气体造成气肿,按压感染部位皮肤时有捻发感;同时由于血管通透性增加,出现局部水肿,水气夹杂进而挤压软组织和血管,影响血液供应,加重局部组织坏死,产生恶臭。严重病例感染部位出现剧烈胀痛。如治疗不及时,可导致休克、死亡。②食物中毒:食入产气荚膜梭菌肠毒素污染的食物(主要为肉类食品),可引起食物中毒。潜伏期8～24小时,临床表现为剧烈腹痛、腹胀、水样腹泻,无恶心呕吐,无发热。一般1～2天可自愈。③坏死性肠炎:由C型产气荚膜梭菌产β-毒素菌株引起。潜伏期短,发病急,出现腹部剧痛、腹泻及大便带血,可并发周围循环衰竭、腹膜炎等,病死率高。

3. 微生物学检查　从创口深部取材直接涂片,革兰染色镜检发现有荚膜的革兰阳性大杆菌,白细胞少且形态不典型,同时伴有其他杂菌即可做出初步诊断。分离培养时取坏死组织或分泌物接种血平板或疱肉培养基做厌氧培养,观察生长情况,取培养物做涂片,染色,镜检。必要时做生化反应、动物试验等进行鉴定。产气荚膜梭菌引起的食物中毒在发病后1天内,检出食品中病菌大于每克10^5个或粪便中病菌大于每克10^6个,可确定诊断。

4. 防治原则　对创伤处及时用 H_2O_2 冲洗、清创,避免形成厌氧微环境。治疗则应尽早对感染局部施行扩创手术,切除感染和坏死组织,必要时截肢,以防病情加重。早期可使用多价抗毒素,同时使用大剂量青霉素等抗生素以杀死病原菌和混合感染的其他细菌。高压氧舱疗法可使血液和组织中的氧含量提高,有抑制厌氧菌生长繁殖的作用。

(三)肉毒梭菌

肉毒梭菌广泛分布于土壤中,是引起人和动物肉毒中毒和婴儿肉毒病的病原体。

1. 生物学性状　具体如下。

(1)形态与染色:革兰阳性粗短大杆菌,大小为 $(0.5\sim1.9)\mu m\times(4\sim6)\mu m$。芽孢呈椭圆形,位于菌体次极端,直径大于菌体横径,使菌细胞呈网球拍状。无荚膜,有周鞭毛。

(2)培养特性:在血琼脂平板上形成较大而不规则的菌落,有β溶血环。在疱肉培养基中可消化肉渣,使之变黑并产生腐败性恶臭。在卵黄培养基上,菌落周围出现混浊圈。

(3)抵抗力:芽孢抵抗力很强,煮沸至少3~5小时、干热180℃2小时、高压蒸汽121.3℃30分钟才能将其杀灭。肉毒毒素不耐热,煮沸1分钟即被破坏。

2. 致病性　具体如下。

(1)致病物质:本菌主要的致病物质为肉毒毒素,是目前已知的最剧烈的毒物,毒性比氰化钾强1万倍。该毒素为嗜神经毒素,能阻碍乙酰胆碱释放,抑制神经冲动的传递,引起肌肉松弛性麻痹。根据肉毒毒素的免疫原性不同,可将其分为A~G七型,对人致病的主要是A、B、E型。

(2)所致疾病:肉毒梭菌引起的疾病主要有以下几种。①食物中毒:人食入被肉毒毒素污染的食品(如罐头、腊肉、香肠、臭豆腐、豆瓣酱及发酵面制品等)后引起食物中毒,临床表现主要为神经肌肉麻痹,先出现乏力、头痛,接着出现复视、斜视、眼睑下垂等眼肌麻痹症状,继而出现吞咽、咀嚼困难、口干、口齿不清等咽部肌肉麻痹症状。严重者因呼吸肌、心肌麻痹而死亡。②婴儿肉毒病,1岁以下,尤其是6个月以内的婴儿,食入肉毒梭菌污染的食物(如蜂蜜)后中毒引起婴儿肉毒病,表现为便秘、吸乳、啼哭无力,继而吞咽困难、眼睑下垂、全身肌张力减退。严重者可致婴儿猝死。③创伤感染中毒:创伤感染后,肉毒梭菌的芽孢在局部厌氧环境中发芽繁殖并释放毒素形成毒血症。

3. 微生物学检查　微生物学主要是检查毒素活性,将可疑食物和呕吐物等制成悬液,沉淀后取上清液分成两份,其中一份加热煮沸或加入多价肉毒抗毒素,分别注入不同小鼠腹腔。如直接注射上清液小鼠发病,而注射加热处理或含抗毒素上清液的小鼠不发病,则表明有毒素存在。

4. 防治原则　加强食品卫生管理和监督,食品加热消毒是预防本病的关键。对患者应早期足量注射A、B、E三型多价抗毒素,同时加强护理和对症治疗,特别注意预防呼吸肌麻痹和窒息的发生。

二、无芽孢厌氧菌

无芽孢厌氧菌是一大类寄生于人和动物体内的正常菌群,并且在数量上占绝对优势,在一定条件下,可成为条件致病菌引起内源性感染。临床厌氧菌感染中,无芽孢厌氧菌感染率达 90%。口腔、肠道及泌尿生殖道等处的感染中,70%~90% 由无芽孢厌氧菌引起。因其存在感染部位广泛、感染类型多、对多种抗生素不敏感及细菌学诊断较困难等情况,日渐受到广泛重视。

无芽孢厌氧菌包括革兰阳性和革兰阴性的杆菌和球菌,共有 23 个属,其中与人类关系密切的主要有 10 个属(表 7-2)。

无芽孢厌氧菌均为正常菌群,当在其寄居部位改变、机体免疫力降低或菌群失调等情况下,若局部组织供血不足,组织坏死,或有异物及需氧菌混合感染时形成局部组织厌氧微环境,则易引起内源性感染。

无芽孢厌氧菌的致病力不强,多为慢性感染,无特定病型。以下情况应考虑该类细菌的感染:①发生在口腔、鼻窦、胸腔、盆腔和肛门会阴附近的炎症、脓肿及其他深部脓肿;②分泌物为血性或黑色,有恶臭;③分泌物直接涂片镜检可见细菌,而有氧培养无菌生长;④血培养阴性的败血症、感染性心内膜炎;⑤使用氨基糖苷类抗生素长期治疗无效者。

标本采集时应避免正常菌群的污染。标本在避免接触空气的情况下,接种在含还原剂的培养基或选择培养基中,37℃厌氧培养 2~3 天,然后挑取菌落接种两个平板,分别置于有氧和无氧环境中培养。在两种环境中都能生长是兼性厌氧菌,只有在厌氧环境中才能生长的才是专性厌氧菌,获得纯培养后,进一步做生化反应等进行鉴定。

无芽孢厌氧菌属条件致病菌,缺乏特异有效的预防方法。手术时严格进行无菌操作,避免其污染创口,外科清创引流是预防厌氧菌感染的重要措施。正确选用抗菌药物,治疗可用青霉素、氯霉素、头孢菌素、甲硝唑等,但要注意耐药菌株的出现。

表 7-2 与医学有关的无芽孢厌氧菌的种类

革兰阳性		革兰阴性	
球菌	杆菌	球菌	杆菌
消化链球菌属	丙酸杆菌	韦荣菌属	类杆菌属
	双歧杆菌属		普雷沃菌属
	真杆菌属		卟啉单胞菌属
	放线菌属		拟杆菌属

第五节 分枝杆菌属

分枝杆菌属为一类细长略弯曲的杆菌,因有分枝生长趋势而得名。本属细菌细胞壁含大量脂质,菌体一般不易被染上颜色,经加温和延长染色时间可被染色,着色后能抵抗 3% 盐酸乙醇的脱色作用,故又称抗酸杆菌。分枝杆菌属细菌种类较多,对人致病的主要是结核分枝杆菌和麻风分枝杆菌。

一、结核分枝杆菌

结核分枝杆菌俗称结核杆菌,是结核病的病原菌,可侵犯全身各组织器官,引起各种结核病。

（一）生物学性状

1. **形态与染色** 本菌为细长略弯曲的杆菌，大小为(1.0~4.0)μm×0.4μm，单个或分枝状排列。无鞭毛及芽孢，有荚膜，抗酸染色阳性。

2. **培养特性** 本菌专性需氧，营养要求高，常用含有蛋黄、马铃薯、无机盐、甘油和孔雀绿等的罗氏培养基做分离培养。生长缓慢，18~24小时繁殖一代，故在固体培养基上培养3~4周才能出现肉眼可见的菌落。菌落干燥、不透明，米黄色或乳白色，呈颗粒状、结节状或菜花状。在液体培养基中易形成有皱褶的菌膜浮于液面，若在液体培养基中加入Tween 80等，可降低结核分枝杆菌表面的疏水性，使细菌呈均匀混浊生长。

3. **抵抗力** 结核分枝杆菌脂质含量高，对干燥的抵抗力特别强，黏附在尘埃上可保持传染性8~10天，干燥痰内存活6~8个月；对酸碱（3% HCl、6% H_2SO_4、4% NaOH）、染料（如1:13000孔雀绿、1:75000结晶紫）等有较强的抵抗力，但对湿热敏感，在液体中煮沸或加热62~63℃ 15分钟即被杀死，对紫外线敏感，日光照射数小时可被杀死，对70%乙醇敏感，对链霉素、异烟肼、利福平、环丝氨酸及乙胺丁醇等抗结核药物敏感，但长期用药易出现耐药性。

4. **变异性** 结核分枝杆菌可发生形态、菌落、毒力、耐药性和免疫原性等多种变异。卡介苗（BCG）就是将有毒力的牛结核分枝杆菌培养于含马铃薯、胆汁、甘油的培养基中，历经13年230次传代而获得的减毒活疫苗株，用于结核病的预防。

（二）致病性

结核分枝杆菌不产生内、外毒素和侵袭性酶类，其致病作用与荚膜和菌体成分有关。

1. **致病物质** 具体如下。

(1)荚膜：有助于结核分枝杆菌黏附与侵入宿主细胞内，并降解宿主组织中的大分子物质以获取营养，能阻止药物及有害物质进入菌体及抑制吞噬体与溶酶体的融合。

(2)脂质：脂质含量与该菌的毒力呈平行关系，与毒性有关的脂质成分主要有以下几种。①磷脂：刺激单核细胞增生，引起结核结节形成和干酪样坏死；②索状因子：能使结核分枝杆菌在液体培养基中紧密粘连成索状，能损伤细胞线粒体膜、毒害微粒体酶类、抑制白细胞游走和吞噬及引起慢性肉芽肿；③硫酸脑苷脂：能抑制吞噬细胞中溶酶体与吞噬体融合，使结核分枝杆菌在吞噬细胞内长期存活；④蜡质D：是肽糖脂与分枝菌酸的复合物，能引起机体产生迟发型超敏反应，并具佐剂作用。

(3)蛋白质：主要是结核菌素（tuberculin），与蜡质D结合后能刺激机体发生迟发型超敏反应。

(4)多糖：常与脂质结合，存在于细胞壁中，能使中性粒细胞增多，引起病灶局部细胞浸润。

2. **所致疾病** 结核分枝杆菌可经呼吸道、消化道和破损的皮肤黏膜侵犯机体多种组织器官，引起相应组织器官的结核病，其中以肺结核最为多见。

(1)肺部感染：由于机体免疫状态不同，肺部感染分为以下两种。①原发感染：为初次感染，多见于儿童。结核分枝杆菌通过飞沫或尘埃经呼吸道进入肺泡，被巨噬细胞吞噬后，在巨噬细胞内大量繁殖并导致巨噬细胞裂解死亡，释放出的细菌再次被吞噬，如此反复,在肺部引起炎症,称为原发灶。初次感染的机体因缺乏特异性免疫,原发灶内结核分枝杆菌可经淋巴管扩散至肺门淋巴结,引起淋巴管炎和肺门淋巴结肿大。原发灶、淋巴管炎和肿大的肺门淋巴结称为肺原发综合征,X线检查可见哑铃状阴影。随着机体特异性免疫力的建立,90%以上的原发感染可因纤维化和钙化而自愈,但病灶内可长期残留有少量结核分枝杆菌,不断刺激机体维持抗结核免疫力,亦成为日后内源性感染的来源。约5%的患者可发展为活动性肺结核,其中极少数免疫力低下者结核分枝杆菌可经血液和淋巴系统播散引起相应部位的结核病。②原发后感染:多见于成年人,大多数为内源性感染,当机体抵抗力低下时,残存于体内原发灶的结核分枝杆菌大量繁殖而致病。由于机体已建立特异性细胞免疫,因此病灶常限于局部,一般不累及邻近的淋巴结,也不易引起全身播散。主要表现为慢性肉芽肿性炎症,形成结核结节,发生干酪样坏死或纤维化,被纤维素包裹的干酪样坏死可钙化而痊愈。若干酪样坏死破溃,排入邻近支气管,则可有大量结核分枝杆菌随痰排出,传染性极强。

(2)肺外感染:部分患者体内结核分枝杆菌可经血液循环、淋巴循环播散至肺外组织器官,引起脑、肾、骨、关节、生殖系统、肠及皮肤等结核。

(三)免疫性与超敏反应

1. **免疫性** 机体感染结核分枝杆菌后能产生多种抗体,但无保护作用。机体对结核分枝杆菌的免疫以细胞免疫为主。抗结核免疫属于感染免疫,又称有菌免疫,机体免疫力的维持依赖于结核分枝杆菌或其组分在体内的存在,一旦体内结核分枝杆菌或其组分全部消失,免疫力也随之消失。

2. **超敏反应与结核菌素试验** 机体感染结核分枝杆菌后,产生抗结核免疫的同时也导致了迟发型超敏反应的发生,二者均为T细胞介导的结果。结核菌素试验是用结核菌素进行的一种皮肤试验,通过观察局部是否出现迟发型超敏反应,以辅助诊断机体是否感染过结核分枝杆菌及是否存在相应的细胞免疫。

结核菌素有两种,一种为旧结核菌素(old tuberculin, OT),是结核分枝杆菌的甘油肉汤培养物经加热过滤后制成的,主要成分是蛋白质;另一种为纯蛋白衍生物(purified protein derivative, PPD),是OT经三氯乙酸沉淀后的纯化物,目前常用PPD。

(1)试验方法:取PPD 5个单位注射于前臂掌侧皮内,48~72小时后观察结果。

(2)结果及意义:具体如下。

1)注射局部红肿硬结直径小于5mm者为阴性。意义:①机体未感染过结核分枝杆菌或未接种过卡介苗;②结核感染早期,机体还未建立免疫能力;③机体正患严重结核病或其他严重传染病(如麻疹等)而丧失反应能力。

2)局部红肿硬结直径超过5mm者为阳性。意义:①机体曾感染过结核分枝杆菌或接种过卡介苗,具有抗结核免疫能力;②机体的细胞免疫功能正常。

3)局部红肿硬结直径超过15mm者为强阳性。意义:体内可能有活动性结核,应该做进一步检查。

(3)用途:①选择卡介苗接种对象,并判断卡介苗接种效果;②作为婴幼儿(尚未接种卡介苗者)结核病的辅助诊断依据;③在未接种过卡介苗的人群中进行结核分枝杆菌感染的流行病学调查;④用于肿瘤患者细胞免疫功能的测定。

(四)微生物学检查

根据感染的类型不同,可采集痰、支气管灌洗液、尿液、粪便、脑脊液或脓汁等作为标本。

1. 直接镜检　标本直接涂片或浓缩集菌后涂片,抗酸染色,镜检,若找到抗酸阳性菌,结合临床症状可初步诊断。

2. 培养及鉴定　将经中和集菌的标本接种于固体培养基中,37℃培养,一般2～4周出现肉眼可见的菌落,可进一步做生化反应、药敏试验及动物实验等鉴定。

3. PCR技术检测　检测结核分枝杆菌DNA可用于结核病的早期和快速诊断,可于1～2天内获得结果,对标本菌量少或结核分枝杆菌L型标本更有实用意义。

(五)防治原则

1. 预防　对结核患者应早发现、早隔离、早治疗。最有效的预防方法是接种卡介苗。我国规定新生儿出生后即接种卡介苗,7岁复种,农村儿童12岁再复种一次。1岁以上接种应做结核菌素试验,阴性者可接种。接种后6～8周进行结核菌素试验,阳性表示接种者已产生免疫力,阴性者应再行接种。接种后免疫力可维持3～5年。

2. 治疗　常用的抗结核药物有利福平、链霉素、异烟肼、对氨基水杨酸和乙胺丁醇等。药物治疗原则是早期、全程、联合、交替用药,可提高疗效且能降低耐药性的产生。药物治疗过程中应定期做结核分枝杆菌药物敏感试验,以监测耐药菌株的产生情况并便于选用敏感药物。

二、麻风分枝杆菌

麻风分枝杆菌俗称麻风杆菌,是慢性传染性疾病麻风的病原体。麻风病流行广泛,世界各地均有流行。

(一)生物学性状

麻风分枝杆菌的形态、染色性与结核分枝杆菌相似,治疗后可呈短杆状、颗粒状等多形性。该菌是一种典型的胞内寄生菌,患者的渗出物标本片中,可见有大量麻风分枝杆菌存在于细胞内,这种细胞的胞质呈泡沫状,称为泡沫细胞(foam cell)或麻风细胞,这是其与结核分枝杆菌的主要区别之一。麻风分枝杆菌的体外人工培养至今尚未成功。该菌对干燥和低温有抵抗力,但对紫外线和湿热比较敏感。

(二)致病性与免疫性

麻风病的传染源主要为患者,尤其是瘤型麻风患者。病菌可通过呼吸道、破损的皮肤黏膜和密切接触等方式传播。麻风病潜伏期长,平均2～5年,发病缓慢,病程长。根据机体的免疫病理变化、临床表现和细菌学检查等将大多数患者分为瘤型、结核样型和界限类综合征3种类型。

1. 瘤型麻风　麻风分枝杆菌主要侵犯皮肤、黏膜及各脏器,为开放性麻风,传染性强。若不治疗,将逐渐恶化,累及神经系统、眼和内脏,直至死亡。此型麻风患者细胞免疫有缺损,巨噬细胞功能低下,麻风菌素试验阴性,但体液免疫正常,血清中的大量自身抗体与受损组织释放的抗原结合,形成的免疫复合物沉积在皮肤或黏膜下,形成红斑和结节,称为麻风结节,面部结节可融合呈狮面状,是麻风的典型病征。

2. 结核样型麻风　患者的细胞免疫正常。病变主要发生于皮肤和外周神经,不侵犯内脏。患者体内很少见有麻风分枝杆菌,故传染性小。该型麻风比较稳定,损害可自行消退,极少演变为瘤型,亦称良性麻风。

3. 界限类综合征　此型是一个过渡阶段,症状表现介于瘤型和结核样型之间,可向两型转变。

人类对麻风分枝杆菌的抵抗力较强,机体抗麻风分枝杆菌的免疫以细胞免疫为主。

(三) 微生物学检查

从患者鼻黏膜或皮损处取材,抗酸染色后镜检。一般瘤型和界限类患者标本中找到有细菌存在于细胞内,有诊断意义。结核样型患者标本中很少找到细菌,可用金胺染色荧光显微镜检查以提高阳性率。

(四) 防治原则

本病目前尚无特异性疫苗,预防上特别要对密切接触者做定期检查,做到早发现、早隔离、早治疗。治疗药物主要有砜类、利福平等,应多种药物联合应用,以防止耐药性产生。

第六节　其他病原性细菌

一、布鲁菌属

布鲁菌属是一类人兽共患传染病的病原菌。1887 年首先由美国医生 David Bruce 分离而得名。现已知有 6 个生物种,我国流行的主要是羊布鲁菌、牛布鲁菌和猪布鲁菌,以羊布鲁菌最为常见。

(一) 生物学性状

1. 形态与染色　本菌为革兰阴性小球杆菌或短杆菌。光滑型菌株有微荚膜,无芽孢及鞭毛。

2. 培养特性　本菌专性需氧,营养要求较高,在普通培养基上生长缓慢,若加入血清或肝浸液可促进生长。

3. 抗原构造与分型　布鲁菌含有两种抗原物质,即 A 抗原和 M 抗原。两种抗原在不同的布鲁菌中含量不同,如牛布鲁菌 A：M = 20：1,而羊布鲁菌 A：M = 1：20,猪布鲁菌 A：M = 2：1。用 A 与 M 因子血清进行凝集试验可鉴别三种布鲁菌。

4. 抵抗力　本菌抵抗力较强,在水、土壤、粪便、毛皮、病畜的脏器和分泌物、肉和乳制品中可生存数周至数月,但湿热 60℃ 20 分钟,日光直接照射 20 分钟可死亡,对常用消毒剂和广谱抗生素均较敏感。

(二) 致病性与免疫性

1. 致病物质　布鲁菌的主要致病物质是内毒素。此外,荚膜与侵袭性酶增强了该菌的侵袭力。

2. 所致疾病　布鲁菌感染家畜引起母畜流产,隐性感染的动物也可经乳汁、粪、尿等长期排菌。人类主要通过接触病畜及其分泌物或接触被污染的畜产品,经皮肤、黏膜、眼结膜、消化道、呼吸道等不同途径感染。

布鲁菌侵入机体后潜伏期为1~6周,此期细菌被中性粒细胞和巨噬细胞吞噬,成为胞内寄生菌,随淋巴液到局部淋巴结生长繁殖,形成感染灶。当细菌繁殖达一定数量,随淋巴液侵入血流时,会出现发热等菌血症症状,随后细菌进入肝、脾、骨髓和淋巴结等脏器细胞内,发热也渐消退。细菌在细胞内繁殖到一定程度可再度入血,反复出现菌血症而致体温升高,患者出现不规则的波浪状热型,临床上称为波浪热。感染易转为慢性。

3. 免疫性　机体感染布鲁菌后可产生免疫力,一般认为细胞免疫起主要作用,相应IgG、IgM类抗体可发挥免疫调理作用,各菌种和生物型之间有交叉免疫。

(三)微生物学检查

一般急性期患者采血,慢性期患者采取骨髓,也可取病畜的子宫分泌物、羊水,流产动物的肝、脾、骨髓等进行分离培养和鉴定。可取患者血清测定抗体水平,亦可用布鲁菌素做皮肤迟发型超敏反应试验以协助诊断。

(四)防治原则

控制和消灭家畜布鲁菌病、切断传播途径和免疫接种是本病主要的预防措施。免疫接种以畜群为主,疫区人群也应接种减毒活疫苗。急性期患者用抗生素治疗,慢性期患者除继续用抗生素治疗外,应采用综合疗法以增强机体免疫力。

二、耶尔森菌属

耶尔森菌属是一类革兰阴性小杆菌,对人类致病的主要有鼠疫耶尔森菌、小肠结肠炎耶尔森菌与假结核耶尔森菌。鼠疫耶尔森菌俗称鼠疫杆菌,是鼠疫的病原菌。鼠疫是一种自然疫源性的烈性传染病,在传染病分级上属于甲级传染病,历史上曾发生过三次世界性大流行。

(一)生物学性状

(1)形态与染色:两端钝圆并浓染的卵圆形短小杆菌,革兰染色阴性。有荚膜,无鞭毛及芽孢,在陈旧培养物或3% NaCl的培养基上呈多形态性,有球形、杆形、棒形和哑铃状等。

(2)培养特性:需氧或兼性厌氧,在血琼脂平板上生长良好。在液体培养基中培养48小时后逐渐形成菌膜和絮状沉淀,稍加摇动菌膜呈"钟乳石"状下沉,此特征有一定鉴别意义。

(3)抗原结构:鼠疫耶尔森菌的抗原结构复杂,重要的有以下几点。①F1抗原:是鼠疫耶尔森菌的荚膜抗原,为一种不耐热的糖蛋白,免疫原性强,特异性高,其相应抗体有免疫保护作用。②V/W抗原:W抗原位于菌体表面,是一种脂蛋白;V抗原存在于细胞质中,为可溶性蛋白。V/W抗原具有抗吞噬作用,与本菌的毒力和侵袭力有关。③外膜蛋白:能使细菌突破宿主的防御机制,导致机体发病。④鼠毒素(murine toxin,MT):为可溶性蛋白抗原,是一种对鼠类有剧烈毒性的外毒素,MT具有良好的免疫原性,经处理可制成类毒素,用于免疫动物制备抗毒素。

(4)抵抗力:对理化因素抵抗力较弱。湿热70~80℃ 10分钟或100℃ 1分钟可死亡,5%来苏尔或5%石炭酸作用20分钟内可将痰液中病菌杀死,但在自然环境中的痰液中能存活36天,在蚤粪和土壤中能存活1年左右。对链霉素、阿米卡星、磺胺类和四环素等敏感。

(二)致病性与免疫性

1. **致病物质** 鼠疫耶尔森菌的致病物质主要与荚膜F1抗原、V/W抗原、外膜蛋白、鼠毒素和内毒素等相关。鼠毒素是一种外毒素,可损害末梢血管系统和淋巴管的内皮细胞,造成血压下降、出血、休克和心肌组织坏死等。鼠疫耶尔森菌的毒力很强,少量细菌即可使人致病。

2. **所致疾病** 鼠疫是自然疫源性传染病,一般先在鼠类间发病和流行,通过鼠蚤的叮咬而传染人类,人患鼠疫后,又可通过人蚤或呼吸道等途径在人群间流行。临床常见的类型有以下几种。①腺鼠疫:最常见,多发生于流行初期,以急性淋巴结炎为特点,多见于腹股沟和腋下淋巴结。②肺鼠疫:由于吸入带菌尘埃可直接造成肺部感染(原发型),或由腺鼠疫、败血型鼠疫继发而引起。患者高热、咳嗽、痰中带血并含有大量鼠疫耶尔森菌,死亡率极高。死亡患者皮肤常呈黑紫色,故有"黑死病"之称。③鼠疫败血症(败血症型鼠疫):重症腺鼠疫和肺鼠疫患者的病原菌可侵入血流,导致鼠疫败血症,体温高达39~40℃,皮肤黏膜出现出血点及瘀斑,若抢救不及时,可发生休克和DIC,死亡率几乎为100%。

3. **免疫性** 感染鼠疫耶尔森菌后能获得牢固免疫力,再次感染罕见,主要通过产生针对荚膜F1抗原、V/W抗原的抗体等发挥作用。

(三)微生物学检查

采集标本时必须严格执行烈性传染病的病原菌管理制度,根据临床类型采取淋巴结穿刺液、肿胀部位组织液、脓汁、血液和痰等。将检材直接涂片,分别进行革兰染色和亚甲蓝染色,镜检观察典型形态与染色性,或者将检材接种于血琼脂平板或0.025%亚硫酸钠琼脂平板等,根据菌落特征挑取可疑菌落做涂片镜检、生化试验及血清凝集试验等进一步鉴定。必要时做核酸检测。

(四)防治原则

灭鼠灭蚤是预防鼠疫的重要措施。我国目前应用EV无毒株生产活菌苗,多用皮下、皮内接种或皮上划痕,免疫力可维持8~10个月。此外,应加强国境、海关检疫,凡对可疑的鼠疫病例,不论何种临床病型,早期应用抗生素是降低死亡率的关键。腺鼠疫常用链霉素加磺胺类药物治疗;肺鼠疫和败血症型鼠疫常用链霉素或阿米卡星加四环素治疗。

三、炭疽芽孢杆菌

炭疽芽孢杆菌俗称炭疽杆菌,是炭疽病的病原菌。牛、羊等食草动物的发病率最高,人可通过摄食或接触患炭疽病的动物及畜产品而感染。

(一)生物学性状

1. **形态与染色** 炭疽芽孢杆菌为致病菌中最大的革兰阳性粗大杆菌,大小为(5~10)μm×(1~3)μm,两端平切。新鲜标本直接涂片时,常单个或呈短链状,经培养后则形成长链,呈竹节样排列。在含有少量青霉素的培养基上培养可发生形体变异,呈串珠状。在有氧条件下形成椭圆形芽孢,位于菌体中央。无鞭毛,有毒菌株可形成荚膜。

2. 培养特性　本菌需氧或兼性厌氧,在普通琼脂培养基上形成灰白色粗糙型菌落,边缘不整齐。在低倍镜下观察边缘呈卷发状。在肉汤培养基中呈絮状沉淀生长。

3. 抵抗力　本菌芽孢抵抗力很强,在干燥土壤或皮毛中能存活数年至20余年,牧场一旦被污染,传染性可持续数十年,对碘及氧化剂较敏感,对青霉素、红霉素和氯霉素等均敏感。

(二)致病性与免疫性

1. 致病物质　本菌的主要致病物质是荚膜和炭疽毒素。炭疽毒素是造成感染者致病和死亡的主要原因。

2. 所致疾病　炭疽芽孢杆菌主要为食草动物(牛、羊、马等)炭疽病的病原菌,可经多种方式传播,引起人类炭疽病,临床类型有三种。

(1)皮肤炭疽:最多见,接触病畜或污染的皮毛等物品时,病菌或芽孢通过皮肤微小伤口侵入,1天左右局部出现丘疹,并迅速变为水疱、脓疱,最后出现坏死和黑痂,故名炭疽。

(2)肠炭疽:食入未煮熟的病畜肉、内脏及其他污染食物引起。有连续性呕吐、肠麻痹和血便,但以全身中毒为主,可在2~3天内死于毒血症。

(3)肺炭疽:常因吸入炭疽芽孢引起。起病急,患者出现寒战、高热、咳嗽、胸痛、呼吸困难、咯血,多于24小时内死于呼吸循环衰竭。

3. 免疫性　感染炭疽后可获得持久性免疫力。一般认为免疫与机体针对抗原产生保护性抗体及吞噬细胞的吞噬功能增强有关。

(三)微生物学检查

根据炭疽病临床类型采集渗出物、脓液、痰、粪便及血液等标本进行涂片,染色,镜检,观察典型细菌并结合临床症状可做出初步诊断,也可将标本接种于血平板和$NaHCO_3$琼脂平板分离培养,并做青霉素串珠试验和动物试验进行鉴定。

(四)防治原则

本病的预防重点应放在控制家畜感染牧场的污染。病畜应严格隔离或处死深埋,杜绝在无防护条件下现场剖检取材,死畜严禁剥皮或煮食,必经焚毁或深埋2m以下。对易感染人群及家畜应进行预防接种。治疗首选青霉素,也可选用其他广谱抗生素。

四、白喉棒状杆菌

白喉棒状杆菌俗称白喉杆菌,是急性呼吸道传染病白喉的病原体。

(一)生物学性状

1. 形态与染色　菌体细长略弯曲,一端或两端膨大呈棒状,无荚膜、鞭毛及芽孢。革兰染色阳性,用亚甲蓝或奈瑟染色,菌体两端或一端可见着色较深的异染颗粒,有鉴定意义。

2. 培养特性　本菌需氧或兼性厌氧,营养要求较高,在含有凝固血清的吕氏培养基上生长迅速,形成灰白色的细小菌落,涂片染色观察,细菌形态典型,异染颗粒明显。在含有0.03%~0.04%亚碲酸钾的血琼脂平板上形成黑色或灰黑色菌落。

3. **抵抗力** 本菌对干燥、寒冷和日光的抵抗力较其他无芽孢菌强,对湿热的抵抗力不强,100℃1分钟或60℃10分钟即可被杀死,对一般消毒剂敏感。

(二)致病性与免疫性

1. **致病物质** 本菌的致病物质主要是白喉毒素,此外还有索状因子和K抗原。白喉毒素是一种毒性强、具有高度免疫原性的外毒素,能抑制易感细胞蛋白质的合成,引起组织坏死和病变;索状因子能破坏哺乳动物细胞中的线粒体,影响细胞呼吸与磷酸化;K抗原具有抗吞噬作用,并有利于细菌在黏膜表面的定植。

2. **所致疾病** 人群对白喉棒状杆菌普遍易感,儿童最为易感。细菌存在于患者或带菌者鼻咽腔内,经呼吸道飞沫传播,侵入鼻、咽黏膜生长繁殖并分泌外毒素。黏膜局部由于细菌和毒素的作用,渗出的纤维素、白细胞及坏死组织凝结在一起,形成灰白色膜状物,即假膜,若假膜脱落可引起呼吸道阻塞,甚至窒息死亡。细菌一般不入血,但其分泌的外毒素可进入血流引起毒血症。外毒素与易感组织细胞迅速结合,引起各种临床表现,如心肌炎、软腭麻痹、声嘶及肾上腺功能障碍等。

3. **免疫性** 白喉显性感染、隐性感染及预防接种后体内产生的抗毒素可产生中和毒素作用,使机体获得牢固免疫力。

(三)微生物学检查

用无菌棉拭子从患者病变部位、假膜边缘取材作为标本,进行涂片镜检、分离培养及毒力试验。

(四)防治原则

注射白喉类毒素是预防白喉的主要措施,我国应用"百白破"三联疫苗制剂进行人工主动免疫,效果良好。对与白喉患者密切接触的易感儿童需肌内注射白喉抗毒素进行紧急预防。白喉患者应及时隔离,尽早使用抗毒素、青霉素或红霉素等治疗。

五、流感嗜血杆菌

流感嗜血杆菌俗称流感杆菌,因首先从流感患者鼻咽腔分离出来,而一度被认为是流感的病原体,直至流感病毒分离成功,才明确流感嗜血杆菌是流感流行时引起呼吸道继发感染的病原菌。

(一)生物学性状

1. **形态与染色** 本菌为革兰阴性短小球杆菌,长期培养后可呈球杆状、长杆状、丝状等多形态,无芽孢及鞭毛,多数菌株有菌毛。有毒菌株有荚膜。有荚膜的流感嗜血杆菌分为a~f六个血清型,其中b型致病性最强。

2. **培养特性** 本菌需氧或兼性厌氧,初次分离培养需5%~10% CO_2,生长需要V和X因子,在巧克力平板上生长良好,形成灰白色、光滑透明菌落,无溶血。如将本菌与金黄色葡萄球菌在血平板上共同培养,因后者能合成较多的V因子供本菌生长,在葡萄球菌菌落周围的本菌菌落较大,远处的菌落较小,此现象称"卫星现象",有助于细菌的鉴定。

3. **抵抗力** 本菌抵抗力较弱,对热、干燥和常用消毒剂均敏感。

（二）致病性与免疫性

1. 致病性　流感嗜血杆菌的主要致病物质为菌毛、荚膜、内毒素和 IgA 蛋白酶等。所致疾病包括原发感染和继发感染。①原发（外源性）感染：多为有荚膜 b 型强毒株引起的急性化脓性感染，如鼻咽炎、脑膜炎、急性气管炎、化脓性关节炎、心包炎和败血症等，以儿童多见。②继发（内源性）感染：多由寄居于呼吸道的无荚膜菌株引起，常发生在流感、麻疹、百日咳及肺结核等感染之后，如鼻窦炎、中耳炎、支气管炎等，以成人多见。

2. 免疫性　机体对流感嗜血杆菌以体液免疫为主。特异性抗体可增强吞噬细胞的吞噬作用及补体的溶菌作用。

（三）微生物学检查

微生物学检查可采集鼻咽分泌物、痰液、脓液、脑脊液等标本，直接涂片，染色，镜检；分离培养可将标本接种于巧克力平板或血平板，依据菌落形态、培养特性、卫星现象及荚膜肿胀试验等鉴定。

（四）防治原则

b 型流感嗜血杆菌荚膜多糖疫苗用于儿童预防接种。治疗可选用广谱抗生素或磺胺类药物等。

六、百日咳鲍特菌

百日咳鲍特菌俗称百日咳杆菌，是人类百日咳的病原菌。

（一）生物学性状

百日咳鲍特菌为革兰阴性短小杆菌，无鞭毛及芽孢。有毒菌株有荚膜和菌毛。本菌专性需氧，营养要求高，初次分离使用含马铃薯、甘油、血液的鲍－金（Bordet－Gengou）培养基。本菌抵抗力弱，56℃ 30 分钟或日光照射 1 小时可致其死亡，干燥尘埃中能存活 3 天。

（二）致病性与免疫性

致病物质有荚膜、菌毛及产生的多种毒素等。早期患者和带菌者是传染源，主要经飞沫传播，儿童易感。百日咳潜伏期 1~2 周，发病早期（卡他期）仅有轻度咳嗽，类似于上呼吸道感染症状，传染性最强。1~2 周后出现阵发性痉挛性咳嗽（痉挛期），常伴有高音调鸡鸣样吼声。4~6 周后逐渐转入恢复期，阵咳减轻，鸡鸣样吼声消失，趋向痊愈。本病以咳嗽为主的症状持续时间较长，故名百日咳。

病后可出现多种特异性抗体，免疫力较为持久。黏膜局部 SIgA 具有重要抗感染作用。

（三）微生物学检查

微生物学检查将鼻咽拭子接种于鲍－金培养基进行分离培养，根据菌落形态，并涂片，染色，镜检做初步鉴定，荧光抗体法用于早期快速诊断。

（四）防治原则

本病常用"百白破"三联疫苗进行预防接种，效果良好。治疗可用红霉素、氨苄青霉素等。

七、铜绿假单胞菌

铜绿假单胞菌是临床常见的条件致病菌之一,因生长过程中产生绿色水溶性色素,使感染后的脓汁或敷料呈绿色,故俗称绿脓杆菌。

(一)生物学性状

本菌为革兰阴性杆菌,无芽孢,有荚膜和鞭毛,专性需氧,营养要求不高,由于能产生水溶性色素(绿脓素和青脓素),故使菌落和培养基染为黄绿色。抵抗力比一般革兰阴性菌强,耐多种化学消毒剂与抗生素,湿热56℃ 1小时才可杀灭。

(二)致病性与免疫性

铜绿假单胞菌主要致病物质是内毒素,此外尚有菌毛、荚膜、胞外酶和外毒素等。本菌为人体正常菌群之一,医院环境中也广泛分布,免疫力低下或手术后及某些治疗后的患者易感染本菌,表现为局部化脓性炎症或全身感染。本菌引起的感染病灶可经血行播散,导致菌血症和败血症。

中性粒细胞的吞噬作用在抗铜绿假单胞菌感染中起重要作用,局部黏膜的SIgA也有抗感染作用。

(三)微生物学检查

微生物学检查可取脓液、痰液、血液、脑脊液等,或医院病区与手术室的物品、医疗器械等标本进行分离培养,依据形态染色、菌落特征、色素等进行鉴定。

(四)防治原则

严格消毒灭菌、注意无菌操作以预防医源性感染。治疗可用多黏菌素、庆大霉素等。

八、嗜肺军团菌

嗜肺军团菌属军团菌属,引起人类军团病。

(一)生物学性状

嗜肺军团菌为革兰阴性杆菌,人工培养后呈多形性,有微荚膜、菌毛和鞭毛,无芽孢。一般染色不易着色,常用镀银染色(呈黑褐色)或Giemsa染色(呈红色)。本菌专性需氧,营养要求高,生长缓慢。本菌存在于自然界的水源和人工管道中(湖泊、溪流、自来水、中央空调等),适宜条件下可长期存活,对常用化学消毒剂、干燥、紫外线较敏感,对酸有较强抵抗力。

(二)致病性与免疫性

嗜肺军团菌的致病物质主要是其产生的多种酶类和毒素。所致疾病为军团病,也可引起医院感染,多流行于夏秋季,主要经呼吸道飞沫传播。临床表现有:①流感样型,为轻症感染,表现为发热、咳嗽、肌肉酸痛等,预后良好。②肺炎型,临床表现较为严重,以中老年人多见,以肺炎为主,伴多器官损害,表现为高热、寒战及干咳等,并伴有中枢神经系统和消化系统症状,患者往往死于呼吸衰竭。③肺外感染型,为继发感染,细菌经血流播散,可致多脏器感染。

本菌为胞内寄生菌,抗感染免疫以细胞免疫为主,病后也可获得保护性抗体。

(三)微生物学检查

痰液或肺活检组织可涂片,染色,镜检;分离培养后,可根据菌落特征、生化反应等鉴定。

(四)防治原则

军团病目前尚无特异性预防方法,治疗首选红霉素。

考点直通车

破伤风梭菌致病的条件是

A. 窄而深的伤口
B. 伴有泥土或异物污染的伤口
C. 伴有需氧菌或兼性厌氧菌混合感染的伤口
D. 局部组织缺血的伤口
E. 以上都是

答案与解析:破伤风梭菌属于厌氧性细菌,能否致病取决于感染局部能否形成厌氧微环境。窄而深的伤口、伴有泥土或异物污染的伤口、伴有需氧菌或兼性厌氧菌混合感染的伤口、局部组织缺血的伤口都易造成厌氧环境,有利于破伤风梭菌芽孢发芽,生长繁殖而致病,故选 E。

小 结

常见病原菌主要有病原性球菌、厌氧性细菌、分枝杆菌、布鲁菌、耶尔森菌、炭疽芽孢杆菌、流感嗜血杆菌、百日咳鲍特菌、铜绿假单胞菌和嗜肺军团菌等。

病原性球菌主要引起化脓性炎症,又称为化脓性球菌。按革兰染色性不同分为:革兰阳性球菌(如葡萄球菌、链球菌、肺炎链球菌)和革兰阴性球菌(如脑膜炎奈瑟菌、淋病奈瑟菌)。

葡萄球菌菌体呈球形或略椭圆形,葡萄串状排列,革兰染色阳性,分为金黄色葡萄球菌、表皮葡萄球菌和腐生葡萄球菌。金黄色葡萄球菌致病性强,所致疾病有毒素性疾病和侵袭性疾病。

链球菌呈球形或卵圆形,链状排列,革兰染色阳性。所致疾病有各种化脓性炎症,如猩红热、丹毒、新生儿败血症、细菌性心内膜炎和超敏反应性疾病。

肺炎链球菌呈矛头状,革兰染色阳性,成双排列,可形成较厚的荚膜,主要引起大叶性肺炎。

奈瑟菌属是一群革兰阴性双球菌,形态相似,对人致病的主要有脑膜炎奈瑟菌和淋病奈瑟菌。

脑膜炎奈瑟菌俗称脑膜炎双球菌,是流行性脑脊髓膜炎(流脑)的病原菌,肾形,成双排列,凹面相对,革兰染色阴性,主要经飞沫传播,引起"流脑"。

淋病奈瑟菌是引起淋病的病原菌,形态与脑膜炎奈瑟菌相似,主要经性接触传播,引起淋病。

肠道杆菌是一大群寄居于人和动物肠道中生物学性状相似的革兰阴性、无芽孢的短小杆菌,包括埃希菌属、沙门菌属、志贺菌属和变形杆菌属。常经消化道传播,主要引起肠道内感染,也可导致其他肠道外感染。

霍乱弧菌是烈性消化道传染病霍乱的病原菌,霍乱属于甲级传染病,菌体弯曲呈弧状或逗点状,为革兰阴性弧菌,致病物质是霍乱肠毒素,患者大便呈"米泔水样"是其重要特征。

厌氧性细菌包括厌氧芽孢梭菌和无芽孢厌氧菌。厌氧芽孢梭菌主要包括破伤风梭菌、产气荚膜梭菌和肉毒梭菌,这些细菌都能产生外毒素,破伤风痉挛毒素导致骨骼肌强直性痉挛,产气荚膜梭菌外毒素可引起气性坏疽、食物中毒和坏死性肠炎,肉毒毒素引起肌肉松弛性麻痹。无芽孢厌氧菌属于正常菌群,包括多种革兰阳性和革兰阴性的杆菌和球菌,是导致内源性感染的条件致病菌。

结核分枝杆菌细胞壁脂质含量高、营养要求高、生长缓慢、抵抗力强,致病作用与荚膜和菌体成分有关,主要引起肺结核。结核菌素试验就是用结核菌素进行的皮肤试验,通过观察局部是否出现迟发型超敏反应以辅助诊断机体是否感染过结核分枝杆菌及是否存在相应的细胞免疫。形态学检查用抗酸染色。麻风分枝杆菌的形态、染色性与结核分枝杆菌相似,是导致麻风病的病原体。

布鲁菌是一类人兽共患传染病的病原菌,感染家畜引起母畜流产,人类主要通过接触病畜及其分泌物或接触被污染的畜产品而感染。鼠疫耶尔森菌是鼠疫的病原菌,人类通过鼠蚤的叮咬而感染,人患鼠疫后,又可通过人蚤或呼吸道等途径在人群间流行。炭疽芽孢杆菌是炭疽病的病原菌,人可通过摄食或接触患炭疽病的动物及畜产品而感染。白喉棒状杆菌为革兰阳性大杆菌,异染颗粒有鉴定意义,白喉毒素是主要致病物质,患者咽部黏膜常形成灰白色假膜。流感嗜血杆菌为革兰阴性短小球杆菌,生长需要V和X因子,是流感时继发感染的常见细菌。百日咳鲍特菌营养要求高,初次分离需使用鲍-金培养基,是人类百日咳的病原菌。铜绿假单胞菌能产生绿色水溶性色素,为临床常见的条件致病菌之一。嗜肺军团菌为革兰阴性杆菌,存在于自然界的水源和人工管道中,引起人类军团病。

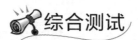

综合测试

一、选择题(A型题)

1. 引起亚急性细菌性心内膜炎的细菌常见为
   A. 大肠埃希菌　　　　B. 草绿色链球菌　　　　C. 金黄色葡萄球菌
   D. 淋球菌　　　　　　E. 伤寒沙门菌
2. 大便呈"米泔水"样的是
   A. 伤寒　　　　　　　B. 霍乱　　　　　　　　C. 细菌性痢疾
   D. 假膜性肠炎　　　　E. 食物中毒
3. 抗酸染色阳性的细菌是
   A. 白喉棒状杆菌　　　B. 流感嗜血杆菌　　　　C. 结核分枝杆菌
   D. 炭疽芽孢杆菌　　　E. 嗜肺军团菌

4. 属于铜绿假单胞菌特征的是
   A. 汹涌发酵　　　　　　　B. 卫星现象　　　　　　　C. 分离用鲍-金培养基
   D. 生长需要V和X因子　　 E. 能产生绿色水溶性色素

二、简答题
1. 简述乙型溶血性链球菌引发急性肾小球肾炎的机制。
2. 简述破伤风的防治原则。

三、思考题
怎样预防结核病的流行？

（隋青梅　刘文辉　车昌燕）

第八章 病毒概述

学习目标
(1) 了解病毒的分类、抗病毒免疫和病毒的检查方法。
(2) 熟悉病毒的增殖、致病性和防治原则。
(3) 掌握病毒的大小、形态、结构、干扰现象、理化因素的影响和感染类型。

病毒(virus)是一类体积微小,结构简单,专性活细胞内寄生,只含一种类型核酸(DNA 或 RNA),以复制方式增殖的非细胞型微生物。病毒在自然界中分布广泛,在微生物感染引起的疾病中,由病毒引起的疾病占75%。病毒性疾病不仅传染性强、流行广、传播迅速,而且有效药物少,一直严重威胁着人类的健康与生命。学习和研究病毒的形态、结构、生长繁殖、致病性与免疫性,对于诊断、治疗,尤其是预防病毒性疾病有着十分重要的意义。

第一节 病毒的基本性状

一、病毒的形态与结构

(一)病毒大小

完整成熟的病毒颗粒称为病毒体。病毒的体积微小,以纳米(nm)作为测量单位,$1nm = 1/1000\mu m$。各种病毒大小差别很大,最小的只有 20~30nm,如脊髓灰质炎病毒、鼻病毒等;最大的有 300nm,如痘病毒。

(二)病毒的形态

病毒形态多种多样,但多数病毒体呈球形或近似球形,少数为杆状、丝状、子弹状、砖块状或呈蝌蚪形等(图 8-1)。

(三)病毒的结构与化学组成

病毒基本结构包括核心和衣壳,两者合称为核衣壳。有些病毒衣壳外有包膜结构,包膜表面常有不同形状的刺状突起,称为刺突。带有包膜的病毒称为包膜病毒,只含有核心和衣壳的病毒称为裸病毒。

1. **核心** 病毒的核心位于病毒体中心,主要由核酸及少量非结构蛋白构成。病毒的核酸只有 DNA 或 RNA 一种,可依此将病毒分为 DNA 病毒和 RNA 病毒两类;非结构蛋白主要是病毒核酸多聚酶、转录酶或逆转录酶等。核酸构成病毒的基因组,是病毒增殖、遗传、变异和致病等的物质基础。

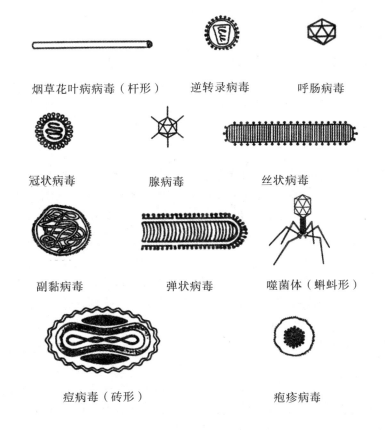

图 8-1 病毒形态示意图

2. 衣壳 包围在核心外面的一层蛋白质外壳,称为衣壳。衣壳是由一定数量的蛋白质壳粒组成,每个壳粒由一些多肽分子组成的。不同的病毒体衣壳所含的壳粒数目和排列的方式不同,据此,衣壳结构有以下三种对称型。

(1)螺旋对称型:壳粒沿着盘旋的病毒核酸呈螺旋状对称排列,如黏病毒、丝状病毒及弹状病毒等。

(2)二十面体立体对称型:病毒核酸聚集在一起形成球状或近似球状结构,衣壳壳粒围绕在外,排列成二十面体立体对称形式,大多数球状病毒呈这种对称型。

(3)复合对称型:既有立体对称,又有螺旋对称,是一种结构复杂的病毒体,如噬菌体。

病毒衣壳的主要功能是保护核酸免受破坏,并能介导病毒核酸进入宿主细胞;衣壳蛋白具有免疫原性,是病毒体的主要抗原成分。

3. 包膜 有些病毒在成熟过程中,病毒核衣壳以出芽方式穿过宿主细胞膜进行释放时获得的一层膜性结构,称为包膜。包膜含有脂类、蛋白质、多糖等宿主细胞膜的成分。有些包膜表面的蛋白质多由病毒基因组编码产生。包膜具有保护作用、维护病毒体结构完整和参与病毒感染的作用,包膜蛋白具有免疫原性,构成病毒的表面抗原,可诱发机体产生免疫应答。包膜对干燥、热、酸和脂溶剂敏感。乙醚因能破坏包膜而灭活病毒,故常用来鉴定病毒有无包膜。

二、病毒的增殖

病毒不具有细胞结构,缺乏增殖所需的酶系统、能量和原料,这些因素决定病毒只能在活的易感细胞内增殖。病毒增殖的方式是以其基因为模板,合成与原来相同的基因,并指导合成大量病毒蛋白,经装配成熟后释放子代病毒。这种以病毒核酸分子为模板进行繁殖的方式称为自我复制。

(一) 复制周期

从病毒进入宿主细胞开始,经过基因组复制到子代病毒释放,称为一个复制周期。复制周期是个连续过程,主要包括吸附、穿入、脱壳、生物合成和释放等步骤。

1. 吸附 病毒到达易感细胞表面,通过静电结合,此过程是非特异、可逆的。之后,宿主细胞表面受体与病毒表面的结合蛋白完成特异的、不可逆性的结合,决定了病毒的细胞亲嗜性。

2. 穿入 病毒吸附易感细胞后,穿过细胞膜进入细胞内的过程称为穿入。

(1) 吞饮:细胞膜内陷将病毒包裹形成类似吞噬泡的结构而进入细胞内。无包膜的病毒多以吞饮方式进入易感细胞内。

(2) 融合:是指包膜病毒的包膜与易感细胞的细胞膜融合,将病毒的核衣壳释放至细胞内。

3. 脱壳 病毒体必须脱去蛋白质衣壳后,暴露核心,核酸才能进行复制。多数病毒衣壳可被宿主细胞溶酶体酶水解而去除,少数病毒需要病毒编码产生的脱壳酶才能完成脱壳。脱壳是病毒在细胞内能否进行复制的关键。

4. 生物合成 生物合成是病毒复制周期中最复杂、最重要的阶段。病毒基因组一旦从衣壳中释放,就进入病毒复制的生物合成阶段,即病毒利用宿主细胞提供的原材料和酶合成大量病毒核酸和蛋白。

5. 组装、成熟和释放 子代病毒核酸与结构蛋白质合成后,核酸与结构蛋白质进行组合,成为病毒体,该过程称为组装。病毒的种类不同,在宿主细胞内组装的部位及方式也不同。除痘病毒外,DNA病毒均在细胞核内组装;RNA病毒与痘病毒则在细胞质内组装。

不同病毒释放的方式不同,无包膜病毒是以宿主细胞破裂后全部释放的方式释放到细胞外;而有包膜的病毒,则以出芽的方式释放到细胞外,并在释放的过程中获得包膜。

(二) 异常增殖

有些病毒在宿主细胞内复制时,可因病毒自身或宿主细胞的原因导致病毒成分不能组装成完整的病毒体,出现异常增殖现象。

1. 顿挫感染 病毒进入宿主细胞后,如细胞不能为病毒增殖提供所需要的酶、能量及必要的原料成分,则病毒不能合成自身物质,或者虽合成出病毒核酸和蛋白质,但不能组装和释放有感染性的病毒颗粒,称为顿挫感染。不能为病毒复制提供必要条件的细胞称为非容纳细胞;而能为病毒提供条件,可产生完整病毒的细胞称为容纳细胞。

2. 缺陷病毒 病毒基因组不完整或者因某一位点改变,不能复制出完整的有感染性的病毒,需要另一种病毒提供所需条件才能完成正常增殖的病毒,称为缺陷病毒。能为缺陷病毒提供所需条件,具有辅助作用的病毒称为辅助病毒,如丁型肝炎病毒是缺陷病毒,乙型肝炎病毒是其辅助病毒。

三、病毒的干扰现象

两种病毒同时或先后感染同一细胞时,发生其中一种病毒抑制另一种病毒增殖的现象,称为病毒的干扰现象(interference)。干扰现象可发生在不同种病毒之间,也可发生在同种、同型、同株病毒之间。病毒干扰现象的主要机制:一方面,某种病毒诱导宿主细胞产生的干扰素抑制另一种病毒的增殖;另一方面,第一种病毒吸附时破坏了宿主细胞表面受体或改变了宿主细胞的代谢途径,影响病毒的复制。干扰现象既可发生在成熟病毒之间,又可发生在缺陷病毒与成熟病毒之间。病毒的干扰现象能使感染终止、宿主不发病。使用病毒疫苗免疫接种时要注意防止干扰现象的发生,以免影响疫苗的接种效果。

四、理化因素对病毒的影响

病毒受理化因素作用后失去感染性,称为灭活。灭活后的病毒仍能保留其免疫原性、血凝、红细胞吸附和细胞融合等特性。

(一)物理因素

1. 温度　大多数病毒耐冷不耐热,在0℃以下,特别是在干冰温度(-70℃)和液氮温度(-196℃)下进行真空、干燥保存,可长期保持其感染性。大多数病毒50~60℃ 30分钟被灭活。

2. pH值　多数病毒在pH 6.0~8.0的范围内比较稳定,而在pH 5.0以下或pH 9.0以上迅速被灭活,但不同病毒对pH的耐受能力有很大差别。

3. 射线　γ射线、X射线以及紫外线都能使病毒灭活。这些射线都具有一定的穿透力,通过破坏病毒的核酸,抑制病毒复制,导致病毒失活。但有些病毒经紫外线灭活后,再用可见光照射,可使灭活的病毒复活,故不能用紫外线来制备灭活病毒疫苗,如脊髓灰质炎病毒。

(二)化学因素

病毒对化学因素的抵抗力较一般细菌强,可能是由于病毒缺乏酶的缘故。

1. 化学消毒剂　除强酸、强碱消毒剂外,酚类、卤类、氧化剂、醇类和醛类等对病毒均有灭活作用。不同病毒对消毒剂的敏感性不同,无包膜病毒抵抗力较强。由于醛类消毒剂可使病毒失去感染性而免疫原性不变,故常用来制备灭活病毒疫苗。

2. 脂溶剂　乙醚、氯仿、去氧胆酸盐等脂溶剂可溶解富含脂质的病毒包膜,使病毒失去吸附能力而灭活,对无包膜病毒脂溶剂几乎无作用。因此,包膜病毒进入人体消化道后,即被胆汁破坏。在脂溶剂中,乙醚对病毒包膜的破坏作用最大,可用乙醚灭活实验鉴别病毒有无包膜。

3. 甘油　病毒对甘油的抵抗力强,常用50%甘油盐水作为病毒标本保存液。

五、病毒的分类

根据病毒基因组核酸特性,将病毒分为DNA和RNA病毒两大类,再根据衣壳的对称性、包膜的有无、衣壳装配部位、对乙醚和其他脂溶剂的抵抗力、病毒粒子的形态特性以及血清学抗原分析等,将其进一步划分为不同的科、属、种和型。

根据病毒的基因组组成及复制方式,病毒分为如下几类。

(一) DNA 病毒(DNA viruses)

第一组:双链 DNA 病毒(dsDNA viruses)

第二组:单链 DNA 病毒(ssDNA viruses)

(二) RNA 病毒(RNA viruses)

第三组:双链 RNA 病毒(dsRNA viruses)

第四组:正链 RNA 病毒([+]ssRNA viruses)

第五组:负链 RNA 病毒([−]ssRNA viruses)

(三) DNA 与 RNA 逆转录病毒(DNA and RNA reverse transcribing viruses)

第六组:RNA 逆转录病毒(RNA reverse transcribing viruses)

第七组:DNA 逆转录病毒(DNA reverse transcribing viruses)

(四) 亚病毒因子(subviral agents)

亚病毒因子是一类仅具有某种核酸而不具有蛋白质,或仅具有侵染性蛋白质而不具有核酸的微小病原体,不具有完整的病毒结构。

(1) 卫星(satellites):只含有不具独立侵染性核酸,需辅助病毒才能复制和感染。

(2) 类病毒(viroids):只含具有独立侵染性的核酸,核酸为裸露单链环状闭合 RNA 分子。

(3) 朊病毒(virino):不含核酸而有传染性的蛋白质分子。

也可以根据病毒的细胞生物宿主,分为细菌病毒、真菌病毒、植物病毒、无脊椎动物病毒及脊椎动物病毒。

第二节 病毒的致病性与免疫性

病毒侵入机体并在易感细胞内增殖的过程称为病毒感染,是病毒与机体、病毒与易感细胞之间相互作用的结果。

一、病毒的传播方式

病毒感染的传播方式有垂直传播和水平传播两种方式。

(一) 垂直传播

垂直传播指病毒通过胎盘、产道或哺乳,由亲代直接传给子代的方式。这种传播方式是病毒感染的特点之一,其他微生物少见。经胎盘垂直传播的病毒可引起死胎、早产或先天畸形等。临床实践中,应加强孕妇孕期(尤其妊娠期前三个月)以及围产期卫生保健宣传教育,避免垂直传播的发生。

(二) 水平传播

病毒在人群不同个体间、动物之间以及动物与人类之间的传播方式称为水平传播。

病毒主要通过皮肤、黏膜和血液等途径侵入机体,引起水平感染。

二、病毒感染的类型

病毒的种类、毒力和机体的免疫力不同,表现出不同的感染类型。根据机体受病毒感染后有无临床症状,可分为隐性感染和显性感染。

(一)隐性感染

当机体免疫力较强,或入侵的病毒毒力较弱,病毒进入机体后不引发临床症状,称为隐性感染,这种病毒感染比较常见。隐性感染者虽无临床症状,但病毒可在机体内增殖并向体外播散病毒而成为传染源,在流行病学上具有重要意义。相当一部分隐性感染者也可获得对该病毒的免疫力而终止感染。

(二)显性感染

病毒在宿主细胞内大量增殖引起细胞破坏和功能损伤,导致机体出现临床症状,即为显性感染。依据临床症状出现早晚、病情急缓程度以及病毒持续时间长短,显性感染又分为急性感染和持续性感染。

1. 急性感染　病毒入侵机体后,潜伏期短,发病急,病程数日至数周,病后可获得适应性免疫,恢复后机体内不再存在该病毒,如流行性感冒病毒感染、甲型肝炎病毒感染等。

2. 持续性感染　病毒在体内持续存在数月、数年甚至终生,潜伏期长,发病慢,恢复也慢,可出现明显症状,也可不出现明显症状而长期携带病毒,成为重要的传染源,也可引起慢性进行性疾病,根据持续性感染的发病机制和临床表现不同分为以下三种类型。

(1)慢性感染:患者临床症状较轻或无,病毒可持续存在于血液或组织中并不断排出体外,病程长达数月至数十年,病毒在整个感染过程中可被检出,如乙型肝炎病毒。

(2)潜伏感染:急性感染或隐性感染后,病毒基因存在于一定组织或细胞内,但不复制增殖,在某些条件下病毒被激活并增殖,可引起临床症状。病毒仅在疾病发作时才能被检出,潜伏期检测不到病毒,如水痘-带状疱疹病毒。

(3)慢发病毒感染:显性或隐性感染后,病毒有很长的潜伏期(可达数月、数年,甚至数十年),出现临床症状后多呈进行性加重,最终导致患者死亡,如人类免疫缺陷病毒引起的艾滋病。

三、病毒的致病机制

(一)病毒对宿主细胞的直接作用

1. 杀细胞效应　病毒在宿主细胞内以复制方式增殖时,造成宿主细胞直接损伤,这种作用称为杀细胞效应,多见于无包膜病毒,如脊髓灰质炎病毒、腺病毒等。其机制主要是:①病毒复制周期的生物合成阶段产生的早期蛋白阻断宿主细胞的核酸、蛋白质合成,从而导致细胞死亡;②病毒可使宿主细胞溶酶体膜通透性增加或破坏,释放溶酶体酶,引起细胞自溶作用;③病毒在宿主细胞内复制的过程中对线粒体、内质网、细胞核、细胞膜等的损伤,导致细胞裂解死亡。

2. 稳定状态感染　某些病毒在宿主细胞内复制增殖,以出芽的方式释放子代病毒,不会使宿主细胞立即裂解死亡,这些不具有杀细胞效应的病毒所引起的感染称为稳定状态感染,多为包膜病毒,如流感病毒、麻疹病毒等。此种感染方式虽不造成宿主细胞立即死亡,但可引起宿主细胞膜融合,以及产生新抗原。另外,稳定感染的宿主细胞表达了病毒抗原,刺激机体的免疫系统,经细胞免疫最终导致感染细胞死亡。

3. 基因整合与细胞转化 有些病毒感染宿主细胞后,将其基因插入宿主细胞的基因组中,称为基因整合;基因整合后导致宿主细胞发生遗传性状改变,称为细胞转化。细胞转化作用与肿瘤的发生密切相关。

4. 形成包涵体 有些细胞受病毒感染后,在胞质内或胞核内可形成嗜酸性或嗜碱性、圆形或椭圆形的斑块,称为包涵体,可用普通光学显微镜观察到。包涵体可破坏宿主细胞的结构和功能,也可导致宿主细胞死亡。包涵体可能是病毒在宿主细胞内增殖留下的反应痕迹或病毒感染引起的细胞反应物,故检查包涵体可辅助诊断病毒感染。

(二)病毒感染的免疫病理作用

1. 体液免疫病理作用 有些病毒,特别是包膜病毒,能诱发宿主细胞表面出现新抗原,这些新抗原与相应抗体特异性结合后,经Ⅱ型超敏反应机制引起宿主细胞发生免疫病理损伤;有些病毒在增殖过程中产生的可溶性抗原与对应的抗体特异性结合后,形成中等大小的免疫复合物,经Ⅲ型超敏反应机制引起免疫病理损伤。

2. 细胞免疫病理作用 由病毒抗原致敏的T细胞可通过CTL细胞的直接杀伤效应或Th1细胞释放淋巴因子等作用,破坏病毒感染的靶细胞,经Ⅳ型超敏反应引起免疫病理损伤。

3. 免疫抑制 许多病毒感染能抑制宿主免疫功能,如麻疹病毒、巨细胞病毒及HIV等。病毒感染所致的免疫抑制可激活体内潜伏的病毒或促进肿瘤的生长,亦可能是病毒持续性感染的原因之一。

四、抗病毒免疫

(一)非特异性免疫

非特异性免疫是机体抗病毒感染的第一道防线,包括屏障结构、吞噬细胞、干扰素及NK细胞等。

1. 屏障结构 屏障结构机械阻挡,防止病毒侵入,包括皮肤黏膜屏障、血-脑脊液屏障和胎盘屏障。妊娠3个月之内,胎盘尚未发育成熟,受病毒感染的孕妇可通过胎盘将病毒传递给胎儿,导致流产、死胎、畸形等。

2. 吞噬细胞的杀病毒作用 吞噬细胞的杀病毒作用主要表现为吞饮及灭活病毒作用,产生IFN、IL-1等细胞因子,参与免疫作用。

3. 干扰素 干扰素(interferon,IFN)是由病毒或其他干扰素诱生剂刺激人或动物细胞产生的一类具有抗病毒、抗肿瘤和免疫调节等多种生物学活性的糖蛋白。根据干扰素的来源和免疫原性不同分为三种:IFN-α 主要由人白细胞产生,IFN-β 主要由人成纤维细胞产生,两者合称为Ⅰ型干扰素;IFN-γ 由活化的T细胞和NK细胞产生,称为Ⅱ型干扰素。Ⅰ型干扰素生物学活性以抗病毒为主,又称抗病毒干扰素;Ⅱ型干扰素生物学活性是参与免疫调节,是体内重要的调节因子,又称免疫干扰素。

干扰素抗病毒活性具有广谱性、种属特异性和间接性三个特点。广谱性是指干扰素几乎可以不同程度地抑制所有病毒的增殖;种属特异性是指干扰素对异种细胞内的病毒不具有抑制作用;间接性是指干扰素的抗病毒作用不是直接作用于病毒,而是由干扰素通过调控宿主细胞的基因,使之合成抗病毒蛋白,由抗病毒蛋白发挥抑制病毒复制的作用。

4. NK 细胞的抗病毒作用　NK 细胞能非特异性杀伤受病毒感染的靶细胞,使病毒失去复制场所而发挥抗病毒效应。

(二)特异性免疫

特异性免疫包括体液免疫和细胞免疫。

1. 体液免疫　抗体可清除细胞外病毒,并可抑制病毒通过血液向靶细胞扩散。

(1)中和抗体:针对病毒表面抗原的抗体。中和抗体与病毒的表面抗原特异性结合后,不能直接灭活病毒,可使病毒失去吸附和穿入的能力。中和抗体与病毒形成的免疫复合物易被巨噬细胞吞噬清除。有包膜的病毒表面抗原与中和抗体特异性结合后,激活补体,可导致病毒的溶解。

(2)血凝抑制抗体:表面含有血凝素的病毒感染后,刺激机体产生的抗体,该抗体能抑制血凝,称为血凝抑制抗体,主要为 IgM、IgG。该类抗体可用于血清学诊断。

2. 细胞免疫　由于病毒具有严格的活细胞内寄生的特点,抗病毒免疫主要依赖细胞免疫发挥作用。CTL 能特异性地识别并裂解病毒感染细胞,阻断病毒的复制,终止感染;Th1 释放多种细胞因子,增强 NK 细胞和吞噬细胞功能,有利于控制和消除病毒感染。

第三节　病毒感染的检查方法与防治原则

一、病毒感染的检查方法

(一)标本的采集、处理、送检与保存

病毒感染检查能否成功的关键在于是否能正确地采集和运送标本。

1. 早期取材　早期取材主要用于分离病毒或检测病毒核酸的标本,应取急性期或病程初期的标本,分离病毒阳性率高。病毒种类不同,感染部位和临床症状不同,标本的采集也不同。呼吸道感染一般采集鼻咽洗漱液或痰液;肠道感染一般采集粪便。

2. 标本处理　标本采集必须严格无菌操作,避免污染;本身带有杂菌的标本如粪便、痰液等,应加入高浓度抗生素进行处理。

3. 标本送检与保存　标本采集后应立即送检。如需较长时间运送,在标本采集与运送过程中注意冷藏。病变组织标本可置于 50% 甘油盐水中,低温保存送检,不能立即送检的,应置于 -70℃ 保存。

4. 采集双份血清　进行血清学检查时,应采集发病初期和病后 2~3 周血清各一份,第二份血清抗体效价比第一份升高 4 倍或 4 倍以上有诊断意义。

(二)病毒的分离培养与鉴定

病毒具有严格的活细胞内寄生的特点,培养病毒必须在活细胞内进行。实验室分离

培养病毒的方法主要有细胞培养、鸡胚培养和动物接种三种。

1. 细胞培养　细胞培养是目前分离培养病毒最常用的方法。先将原代细胞、二倍体细胞或传代细胞等经单层细胞培养,然后将标本感染培养的细胞。标本中含有病毒时,在光学显微镜下可观察到细胞病变,以判断标本中有病毒存在,也可经免疫学方法等检测培养物中相关抗原,以判断有无病毒增殖。对于不出现细胞病变或检测结果阴性的,需将标本盲目传代3次,仍未出现细胞病变或检测阴性的,可视为标本中无病毒存在。

2. 鸡胚培养　鸡胚对多种病毒均敏感,一般采用孵化 9~12 天的鸡胚,按部位不同分为卵黄囊接种、绒毛尿囊膜接种、羊膜腔接种和尿囊腔接种四种。

3. 动物接种　动物接种是最原始的病毒分离方法。根据病毒种类不同,选择不同敏感动物的适宜接种部位,并根据动物出现的症状辅助诊断。

此外,病毒的检查方法还包括形态学检查、免疫学检查以及分子生物学技术等。

二、病毒感染的防治原则

病毒性疾病目前缺乏特效药物治疗。因此,预防病毒感染最有效的手段是进行人工免疫。

(一)病毒感染的预防

1. 人工主动免疫　人工主动免疫是指用人工的方法接种病毒疫苗,刺激机体免疫系统产生特异性免疫力的方法。常用的病毒疫苗有:①灭活疫苗:是用物理、化学方法灭活病毒,但不影响病毒免疫原性的疫苗,如流行性乙型脑炎疫苗;②减毒活疫苗:是用自然或人工方法选择对人无毒或弱毒的变异株所制备的疫苗,如脊髓灰质炎减毒活疫苗。此外,病毒疫苗还包括亚单位疫苗、多肽疫苗和基因工程疫苗等。

2. 人工被动免疫　人工被动免疫是指用人工的方法将免疫球蛋白或细胞免疫制剂等注入机体,使机体获得特异性抗病毒免疫力的方法。

(二)病毒感染的治疗

1. 干扰素　干扰素具有广谱的抗病毒作用,毒性小,临床应用越来越广泛,目前主要用于慢性病毒性肝炎(如慢性乙型肝炎)、尖锐湿疣等的治疗。

2. 化学药物　病毒只能在活细胞内增殖,抗病毒药物必须进入细胞内才能发挥作用,故对病毒有效的化学制剂对机体往往也有一定的损伤作用。目前尚无理想抗病毒化学药物,常用的有核苷类、金刚烷胺类、蛋白酶抑制剂等。

3. 中草药　大青叶、板蓝根和金银花等中草药对多种病毒具有一定的抑制作用。

考点直通车

关于病毒的描述,错误的是

A. 不具有细胞结构　　B. 只含有一种核酸　　C. 可在人工培养基上培养

D. 以复制的方式增殖　　E. 耐寒不耐热

答案与解析:病毒不具有细胞结构,基本结构包括核心和衣壳,核心只含有一种核酸,有些病毒有包膜,病毒必须在活细胞内以复制的方式进行复制增殖,不能用人工培养基培养,病毒耐寒不耐热,低温、真空、干燥可长期保存,经 50~60℃ 30 分钟多数病毒被灭活,故选 C。

小 结

　　病毒是一类体积微小,结构简单,专性活细胞内寄生,只含一种类型核酸,以复制方式增殖的非细胞型微生物。其基本结构包括核心和衣壳,两者合称为核衣壳,有些病毒衣壳外有包膜结构。病毒以复制的方式增殖,复制周期包括吸附、穿入、脱壳、生物合成和成熟释放等阶段。部分病毒会出现顿挫感染或缺陷病毒两种异常增殖现象。病毒的传播方式有水平传播和垂直传播两种。病毒的感染类型有隐性感染和显性感染,显性感染又分为急性感染和持续性感染,持续性感染又有慢性感染、潜伏感染和慢发病毒感染三种类型。病毒可通过对宿主细胞的直接损伤作用和免疫病理损伤作用两种方式引起机体发病。病毒性疾病标本采集时注意无菌操作和低温保存,实验室分离培养病毒的方法主要有细胞培养、鸡胚培养和动物接种三种。进行人工主动免疫及人工被动免疫是预防病毒感染最有效的手段,治疗可选用干扰素、化学药物及中草药等。

综合测试

一、选择题(A 型题)

1. 测量病毒大小的单位是
   A. 微米　　　B. 毫米　　　C. 纳米　　　D. 厘米　　　E. 分米
2. 不能用于病毒培养的是
   A. 血琼脂培养基　　　B. 二倍体细胞　　　C. 传代细胞
   D. 鸡胚　　　　　　　E. 动物
3. 不能灭活无包膜病毒的理化因素是
   A. 高温　　　　　　　B. γ 射线照射　　　C. 脂溶剂
   D. 强酸　　　　　　　E. 强碱
4. 与病毒致病性不相符的描述是
   A. 可直接裂解宿主细胞致病　　　B. 与肿瘤发生无关
   C. 形成包涵体而影响细胞功能　　D. 孕妇感染后可引起胎儿畸形
   E. 可通过免疫病理损伤机制致病

二、简答题

1. 简述病毒的结构和化学组成。
2. 简述病毒的致病机制。

三、思考题

为什么病毒只有进入活的宿主细胞才能增殖?

(马芝艳　刘文辉)

第九章 常见病毒

> **学习目标**
> （1）了解麻疹病毒、冠状病毒、其他肠道病毒、其他肝炎病毒、疱疹病毒和朊病毒的主要生物学特征和致病性。
> （2）熟悉脊髓灰质炎病毒、甲型肝炎病毒、乙型脑炎病毒和狂犬病病毒的生物学特征和致病性。
> （3）掌握流感病毒、乙型肝炎病毒、人类免疫缺陷病毒的生物学特征和致病性。
> （4）使学生正确认识病毒对人类的危害，增强其积极预防乙型肝炎和艾滋病等病毒感染的意识。

临床上的很多疾病都是由病毒感染所引起的，其中常见的有呼吸道病毒、肠道病毒、肝炎病毒、虫媒病毒、狂犬病病毒及艾滋病病毒等。

第一节 呼吸道病毒

呼吸道病毒是指以呼吸道为传播途径，引起呼吸道局部感染或全身感染的病毒，包括正黏病毒科中的流感病毒；副黏病毒科中的副流感病毒、呼吸道合胞病毒、麻疹病毒、腮腺炎病毒以及其他病毒科中的一些病毒，如腺病毒、风疹病毒、鼻病毒和冠状病毒等。黏病毒是指对人或某些动物红细胞表面的黏蛋白有亲和性的病毒，正、副黏病毒分别以其核酸是否分节段为标准，分节段者为正黏病毒，不分节段者为副黏病毒。急性呼吸道感染中 90% 以上是由病毒引起，传染源主要是患者或病毒携带者，主要经飞沫传播，传染性强。主要呼吸道病毒及其所致疾病见表 9-1。

一、流行性感冒病毒

流行性感冒病毒简称流感病毒，是引起流行性感冒（流感）的病原体，属于正黏病毒科，分为甲、乙、丙三型。除引起人感染外，还可感染禽、畜等。

（一）生物学特性

1. **形态与结构** 流感病毒呈球形或丝状。球形的直径为 80～120nm，自患者新分离株多为丝状或杆状。流感病毒核酸为单股负链 RNA，由核心和衣壳组成的核衣壳呈螺旋对称型，有包膜和刺突（图 9-1）。

（1）核心：流感病毒的 RNA 为单股 RNA，分 7～8 个节段。由于 RNA 分节段复制，导致病毒在装配成熟过程中易发生基因重组而引起新的病毒株出现,这也是流感病毒易发生变异的原因。

表9-1 呼吸道病毒及其引起的疾病

科	种	引起的主要疾病
正黏病毒	甲、乙、丙型流感病毒	流感
副黏病毒	副流感病毒1~5型	普通感冒、支气管炎
	麻疹病毒	麻疹
	腮腺炎病毒	流行性腮腺炎
	呼吸道合胞病毒	婴儿支气管炎、支气管肺炎
	间质性肺炎病毒	间质性肺炎
披膜病毒	风疹病毒	风疹、先天性风疹综合征
小RNA病毒	鼻病毒	普通感冒、急性上呼吸道感染
冠状病毒	冠状病毒	普通感冒、咽喉炎、胃肠炎
	SARS病毒	严重急性呼吸综合征(SARS)
腺病毒	腺病毒	小儿肺炎

(2)核蛋白:构成病毒的衣壳,为螺旋对称型。核蛋白抗原性稳定,很少变异,决定流感病毒的型特异性,其抗体无中和作用。

(3)包膜:病毒体的包膜有两层结构。内层为基质蛋白 M_1,其抗原性稳定,具有型特异性,但其抗体不具有中和作用。内层增加了病毒包膜的韧性和完整性。外层来源于宿主细胞膜,为脂质双层膜,其中嵌有膜蛋白(M_2),形成膜通道,有利于脱壳和HA的产生。

(4)刺突:为糖蛋白成分,包括血凝素(hemagglutinin,HA)和神经氨酸酶(neuraminidase,NA)两种。HA为三棱柱形,可使鸡、豚鼠和人的红细胞凝集。HA有抗原性,可刺激机体产生相应抗体,该抗体有中和作用,为保护性抗体。HA的抗原性易发生改变,据HA抗原性不同可将甲型流感病毒分为多种亚型。NA也能刺激机体产生相应抗体,但该抗体不能中和病毒。NA的抗原性也不稳定,易变异,与HA一起将甲型流感病毒分为多个亚型。

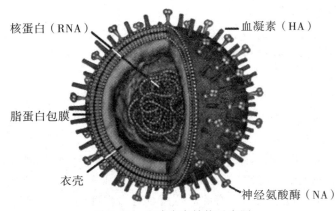

图9-1 流感病毒结构示意图

2. 抗原结构与分型　根据核蛋白和 M 蛋白的不同,流感病毒分为三型:甲型、乙型和丙型。甲型流感病毒根据其表面 HA 和 NA 的不同分为多个亚型。目前发现的 HA 有 15 种(H1～H15)、NA 有 9 种(N1～N9)。不同 HA 和 NA 构成的亚型均可从禽类中分离到。人群间流行的主要是 H1、H2、H3 和 N1、N2 构成的亚型,但 H5N1、H9N2 禽流感病毒感染人的情况已有。乙型和丙型的亚型还未发现。

3. 抗原变异与流行的关系　流感病毒的抗原变异主要是表面抗原 HA 和 NA 的变异,有抗原性漂移和抗原性转变两种形式。抗原变异主要发生在甲型,乙型和丙型抗原性较稳定。

(1)抗原性漂移:为小幅度变异,属于量变,引起的流感流行为小流行。

(2)抗原性转变:变异幅度大,为质变,病毒表面抗原结构发生一种或两种变异,引起新亚型的出现(H2N2→H3N2)。由于人群普遍对新亚型缺乏免疫力,易引起流感大流行。

甲型流感病毒因抗原发生重大变异,曾经引起过数次世界性大流行(表 9 - 2)。乙型和丙型因无新亚型出现,只引起局部流行和散发。

表 9 - 2　甲型流感病毒变异引起的大流行

流行年代	抗原结构	代表病毒株*
1930—1946	H0N1	A/PR/8/34(H0N1)
1946—1957	H1N1	A/FM/1/47(H1N1)
1957—1968	H2N2	A/Singapore/1/57(H2N2)
1968—1977	H3N2	A/Hongkong/1/68(H3N2)
1977—	H3N2/H1N1	A/USSR/90/77(H1N1)

注:*代表病毒株命名法:型别/分离地点/毒株序号/分离年代(亚型)。

4. 培养特性　流感病毒可用鸡胚或组织细胞进行培养。初次分离常接种于鸡胚羊膜腔,传代接种于尿囊腔,用红细胞凝集试验检测羊水或尿囊液可了解病毒增殖情况。

5. 抵抗力　流感病毒抵抗力较弱,不耐热,经 56℃ 30 分钟即被灭活。病毒在室温下传染性很快丧失,对干燥、日光、紫外线及乙醚、甲醛、乳酸等化学药物也很敏感。

(二)致病性与免疫性

流感病毒的传染源主要是患者,其次为隐性感染者,感染动物亦可作为传染源感染人类。主要传播途径是呼吸道传播,病毒经飞沫或气溶胶侵入人体,偶尔可经间接接触感染。

病毒传染性强,人群普遍易感。病毒侵入人体后仅在局部增殖,不侵入血液引起病毒血症。病毒在呼吸道局部上皮细胞内增殖后引起局部黏膜充血水肿、细胞变性坏死脱落、分泌物增多等,严重者可延及下呼吸道引起病毒性肺炎。

机体感染后经 1～4 天的潜伏期,突然发病,出现畏寒、头痛、发热、肌痛、乏力、鼻塞、流涕、咽痛和咳嗽等症状。体温可高达 38～40℃,持续 1～5 天。全身症状的出现与病毒感染后引起免疫细胞释放细胞因子有关。流感具有自限性,若无并发症,5～7 天后痊愈。流感的特点是发病率高,病死率低。年老体弱、糖尿病患者、心肺功能不全者和婴幼儿可并发细菌感染,常见的细菌有肺炎链球菌、金黄色葡萄球菌、流感嗜血杆菌等。由流感造成的继发性肺炎是流感致死的主要死因之一。

人体在感染流感病毒后或疫苗接种后可产生特异性的细胞免疫和体液免疫。抗 HA 为中和抗体,包括 IgG、IgM 和 SIgA。抗 HA 对同一亚型病毒的感染有抵抗作用,免疫力牢固,但对其他亚型无交叉免疫能力。抗 NA 无中和作用,但有利于减轻病情和阻止病毒播散。血清抗体可持续数月至数年,而分泌性抗体一般只存在几个月。细胞免疫能溶解感染细胞,减少病灶内的病毒量,有助于疾病的恢复。

(三) 微生物学检查

流感病例可根据流行情况和典型临床表现做出临床诊断。实验室检查主要用于流行病学调查和病毒型别鉴定。常用的有病毒分离培养、血清学诊断和快速诊断等方法。

1. **病毒的分离与鉴定** 取咽拭子或咽漱液接种于 9~11 日龄鸡胚羊膜腔或尿囊腔,于 33~35℃ 孵育 3~4 天后,收集羊水或尿囊液做血凝试验。试验阳性者再进行血凝抑制试验,鉴定型别。

2. **血清学诊断** 常用血凝抑制试验检测抗体。取患者急性期(发病 5 日内)和恢复期(病程 2~4 周)双份血清做血凝抑制试验,若恢复期血清效价较急性期升高 4 倍或 4 倍以上,即有诊断意义。

3. **快速诊断** 快速诊断主要采用间接或直接免疫荧光法、ELISA 法,检查患者鼻甲黏膜印片、呼吸道脱落细胞中的病毒抗原等。

PCR、核酸杂交技术等方法也被用于检测流感病毒核酸或进行分型。

(四) 防治原则

1. **一般预防** 早期发现患者,及时隔离治疗。加强锻炼,提高自身免疫力。流感流行期间对公共场所进行空气消毒等,以防发生大流行。

2. **特异性预防** 接种疫苗是预防流感最有效的方法,但疫苗必须与当前流行株的型别基本相同。

3. **药物治疗** 目前对流感尚无特效药物,主要是对症治疗和预防继发性细菌感染。盐酸金刚烷胺和甲基金刚烷胺对甲型流感病毒有一定抑制作用,可用于流感预防和早期治疗。

二、麻疹病毒

麻疹病毒是麻疹的病原体,属于副黏病毒科。麻疹是儿童常见急性呼吸道传染病之一,易感年龄为 6 个月至 5 岁婴幼儿,6 个月以内婴儿因从母体获得特异性 IgG,具有一定抗麻疹免疫力,故不易感染。未接种疫苗的易感者感染后发病率几乎为 100%。我国自 1965 年使用疫苗以来,麻疹的发病率显著下降。麻疹是继天花灭绝后,WHO 计划消灭的传染病之一。

(一) 生物学特性

1. **形态与结构** 麻疹病毒呈球形或丝状,直径为 120~250nm。核心为单负链 RNA,不分节段。核衣壳为螺旋对称型,有包膜,包膜上有血凝素(HA)和血溶素(HL)两种刺突。HA 只能凝集猴红细胞,并能与宿主细胞受体结合而吸附宿主细胞。HL 具有溶血和使细胞融合形成多核巨细胞的作用。

2. **培养** 麻疹病毒可在细胞内增殖,常用的培养细胞有人胚肾细胞、猴肾或人羊膜细胞等,培养7~10天可出现典型细胞病变效应(CPE),即有多核巨细胞、胞质内和核内有嗜酸性包涵体。

3. **抗原性** 麻疹病毒的抗原性稳定,只有一个血清型。HA和HL均可诱导机体产生相应中和抗体。

4. **抵抗力** 麻疹病毒对理化因素抵抗力较弱,经56℃ 30分钟可被灭活,对一般消毒剂和脂溶剂敏感,对日光、紫外线也敏感。

(二)致病性与免疫性

本病的传染源是急性期患者。病毒可经飞沫直接传染,也可经玩具、用具等间接接触传染。潜伏期为9~12天。

病毒首先在呼吸道上皮细胞中增殖,继而侵入淋巴结增殖后入血,形成第一次病毒血症。病毒随血液到达全身淋巴组织和单核吞噬系统细胞内增殖,再次侵入血液,形成第二次病毒血症。此时由于眼结膜、口鼻黏膜、呼吸道黏膜、小血管等处均受病毒侵入而发生病变,临床表现出发热、畏光、流涕、咳嗽、眼结膜充血等。口腔颊黏膜上出现中心灰白、外绕红晕的黏膜斑(Koplik斑),一般维持16~18小时,大多于出疹后1~2日内消失,对临床早期诊断有意义。随后1~3天出现特征性红色斑丘疹,先于耳后发际出现皮疹,迅速发展到面、颈部,一日内自上而下蔓延到胸、背、腹及四肢,2~3日内遍及手心、足底。皮疹为2~3mm大小,初呈淡红色,散在,后渐密集,呈鲜红色,进而转为暗红色,疹间皮肤正常。皮疹出齐后24小时体温下降,呼吸道症状逐渐消退。麻疹一般可自愈,但由于发病中患者免疫力下降,易并发细菌感染,引起肺炎、支气管炎、中耳炎等,肺炎是麻疹患者死亡的主要原因之一。

此外,少数麻疹患者(约1/10000)在痊愈后多年(平均7年)出现亚急性硬化性全脑炎(SSPE)。亚急性硬化性全脑炎是麻疹晚期中枢神经并发症,患者大脑功能逐渐衰退,表现为反应迟钝、精神异常、运动障碍,最终昏迷、死亡。从发病到死亡为1~2年,现认为患者脑组织中存在麻疹缺陷病毒是其发病的原因。

麻疹病后可获得持久免疫力,包括体液免疫和细胞免疫,以细胞免疫为主。机体感染后产生的HA抗体和HL抗体有中和病毒的作用。

(三)微生物学检查

典型麻疹病例根据临床表现即可诊断。常用的实验室检查方法有以下两种。

1. **病毒分离** 取患者呼吸道分泌物,接种于人胚肾、猴肾或人羊膜细胞中培养,7~10日后观察细胞病变情况和包涵体。用荧光抗体法检测培养物中抗原,进行病毒鉴定。

2. **血清学检查** 取患者急性期和恢复期双份血清测特异性抗体,若恢复期抗体效价比早期高4倍以上,即有诊断意义。

(四)防治原则

对儿童进行麻疹减毒活疫苗的接种是预防麻疹的主要措施。我国规定,初次免疫为8月龄,1年后及学龄前再加强免疫。接种后抗体阳性率可达90%以上,免疫力可维持10~15年。

对已接触患者的易感儿童,应紧急注射丙种球蛋白或胎盘球蛋白,进行人工被动免疫,可防止发病或减轻症状。

三、腮腺炎病毒

腮腺炎病毒是流行性腮腺炎的病原体,属于副黏病毒科。病毒呈球形,直径为100~200nm,核酸为单负链RNA,核衣壳为螺旋对称型。有胞膜,胞膜上有血凝素-神经氨酸酶刺突(HN)和融合因子刺突(F)。腮腺炎病毒只有一个血清型。病毒可在鸡胚羊膜腔中增殖,在猴肾等细胞中增殖后可引起细胞融合,形成多核巨细胞。病毒抵抗力较弱,经56℃30分钟可被灭活,对乙醚、氯仿等脂溶剂和紫外线均敏感。

人是腮腺炎病毒的唯一宿主,传染源是患者和病毒携带者,经飞沫传播。易感者为5~14岁儿童,好发于冬、春季节。病毒首先侵入呼吸道上皮细胞和局部淋巴结内增殖,随后进入血液,形成病毒血症,然后经血流侵入腮腺及其他器官如睾丸、卵巢、胰腺、肾脏和中枢神经系统等。潜伏期为1~3周。临床主要表现为一侧或两侧腮腺肿大、疼痛,并伴有发热、乏力等,病程为1~2周。部分患者可并发睾丸炎、卵巢炎及病毒性脑炎,并发睾丸炎可致男性不育症。病后可获得持久免疫力。

临床对典型病例无须做实验室检查。必要时,可做病毒分离培养或血清学试验以明确诊断。

对于腮腺炎患者,应及时隔离,防止传播。接种疫苗是有效的预防方法。目前我国使用的是S97株单价减毒活疫苗,1岁时初种,2岁及学龄前各加强一次。国外已研制出腮腺炎病毒-麻疹病毒-风疹病毒三联疫苗(MMR),我国的三联疫苗也已研制出,并已加入了国家预防免疫计划。对腮腺炎患者目前尚无有效药物治疗。

四、冠状病毒

冠状病毒属于冠状病毒科、冠状病毒属,包括人冠状病毒和多种动物冠状病毒。人冠状病毒是引起普通感冒的主要病原体之一,也可引起胃肠炎。2002年11月至2003年6月世界流行的严重急性呼吸综合征(SARS)的病原体也是一种新的冠状病毒,称为"SARS冠状病毒"。

冠状病毒形态呈多形性,直径为80~160nm,核酸为单股正链RNA,不分节段,是RNA病毒中最长的RNA核酸链,核衣壳呈螺旋对称型,有包膜,电镜观察病毒的包膜上有日冕状或冠状的棘突,故命名为冠状病毒。病毒对理化因素抵抗力较差,加热56℃30分钟或37℃几小时即失去传染性,因包膜含脂质,故对脂溶剂敏感,对紫外线也敏感。

冠状病毒可感染各年龄组人群,主要经飞沫传播,引起普通感冒和咽喉炎。某些毒株也可经口传播,引起成人腹泻或胃肠炎。感染高峰在秋冬和早春。潜伏期一般为2~5天。典型的冠状病毒感染呈流涕、不适等感冒症状。冠状病毒引起的疾病多有自限性,病程一般为6~7天。2002年至2003年流行的SARS,传染性极强,患者是主要的传染源,临床表现为发热、干咳、中性粒细胞不升高或降低,肺部有弥漫性炎症且发展迅速,部分患者很快出现呼吸衰竭,死亡率约为4.2%。

对冠状病毒的分离培养条件要求高,较常用的检查方法有血清学检查和快速诊断。

血清学诊断:有中和试验、补体结合试验、血凝试验、酶联免疫吸附试验(ELISA)等方法,测定血清中抗体。取双份血清检查,恢复期抗体效价比急性期高 4 倍以上为诊断标准。

快速诊断:包括免疫荧光法、核酸杂交 PCR 等,可快速检测标本中的少量病毒颗粒或基因物质。

防治措施:非特异性预防同其他预防春季呼吸道传染疾病的措施,如注意保暖、洗手、通风、勿过度疲劳及勿接触患者,少去人多的公共场所等。对冠状病毒的感染无特效药物治疗。对 SARS 应按乙类传染病处理,疾病暴发时要严格控制传染源,消毒空气。对重症病例可使用肾上腺素、干扰素、中医中药、抗生素等治疗,有较好疗效。与 SARS 患者或疑似患者有过密切接触的人应该进行医学观察 2 周以上。对 SARS 疫苗的研究尚在进行当中。

五、其他呼吸道病毒

其他呼吸道病毒主要有副流感病毒、呼吸道合胞病毒、腺病毒、风疹病毒等。他们的主要特征见表 9-3。

表 9-3 其他呼吸道病毒主要特征

病毒名称	大小(nm)	形态与结构	血清型	所致疾病
副流感病毒	125~250	球形,单股 RNA,有包膜及刺突	1~4 型	小儿哮喘病、细支气管炎、肺炎、普通感冒等
呼吸道合胞病毒	120~200	球形,单股 RNA,有包膜	1 个型	成人普通感冒、鼻炎、肺炎、支气管炎等
腺病毒	70~90	球形,双股 DNA,无包膜	A~F 六个亚组 47 型	婴幼儿支气管炎、支气管肺炎、成人普通感冒等
风疹病毒	50~70	球形,单股 RNA,有包膜	1 个型	儿童风疹、胎儿先天性风疹综合征(先天性心脏病、白内障、耳聋、智力低下等)、死胎及流产等

考点直通车

关于流感病毒的下列哪项描述错误

A. 属于正黏病毒　　　　B. RNA 分阶段　　　　C. 甲型流感病毒易变异

D. 感染后可获得牢固免疫力　　　　E. 主要经呼吸道传播

答案与解析:流感病毒属于正黏病毒科,核心为单链分节段 RNA。流感病毒分甲、乙、丙三型,甲型病毒的 HA 和 NA 易发生变异,具有多个亚型。主要经飞沫、气溶胶在人群之间直接传播,也可通过手和物体接触间接接触传播。感染者愈后或接种疫苗后可获得对同一亚型病毒的抗感染免疫力,但对其他亚型无交叉免疫能力,故选 D。

小结

呼吸道病毒是指以呼吸道为传播途径,引起呼吸道局部感染或全身感染的病毒。主要经飞沫传播,传染性强。主要有流感病毒、麻疹病毒、腮腺炎病毒以及冠状病毒等。

流感病毒是流感的病原体,呈球形或丝状,分三型:甲型、乙型、丙型。有包膜和刺突。刺突成分包括血凝素(HA)和神经氨酸酶(NA),是病毒的主要表面抗原,抗原性易变异,小变异可引起流感小流行,大变异常引起流感大流行。流感病毒主要经呼吸道传播,潜伏期为1~4天,患者发病突然,常表现出畏寒、头痛、发热、肌痛、乏力、鼻塞、流涕、咽痛和咳嗽等症状,有自限性。继发细菌感染导致的肺炎是患者死亡的主要原因。流感病毒感染后,体内能产生相应抗体,对同一亚型病毒的感染有抵抗作用,免疫力牢固,但对其他亚型无交叉免疫能力。对流感主要以预防为主。

麻疹病毒是麻疹的病原体,病毒呈球形或丝状。核心为单股负链RNA。抗原性稳定,只有一个血清型。麻疹病毒主要经飞沫直接传播,也可经玩具、用具等间接接触传染。患者表现出发热、畏光、流涕、咳嗽、眼结膜充血等。Koplik斑对临床早期诊断有意义。发病后1~3天出现特征性红色斑丘疹,易并发细菌感染,引起肺炎等。并发肺炎是患者死亡的主要原因。麻疹病后可获得持久免疫力。对儿童进行麻疹减毒活疫苗的接种是预防麻疹的主要措施。

腮腺炎病毒是流行性腮腺炎的病原体,经飞沫传播,易感者为5~14岁儿童,好发于冬、春季节。临床主要表现为一侧或两侧腮腺肿大、疼痛,并伴有发热、乏力等。并发睾丸炎可致男性不育症。对患者目前尚无有效药物治疗,接种疫苗是有效的预防方法。

人冠状病毒是引起普通感冒的主要病原体之一,也可引起胃肠炎,主要经飞沫传播。SARS的病原体也是一种新的冠状病毒,称为"SARS冠状病毒",传染性极强,患者主要表现为发热、干咳,肺部有弥漫性炎症且发展迅速,部分患者很快出现呼吸衰竭。对冠状病毒的感染无特效药物治疗。SARS疫苗的研究尚在进行中。

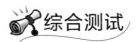

综合测试

一、选择题(A型题)

1. 发生流感大流行常常是因为
   A. 流感病毒核蛋白变异
   B. 流感病毒M蛋白变异
   C. 流感病毒毒力增强
   D. 血凝素和神经氨酸酶大变异
   E. 血凝素和神经氨酸酶小变异

2. 呼吸道病毒中只有下列哪个属于DNA病毒
   A. 副流感病毒
   B. 风疹病毒
   C. 腺病毒
   D. 麻疹病毒
   E. 腮腺炎病毒

3. 流感病毒属于
   A. 正黏病毒科
   B. 副黏病毒科
   C. 小RNA病毒科

D. 呼吸病毒科　　　　　E. 冠状病毒科
4. 不属于副黏病毒科的病毒是
　　A. 副流感病毒　　　　B. 禽流感病毒　　　　C. 呼吸道合胞病毒
　　D. 麻疹病毒　　　　　E. 腮腺炎病毒

二、简答题

1. 流感病毒的形态结构是怎样的?
2. 为什么流感病毒容易发生变异?

三、思考题

为什么流感患者痊愈后还会再感染流感,而麻疹患者痊愈后通常不会再感染?

第二节　肠道病毒

肠道病毒在分类上属于 RNA 病毒科。人类肠道病毒至少由 72 个血清型组成,包括以下几种。

(1) 脊髓灰质炎病毒:有Ⅰ型、Ⅱ型和Ⅲ型 3 个血清型。

(2) 柯萨奇病毒:分为 A、B 两组,A 组为 1~22 型和 24 型(A-23 型为埃可病毒 9 型),B 组为 1~6 型。

(3) 埃可病毒(ECHO):包括 1~9,11~27 型,29~34 型。

(4) 新型肠道病毒:包括 68~72 型。其中,72 型为甲型肝炎病毒。

肠道病毒的共同特征:①病毒体呈球形,衣壳为二十面体对称结构,无包膜。②基因组为单股正链 RNA(轮状病毒为双股 RNA)。③耐乙醚、耐酸,56℃ 30 分钟可被灭活,对紫外线、干燥敏感;在污水或粪便中可存活数月。④主要经粪-口途径传播,亦可经呼吸道传播,引起人类多种疾病,如麻痹、心肌损伤、腹泻及无菌性脑炎等。

一、脊髓灰质炎病毒

脊髓灰质炎病毒是脊髓灰质炎的病原体。脊髓灰质炎是儿科急性传染病之一,其后遗症称为"小儿麻痹症"。

(一) 生物学特性

1. 形态与结构　病毒颗粒呈球形,直径为 27~30nm。核衣壳由 4 种蛋白质组成,分别是 VP1、VP2、VP3 和 VP4,其中 VP1 为主要的外露蛋白,可诱导中和抗体的产生,VP1 对人体细胞膜上受体有特殊亲和力,与病毒的致病性和毒性有关;VP2 与 VP3 半暴露,具有抗原性;VP4 在内部,紧靠 RNA,无包膜(图 9-2)。

根据抗原性不同,脊髓灰质炎病毒可分为Ⅰ型、Ⅱ型和Ⅲ型三个血清型,各型之间无交叉免疫性。

2. 抵抗力　脊髓灰质炎病毒抵抗力较强,在污水和粪便中可存活数月;耐胃酸、蛋白酶和胆汁。室温下可存活数日,经 56℃可迅速灭活。低温下可长期存活,-70~-20℃可存活数年。对高锰酸钾、双氧水、漂白粉等氧化剂敏感,均能使其灭活。70% 乙醇、5% 来苏尔对其无消毒作用,其对抗生素不敏感。

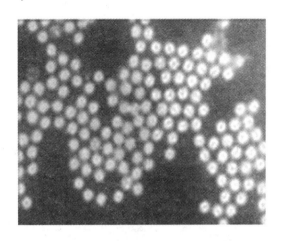

图 9-2 脊髓灰质炎病毒

(二)致病性与免疫性

脊髓灰质炎的传染源为患者和无症状带毒者,主要经粪-口途径传播,潜伏期一般为 5~14 天。病毒首先在局部黏膜、扁桃体和肠壁淋巴组织中增殖,然后释放入血,形成第一次病毒血症。病毒随血液扩散到具有病毒受体的靶组织(脊髓前角细胞、骨骼肌细胞和淋巴细胞等),在靶组织中增殖再次入血,形成第二次病毒血症。约 90% 以上感染者表现为隐形感染;约 5% 的感染者表现为顿挫感染,出现发热、头痛、恶心、乏力等非特异性症状,并很快痊愈。病毒可随血流经血脑屏障侵犯中枢神经系统,有 1%~2% 的感染者表现为非麻痹性脊髓灰质炎或无菌性脑膜炎,患者出现颈强直、肌肉痉挛等症状。只有 0.1%~2.0% 的感染者出现暂时或永久性弛缓性肢体麻痹,以下肢多见,多见于儿童,故称小儿麻痹症。极少数出现延髓麻痹而导致呼吸、心脏衰竭死亡。

机体感染后可产生保护性抗体,获得对同型病毒牢固而持久的免疫力,包括咽喉部、肠道黏膜局部的 SIgA 和血清中的中和抗体。血清中 IgG 可经胎盘进入胎儿体内,对 6 个月以内婴儿具有保护作用。

(三)防治原则

(1)早期隔离患者,自起病日起至少隔离 40 天,对密切接触的易感者应隔离观察 20 天。消毒排泄物,注意饮食卫生,保护水源,加强卫生教育。

(2)人工自动免疫:按计划普遍服用脊髓灰质炎减毒活疫苗,以提高人群的免疫力。常用的疫苗主要有脊髓灰质炎灭活疫苗(inactivated poliovirus vaccine,IPV)和脊髓灰质炎减毒活疫苗(oral polio vaccine,OPV)。有时二者分别称为"沙克疫苗"和"沙宾(Sabin)疫苗"。我国从 1960 年开始自制 OPV,一种是三型单价糖丸,另一种是混合多价糖丸,为 Ⅰ、Ⅱ、Ⅲ 型混合物。目前普遍采用后一类型疫苗,此型疫苗可在 -20℃ 保存 2 年,4~8℃ 保存 5 个月。免疫程序:2 个月龄开始连服 3 次疫苗,每次间隔一个月,4 岁时加强一次,可获得持久免疫力。由于 OPV 有毒力恢复的可能,偶尔会出现疫苗相关麻痹型脊髓灰质炎(VAPP)。因此,新的免疫程序建议先用 IPV 免疫 2 次后再口服 OPV,以排除 VAPP 发生的危险。

疫苗服用时应选择在冬、春季节,以避免其他肠道病毒的干扰,忌用热水溶化冲服。

因母乳中含有特异性抗体,也不宜在哺乳前后服用。

(3) 人工被动免疫:可用于密切接触脊髓灰质炎患者的易感儿童,可按 0.3～0.5ml/kg 肌内注射 10% 丙种球蛋白,每天 1 次,连续 2 天,可减少易感儿童的发病率或麻痹的发生率。

二、其他肠道病毒

其他肠道病毒主要有柯萨奇病毒、埃可病毒(ECHO)、轮状病毒和新型肠道病毒 68 型、69 型、70 型和 71 型。他们的特征见表 9-4。

表 9-4 其他肠道病毒的特征

病毒名称	大小(nm)	病毒形态结构	血清型	所致疾病
柯萨奇病毒	28	球形,单股 RNA,无包膜	A 组 1～24 型;B 组 1～6 型	普通感冒、疱疹性咽峡炎、无菌性脑膜炎、手足口病、急性心肌炎及流行性胸痛等
埃可病毒(ECHO)	24～30	球形,单股 RNA,无包膜	1～34 型	无菌性脑膜炎、婴幼儿腹泻等
轮状病毒	60～80	车轮状,双股 RNA,无包膜	A～G 组包括多个血清型	婴幼儿腹泻(秋季腹泻)
新型肠道病毒		球形,单股 RNA,无包膜	68 型、69 型、70 型、71 型	急性出血性结膜炎(红眼病)、手足口病、散发性脑炎、脑膜炎、小儿肺炎及支气管炎等

考点直通车

下列不属于人类肠道病毒特点的是
A. 衣壳为 20 面体立体对称型　　　　B. 耐酸、耐乙醚
C. 无包膜　　　　　　　　　　　　　D. 核心为 DNA
E. 主要经粪-口途径传播

答案与解析: 人类肠道病毒属小 RNA 病毒科,呈球形,衣壳为 20 面体立体对称,无包膜,核心为单股正链 RNA。抵抗力强,在污水或粪便中可存活数月,耐乙醚、耐酸。主要经粪-口途径传播,故选 D。

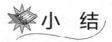

小　结

肠道病毒在分类上属于 RNA 病毒科,主要经粪-口途径传播,包括脊髓灰质炎病毒、柯萨奇病毒、埃可病毒和新型肠道病毒。

脊髓灰质炎病毒呈球形,直径为 27～30nm,是脊髓灰质炎的病原体。按抗原性不同,脊髓灰质炎病毒可分为 Ⅰ 型、Ⅱ 型和 Ⅲ 型三个血清型,三型之间无交叉免疫性。脊髓

灰质炎的传染源有患者和无症状带毒者,主要经粪-口途径传播。90%以上感染者表现为隐形感染;约5%的感染者表现为顿挫感染,出现发热、头痛、恶心、乏力等非特异性症状,并很快痊愈,只有0.1%~2.0%的感染者出现小儿麻痹症。机体感染后可获得对同型病毒牢固而持久的免疫力。按计划使用脊髓灰质炎疫苗做特异性预防,预防效果好,目前普遍采用的疫苗是OPV。

柯萨奇病毒、埃可病毒、轮状病毒和新型肠道病毒等其他肠道病毒同样主要经粪-口途径传播,引起普通感冒、疱疹性咽峡炎、无菌性脑膜炎、手足口病、婴幼儿腹泻及急性出血性结膜炎等。

综合测试

一、选择题(A型题)

1. 脊髓灰质炎患者的传染性排泄物主要是
   A. 鼻腔分泌物　　　　B. 粪便　　　　　　C. 眼分泌物
   D. 唾液　　　　　　　E. 血

2. 下列理化因素中,不可灭活肠道病毒的是
   A. 紫外线　　　　　　B. 脂溶剂　　　　　C. 氧化剂
   D. 56℃,30分钟　　　 E. 0.3%甲醛

3. 预防脊髓灰质炎最有效的特异性预防措施是
   A. 加强饮食卫生管理　　　　　　B. 消灭蝇类
   C. 注射丙种球蛋白　　　　　　　D. 口服脊髓灰质炎减毒活疫苗糖丸
   E. 加强粪便管理

4. 口服脊髓灰质炎减毒活疫苗糖丸应该是
   A. 热水冲服　　　　　B. 母乳融化后服用　　C. 冬、春季服
   D. 夏、秋季服　　　　E. 以上都可以

二、简答题

1. 肠道病毒都有哪些共同特征?
2. 脊髓灰质炎病毒的形态结构是怎样的?

三、思考题

使用IPV会导致VAPP么?为什么不直接使用IPV以避免VAPP的发生,而要使用OPV?

第三节 肝炎病毒

肝炎病毒(hepatitis virus)是引起病毒性肝炎的一大类病原体。目前公认的有甲型、乙型、丙型、丁型和戊型五个型别。其中,甲型肝炎病毒与戊型肝炎病毒由消化道传播,引起急性肝炎,一般不转为慢性肝炎;乙型与丙型肝炎病毒主要经输血、血制品污染的注射器等途径传播,可引起急性肝炎与慢性肝炎,甚至发展为肝硬化及肝癌;丁型肝炎病毒为缺陷病毒,需要乙型肝炎病毒辅助才能复制,传播途径与乙型肝炎病毒相似,常在乙型

肝炎病毒感染的基础上感染丁型肝炎病毒。此外,近年还发现一些新的与人类肝炎相关的病毒,如庚型肝炎病毒(HGV)和输血传播病毒(transfusion transmitted virus,TTV)等。其他还有一些病毒如EB病毒、巨细胞病毒及黄热病病毒等也可引起肝炎,但不以肝细胞作为唯一的侵犯对象,不列入肝炎病毒范畴。

一、甲型肝炎病毒

甲型肝炎病毒(hepatitis A virus,HAV)是甲型肝炎的病原体,属于小RNA病毒科,嗜肝病毒属。HAV经粪-口途径传播,主要感染儿童和青少年,多为隐性感染。

(一)生物学特性

甲型肝炎病毒为单股正链RNA球形病毒,直径为27~32nm,无包膜,衣壳为二十面体对称体,衣壳蛋白由VP1、VP2和VP3多肽组成,具有HAV抗原性,可诱导机体产生中和抗体(图9-3)。HAV抗原性稳定,仅发现一个血清型。

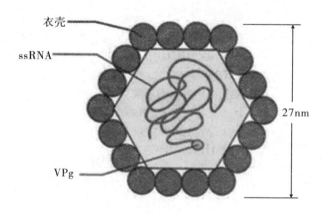

图9-3 甲型肝炎病毒示意图

HAV的培养可用人胚肾细胞、人胚肺二倍体细胞等。

HAV抵抗力较强,加热60℃ 1小时不灭活,加热100℃能耐受5分钟。耐酸、乙醚和氯仿等,对甲醛、次氯酸钠和漂白粉敏感。

(二)致病性与免疫性

HAV的传染源为患者及隐性感染者,主要经粪-口途径传播,通过食入污染的食物、水源或海产品等感染,易感人群是儿童和青少年。甲型肝炎的潜伏期为15~50天,平均为30天。HAV侵入人体后,首先在肠黏膜和局部淋巴组织中增殖,然后入血而形成病毒血症,最终侵入肝脏,在肝细胞内增殖导致肝细胞破坏。HAV在肝细胞内增殖缓慢,其致病机制除病毒直接损伤肝细胞外,与机体的免疫病理损伤也密切相关。人体感染后多不出现明显的症状和体征,只有少数表现为急性肝炎,患者出现发热、肝大和肝区疼痛等表现。甲型肝炎为自限性疾病,不转为慢性肝炎和慢性携带者,预后良好。

甲型肝炎病后或隐性感染后机体都可产生抗-HAV的IgM型和IgG型抗体,IgM在急性期出现,发病后1周达高峰,维持2个月左右逐渐下降。恢复期出现IgG,并可持续多年,对HAV的再感染有持久免疫力。

(三)微生物学检查

对甲型肝炎一般不做病原学检查,以血清学检查为主,常采用酶联免疫吸附实验(ELISA)法或放射免疫(RIA)法等方法检测血清中抗-HAV的IgM型抗体,可作为HAV感染的指标,这是目前最常用的特异性诊断方法。用双份血清做抗-HAV的IgG型抗体检测,若抗体效价达4倍以上增高,表明近期有HAV感染。检测抗-HAV的IgG型抗体主要用于流行病学调查。

(四)防治原则

1. **一般预防** HAV主要通过粪-口途径传播,加强卫生宣传、严格管理粪便和水源、加强食品卫生管理为主要预防措施。对患者排泄物、食具等应做消毒处理。

2. **特异性预防** ①人工自动免疫:即接种疫苗,是目前最有效的特异性预防措施。我国目前研制成功并获得批准使用的活疫苗有H2株和L1株。②人工被动免疫:对接触过急性甲型肝炎患者的人员,注射丙种球蛋白或胎盘球蛋白有紧急预防作用。

二、乙型肝炎病毒

乙型肝炎病毒(hepatitis B virus,HBV)是乙型肝炎的病原体,主要经输血、注射、性行为和母婴垂直传播。乙型肝炎是一种世界性疾病,估计全世界HBV感染者约3.5亿,我国约1.2亿,占我国总人口数的10%左右。感染类型多样,可表现为重症肝炎、急性肝炎、慢性肝炎或无症状携带者,有的慢性肝炎可演变成肝硬化甚至肝癌。HBV是我国重点防治的传染病之一。

(一)生物学性状

1. **形态与结构** 感染者血清中可见三种不同形态的HBV颗粒,即大球形颗粒、小球形颗粒和管形颗粒(图9-4)。

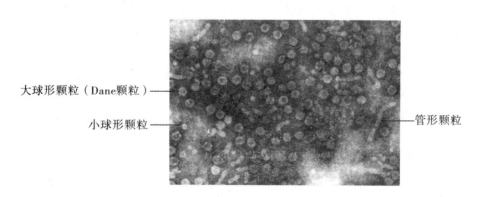

图9-4 乙型肝炎病毒

(1)大球形颗粒:又称Dane颗粒,是1970年Dane首先在乙型肝炎患者血清中发现。Dane颗粒是完整HBV颗粒,具有感染性。直径为42nm,具有两层衣壳。外衣壳相当于一般病毒的包膜,由脂质双层和包膜蛋白组成。包膜蛋白由乙肝病毒表面抗原(HBsAg)、前S1抗原(PreS1 Ag)和前S2抗原(PreS2 Ag)组成。去掉外衣壳后可暴露内衣壳及核心(核衣壳)结构,呈二十面体对称型,直径约为27nm。Dane颗粒的核心含有双股不完全闭合的环状 DNA 和 DNA 多聚酶。

（2）小球形颗粒：直径为 22nm，主要为 HBsAg，不含 DNA 和 DNA 多聚酶，为 HBV 复制过程中过剩的衣壳蛋白构成，是感染者血清中最常见的类型，无传染性。

（3）管形颗粒：直径为 22nm，由小球形颗粒聚合而成，长 50～500nm，成分与小球形颗粒相同，无传染性。

2. 抗原组成　具体如下。

（1）表面抗原（HBsAg）：存在于三种颗粒的表面，化学成分为糖蛋白。感染者的血清中 HBsAg 含量较多，是 HBV 感染的重要标志。HBsAg 能刺激机体产生中和抗体（抗-HBs），是制备疫苗的主要成分。另外，PreS1 及 PreS2 抗原性更强，可刺激机体产生相应抗体，抗-PreS1 和抗-PreS2 能阻断 HBV 与肝细胞结合而发挥抗病毒作用。

HBsAg 有不同的亚型，各亚型均有共同的抗原决定簇 a，此外还有两组抗原决定簇 d/y 和 w/r，按不同组合构成 adr、adw、ayr、ayw 四种亚型。欧美国家以 adw 型为主，我国汉族以 adr 型多见，少数民族多为 ayw 型。

（2）核心抗原（HBcAg）：存在于 Dane 颗粒核衣壳表面，为内衣壳成分，其表面被 HBsAg 覆盖，不易游离在血液中，故不易在感染者血清中检测到。但 HBcAg 可表达在肝细胞表面，能刺激机体产生相应抗体（抗-HBc），其中 IgM 型抗-HBc 的存在提示 HBV 处于复制状态；IgG 型抗-HBc 在血清中维持时间长，无中和作用，是 HBV 感染的标志。肝细胞表面的 HBcAg 可作为细胞毒性 T 淋巴细胞（CTL）作用的表位而诱导机体产生免疫应答，在机体对 HBV 的清除中起重要作用。

（3）e 抗原（HBeAg）：HBeAg 是 HBcAg 被蛋白酶裂解后形成的可溶性蛋白。HBeAg 在血液中的消长与 Dane 颗粒及 DNA 多聚酶的消长基本一致，阳性者标志体内有 HBV 复制和血清具有高度传染性。HBeAg 可刺激机体产生相应抗体（抗-HBe），该抗体可与受感染肝细胞表面的 HBeAg 结合，通过补体介导杀伤受感染肝细胞，对感染的 HBV 有一定清除作用。抗-HBe 阳性是患者预后良好的征象。但在变异株感染时，在抗-HBe 阳性的情况下仍有病毒大量复制，此时应检查患者血液中的病毒 DNA，以全面了解病毒的复制情况。

3. 抵抗力　HBV 抵抗力较强，对低温、干燥、紫外线均有耐受性，不被 70% 乙醇灭活。高压蒸汽灭菌（121.3℃ 20 分钟）、加热 100℃ 10 分钟等可灭活 HBV。5% 次氯酸钠、0.5% 过氧乙酸、3% 漂白粉液、0.2% 苯扎溴铵等能破坏 HBV 的外衣壳，使 HBV 失去感染性，可用于针对 HBV 的消毒。

（二）致病性与免疫性

1. 传染源和传播途径　Dane 颗粒传染性极强，主要传染源是患者和无症状 HBV 携带者，后者因无症状，不易被察觉，是危害更大的传染源。

乙型肝炎的传播途径包括以下几种。

（1）血液、血制品等传播（非胃肠道途径）：为主要传播途径。输血及血制品、注射、针刺（文身）、手术、拔牙、共用剃刀等均可传播乙型肝炎。

（2）母婴垂直传播：指感染 HBV 的母亲将病毒传给胎儿和（或）婴儿的过程。宫内感染约占 10%，主要是围生期感染，分娩时病毒经微小伤口进入新生儿体内引起感染。此外，HBV 也可通过哺乳传播。HBsAg 和（或）HBeAg 阳性的母亲接种乙肝疫苗后，可减少婴儿被感染的机会。

(3)性传播：在感染者的精液、阴道分泌物中均有HBV存在。研究发现，HBV可通过性接触传播，现已将乙型肝炎列为性传播疾病范畴。

2. 致病机制　HBV的致病机制目前尚未完全清楚，一般认为，除了病毒对肝细胞的直接破坏之外，主要是通过机体的免疫病理损伤所致。乙型肝炎的潜伏期较长，为30～160天（60～90天多见）。HBV侵入肝细胞，在细胞内增殖并释放出HBsAg、HBcAg和HBeAg等抗原成分，这些抗原可刺激机体产生相应抗体和特异性CTL，引起特异性体液免疫应答和细胞免疫应答。应答的结果具有两面性：一方面可清除病毒，另一方面可造成肝细胞损伤。免疫应答的强弱与HBV感染后引起的临床类型、疾病转归密切相关。当被感染的肝细胞数量不多、机体免疫功能正常时，受感染肝细胞被特异性CTL等破坏，HBV释放到细胞外并被中和抗体清除，临床表现为急性肝炎，并可很快痊愈。若受染肝细胞数量较多，机体免疫功能超过正常，导致肝细胞大量破坏、肝功能衰竭时，临床表现为重症肝炎。若机体免疫功能低下或因病毒变异而发生免疫逃逸时，特异性CTL不能有效清除细胞内的HBV，病毒持续存在并不断释放，反复感染其他肝细胞，造成慢性肝炎。慢性肝炎最后可发展成肝硬化。当机体免疫功能处于低水平或缺乏时（尤其是婴幼儿），不能诱发免疫应答，HBV持续存在，形成免疫耐受，机体表现为无症状HBV携带者，大多数终身无肝损害，但成为重要传染源。

乙型肝炎患者除了有肝细胞损伤外，有的可伴有肾小球肾炎、关节炎等肝外病变。其原因是HBsAg与抗-HBs结合形成的免疫复合物随血液循环存积于肾小球基底膜、关节滑膜等处，激活补体，引起Ⅲ型超敏反应所致。如果大量免疫复合物存积于肝内，导致肝毛细血管栓塞，引起急性肝坏死，患者也可表现为重症肝炎。

HBV感染与原发性肝癌有明显相关性，可能是由于HBV的DNA整合到肝细胞染色体上而诱发原发性肝癌。我国90%以上的原发性肝癌患者感染过HBV。HBsAg阳性者发生原发性肝癌的危险性比正常人高217倍。

(三)微生物学检查

乙型肝炎的实验室诊断常用血清学方法检测感染者血清中HBV标志物。另外，有时也用PCR技术对病毒DNA进行检查以辅助诊断。

1. HBV抗原抗体检测　临床上常用方法有RIA和ELISA，其中最常用的是ELISA。主要检测HBsAg、抗-HBs、HBeAg、抗-HBe和抗-HBc（俗称"两对半"）。必要时也检测PreS1、PreS2及抗-PreS1、抗-PreS2。HBV的血清学检测结果与临床关系复杂，应对检测指标进行综合分析，才能做出临床判断（表9-5）。

(1)HBsAg和抗-HBs：血清中检测出HBsAg是机体感染HBV的重要标志之一。HBsAg是筛选献血员的检测指标，阳性者不能作为献血员。HBsAg阳性见于急性乙型肝炎、慢性乙型肝炎及HBV无症状携带者。急性乙型肝炎恢复后，HBsAg常于1～4个月内转阴，阳性持续6个月以上，可认为已向慢性乙型肝炎转化。抗-HBs为中和抗体，见于乙型肝炎恢复期、既往有HBV感染及乙肝疫苗接种后，标志着机体对HBV获得特异性免疫力。患者血清中抗-HBs检测结果阳性，表示预后良好或已经恢复。

(2)HBcAg和抗-HBc：血清中不易查到HBcAg，故不做常规检查。抗-HBc有IgM型和IgG型。IgM型抗-HBc阳性表示体内有HBV复制，可见于急性乙型肝炎和慢性乙型肝炎急性发作期。血清中出现高效价 IgM 型抗-HBc 标志体内有 HBV 复制,血清具有传染性。IgG 型抗-HBc 阳性表示感染呈慢性或感染过 HBV。

（3）HBeAg 和抗-HBe：HBeAg 常与 Dane 颗粒、HBV 的 DNA 多聚酶在血中的消长一致,因此 HBeAg 阳性标志着体内有 HBV 复制及血清有较高传染性。感染者 HBeAg 转阴的同时抗-HBe 开始出现,表明机体获得一定免疫力,预后良好,血清传染性减弱。但是,当 HBV 有变异时,虽然血清中 HBeAg 及抗-HBe 阳性,也应做 HBV-DNA 检测,以正确判断预后。

2. 血清中 HBV-DNA 检测　应用核酸杂交法、PCR 技术检测血清 HBV-DNA 是 HBV 存在和复制的最可靠指标,特别是定量 PCR 能测出 DNA 复制数量,有利于观察 DNA 的动态变化。HBV-DNA 检测可应用于临床诊断和作为药物疗效的考核标准。

表 9-5　HBV 抗原、抗体检测结果的临床分析

HBsAg	HBeAg	抗-HBs	抗-HBe	抗-HBc(IgM)	抗-HBc(IgG)	结果分析
+	-	-	-	-	-	无症状携带者
+	+	-	-	+	-	急性或慢性乙型肝炎(俗称"大三阳")
+	-	-	+	-	+	急性感染趋向恢复(俗称"小三阳")
+	+	-	-	+	+	急性或慢性乙型肝炎,或无症状携带者
-	-	+	+	-	+	乙型肝炎恢复期
-	-	-	-	-	+	既往感染
-	-	+	-	-	-	既往感染或接种过疫苗

（四）防治原则

1. 一般预防　严格管理传染源和切断传播途径。严格筛选献血员,加强对血液和血制品的管理;对乙肝患者及无症状携带者的血液、分泌物和用具进行严格消毒。提倡使用一次性注射器及输液器;严格消毒医疗器械。

2. 人工主动免疫　接种乙肝疫苗是预防乙型肝炎最有效的措施。我国规定新生儿和易感人群全面接种乙肝疫苗。新生儿接种疫苗 3 次(出生后当月、1 个月、6 个月)后,血清中抗-HBs 阳性率高达 90% 以上。HBsAg 阳性母亲的婴儿,接种疫苗后保护率可达 80% 以上。乙肝治疗性疫苗正在研究中。

3. 人工被动免疫　含高效价抗-HBs 的人乙肝免疫球蛋白(HBIg)可用于以下情况做紧急预防：①被乙肝患者血液污染伤口者、误用 HBsAg 阳性的血液或血制品者。8 天内注射 HBIg 0.08mg/kg,两个月后重复一次。②母亲为 HBsAg、HBeAg 阳性的新生儿(先注射 HBIg,1~2 周后再接种乙肝疫苗,可降低婴儿感染率)。③HBsAg、HBeAg 阳性者的性伴侣。

4. 药物治疗　目前尚无治疗乙型肝炎的特效药物。使用抗病毒、调节免疫功能和改善肝功能的药物联合治疗,有一定效果。常用的有干扰素和拉米呋啶等。

三、丙型肝炎病毒

丙型肝炎病毒（hepatitis C virus，HCV）是丙型肝炎的病原体，属于黄病毒科丙型肝炎病毒属。HCV 呈球形，直径为 50~60nm，是一类具有包膜的 RNA 病毒，核心含单股正链 RNA。HCV 对氯仿、甲醛、乙醚等有机溶剂敏感，加热 100℃ 5 分钟、20% 次氯酸、紫外线照射处理均可将 HCV 灭活。

丙型肝炎病毒的传染源主要是患者和病毒携带者。HCV 主要经输血、注射传播，也称为输血后肝炎。此外，HCV 也可经性接触、母婴传播和家庭内密切接触传播。同性恋者、静脉药瘾者及接受血液透析的患者是高危人群。丙型肝炎病毒感染潜伏期一般为 2~17 周，平均为 10 周。HCV 的致病机制有病毒对肝细胞的直接损害、免疫病理损伤等。HCV 感染者可表现为急性肝炎，但症状较轻，易转为慢性，约 20% 可发展为肝硬化甚至肝癌。免疫力低下者可同时感染 HBV 和 HCV。

HCV 感染后，患者体内先后出现 IgM 型和 IgG 型抗-HCV。由于 HCV 基因变异性大，不断出现 HCV 的免疫逃逸株，故抗-HCV 免疫保护作用不强。丙型肝炎患者恢复后免疫力较弱，容易再次感染。

抗-HCV 的检测可初步诊断 HCV 感染，也可作为疗效评价和筛选献血员的指标，常用方法有 ELISA 法及 RIA 法。必要时可用定量 PCR 法检测 HCV-RNA，以提高诊断率及对药物疗效进行评估。HCV-RNA 阳性说明 HCV 在体内复制，HCV-RNA 转阴说明 HCV 已被清除。丙型肝炎一般预防与乙型肝炎相似，重点是加强血液和血制品的管理，避免医源性感染的发生。由于病毒容易变异，疫苗的研制存在一定困难。临床药物治疗常用干扰素、利巴韦林及免疫抑制剂等。

四、丁型肝炎病毒

丁型肝炎病毒（hepatitis D virus，HDV）是丁型肝炎的病原体。丁型肝炎病毒呈球形，直径为 35~37nm，核心为单股负链环状 RNA，核衣壳呈二十面体对称型，衣壳上有 HDV 抗原（HDAg），核衣壳外包以来自 HBV 的 HBsAg 构成的包膜。丁型肝炎病毒是一种缺陷病毒，不能独立复制，必须在 HBV 或其他嗜肝 DNA 病毒的辅助下才能复制，成为具有传染性的完整病毒颗粒。

因为丁型肝炎病毒的包膜是来自乙肝病毒的 HBsAg，故灭活乙型肝炎病毒的措施也适用于灭活丁型肝炎病毒。加热 100℃ 10 分钟或高压蒸汽灭菌法均可将其灭活。

HDV 主要通过输血或血制品传播，也可以通过密切接触或母婴垂直传播。由于 HDV 是一种缺陷病毒，必须在同时感染 HBV 或其他嗜肝病毒的条件下，HDV 才能复制增殖，因此 HDV 的感染存在两种形式。①协同感染：即正常人同时感染 HBV 和 HDV。②重叠感染：即乙型肝炎患者或 HBV 携带者再感染 HDV。协同感染和重叠感染者往往出现原有的症状加重或恶化，诱发重症肝炎，甚至死亡，故对重症肝炎患者应注意是否有 HDV 共同感染。

用 ELISA 法或 RIA 法检测血清中 HBsAg 及抗-HDV 有助于丁型肝炎的诊断。检测出 IgM 型抗-HDV 具有早期诊断意义；检测到 IgG 型抗-HDV 持续升高，可作为慢性丁型肝炎的诊断依据。

HDV 与 HBV 有相同的传播途径，预防乙型肝炎的措施同样适用于丁型肝炎。由于 HDV 是缺陷病毒，因此凡能抑制 HBV 复制的药物，亦能抑制 HDV。接种乙肝疫苗可预防 HDV 感染。

五、戊型肝炎病毒

戊型肝炎病毒(hepatitis E virus,HEV)是戊型肝炎的病原体。戊型肝炎病毒呈球形，直径为 27～34nm，核心为单股正链 RNA，衣壳为二十面体对称型，无包膜。

戊型肝炎病毒细胞培养未完全成功，易感者为黑猩猩等灵长类动物。

戊型肝炎病毒不稳定，对高盐、氯仿等敏感。在液氮中可长期保持其传染性。

戊型肝炎病毒的传染源为潜伏期和急性期的患者，主要经粪－口途径传播。潜伏期为 10～60 天，平均为 40 天。病毒在感染者肝内增殖，释放入血及胆汁，随粪便排到外界，污染水源或食品，经消化道感染。

戊型肝炎病毒侵入机体后，通过病毒对肝细胞的直接破坏和免疫病理损伤作用，引起炎症或坏死。感染者表现有临床型和亚临床型两类，成人多表现为临床型，包括急性肝炎、重症肝炎和胆汁淤滞型肝炎，一般不转为慢性。孕妇感染 HEV 后病情较重，尤其怀孕 6～9 个月者最为严重，病死率可高达 10%～20%。

临床实验室采用 ELISA 法等检测患者血清中抗－HEV，有助于诊断 HEV 感染。检测到 IgM 型抗－HEV 可作为 HEV 急性感染的诊断指标。应用 PCR 法检测患者粪便中的 HEV－RNA 有助于病原学诊断。

戊型肝炎病毒的预防措施同甲型肝炎病毒，以切断传播途径为主，注意加强水源和食品卫生管理。目前尚无疫苗做特异性预防。

考点直通车

乙型肝炎病毒不通过下列哪个途径传播
A. 输液　　B. 注射　　C. 母婴垂直传播　　D. 消化道　　E. 性生活
答案与解析：乙型肝炎病毒的传播途径有血源传播、垂直传播和性传播，不通过呼吸道、消化道传播，目前尚无蚊传播的依据，故选 D。

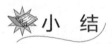

小　结

肝炎病毒是引起病毒性肝炎的一大类病原体，包括甲型、乙型、丙型、丁型和戊型五个型别。

甲型肝炎病毒是甲型肝炎的病原体，属于小 RNA 病毒，只有一个血清型。传染源为患者及隐性感染者，主要经粪－口途径传播，儿童和青少年易感。甲型肝炎为自限性疾病，少数表现为急性发病，不转为慢性肝炎和慢性携带者，预后良好。接种甲型肝炎疫苗可起到特异性预防作用。

乙型肝炎病毒是乙型肝炎的病原体，其形态有 Dane 颗粒、小球形颗粒和管形颗粒。Dane 颗粒是完整的乙肝病毒结构。主要抗原结构有 HBsAg、抗－HBs、HBeAg、抗－HBe

和抗-HBc,俗称"乙肝两对半",是诊断乙型肝炎的重要依据。乙肝传染源主要是患者和无症状感染者。传播途径有血液传播、性传播和母婴垂直传播。机体感染后多呈慢性感染经过,部分患者预后较差。主要预防措施是接种乙肝疫苗。

丙型肝炎病毒是丙型肝炎的病原体,核心含单股 RNA。传染源主要是患者和 HCV 阳性血制品。主要经血液传播,因此也称为输血后肝炎。一般预防与乙型肝炎相似。

丁型肝炎病毒是丁型肝炎的病原体,核心为单股 RNA。丁型肝炎病毒是一种缺陷病毒,必须在乙型肝炎病毒或其他嗜肝病毒的辅助下才能复制,主要通过输血或血制品传播,也可以通过密切接触或母婴垂直传播。预防措施同乙型肝炎。

戊型肝炎病毒是戊型肝炎的病原体,核心为单股 RNA。传染源为潜伏期和急性期的患者,主要经粪-口途径传播。感染者表现有临床型和亚临床型两类,一般不发展为慢性。戊型肝炎病毒的预防与甲型肝炎病毒相似。

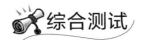

综合测试

一、选择题(A 型题)

1. 甲型肝炎病毒感染后的结局是
   A. 患者多转为慢性肝炎　　　　B. 病毒长期潜伏在肝细胞内
   C. 一般不会再感染该病毒　　　D. 体内不产生中和抗体,无特异性免疫力
   E. 感染者多数出现明显临床表现
2. 人体感染 HBV,很难在其血清中查出的抗原抗体成分是
   A. HBsAg　　B. HBcAg　　C. HBeAg　　D. 抗-HBs　　E. 抗-HBc
3. 下列属于缺陷病毒的是
   A. 甲型肝炎病毒　　　　B. 乙型肝炎病毒　　　　C. 丙型肝炎病毒
   D. 丁型肝炎病毒　　　　E. 戊型肝炎病毒
4. 乙型肝炎病毒主要传播途径不包括
   A. 输血、注射或针刺　　B. 性接触　　　　　　　C. 垂直传播
   D. 公用剃刀　　　　　　E. 消化道

二、简答题

1. 乙型肝炎病毒的形态结构是怎样的?传染途径有哪些?
2. "两对半"是指哪些成分?HBsAg 阳性者为什么不能作为献血员?

三、思考题

什么是治疗性疫苗?HBV 感染者是否能用治疗性疫苗将病毒清除?

第四节　虫媒病毒

虫媒病毒(arboviruses)是一大类通过吸血节肢动物(蚊、蜱等)叮咬人、家畜及野生动物而传播的病毒,具有自然疫源性。虫媒病毒分布广,种类多,对人致病的有 150 余种,主要有乙型脑炎病毒、登革病毒、森林脑炎病毒、汉坦病毒和新疆出血热病毒等。虫媒病毒的共同特点是：①病毒呈小球状，直径为40～70nm、核酸为单股正链RNA；核衣壳呈二十面体对称型，有包膜，包膜上镶嵌有血凝素刺突。②病毒致病力强，所致疾病潜伏期短，起病急，病情重。③宿主范围较广，可引起多种脊椎动物感染；节肢动物既是病毒的传播媒介，又是储存宿主，因此具有自然疫源性特点。④具有明显的季节性和地方性。

一、流行性乙型脑炎病毒

流行性乙型脑炎病毒简称乙脑病毒，是流行性乙型脑炎（乙脑）的病原体，属于黄病毒科、黄病毒属。1935年日本学者首先从脑炎死亡患者的脑组织中分离到该病毒，故亦称日本脑炎病毒（Japanese encephalitis virus，JEV）。乙脑病毒经蚊子叮咬传播，多数为隐性感染，但乙型脑炎严重者病死率高，幸存者常留下神经系统后遗症。随着疫苗的推广使用，我国乙型脑炎发病率已明显降低。

（一）生物学特性

乙脑病毒呈球形，直径为30～40nm，核酸为单股正链RNA，衣壳呈二十面体对称型，外层为脂蛋白构成的包膜，包膜上镶嵌有血凝素刺突，能凝集鸡、鹅和绵羊等动物的红细胞；能在Vero细胞中增殖，最易感动物是乳鼠；对脂溶剂敏感；不耐热，56℃ 30分钟或100℃ 2分钟可灭活。

（二）致病性与免疫性

乙脑病毒的传染源主要是家畜、家禽，因为幼猪感染后形成的病毒血症时间较长，所以幼猪是最主要的传染源，也是储存宿主。人感染病毒后仅出现短暂的病毒血症，且血中病毒滴度不高，所以患者不是主要的传染源。乙脑病毒的主要传播媒介是三带喙库蚊，蚊可携带病毒越冬，并可经卵传代，故蚊既是传播媒介，又是重要的储存宿主。病毒通过蚊以蚊—猪—蚊等方式在动物中不断循环，若带病毒蚊虫叮咬人，则可引起人类感染。乙脑的流行有明显的季节性，流行高峰期与蚊的密度高峰期一致，以夏、秋季节流行为主，80%～90%的病例集中在7、8、9三个月内。

人群对乙脑病毒普遍易感，但绝大多数表现为隐性感染，显性感染者多为10岁以下儿童。病毒经蚊叮咬进入人体后，首先在皮下毛细血管内皮细胞和淋巴结内增殖，然后进入血流，形成第一次病毒血症。病毒随血流播散至肝、脾等处，在单核巨噬细胞内大量增殖后，病毒再次入血，引起第二次病毒血症，患者出现发热、寒战及全身不适等症状。绝大多数感染者病情不再继续发展，数日后可自愈。少数免疫力低下者，病毒可穿过血-脑屏障进入中枢，在神经细胞中增殖，引起脑实质和脑膜炎症，出现中枢神经系统症状，表现为高热、剧烈头痛、频繁呕吐、抽搐、颈项强直等，严重者出现昏迷、中枢性呼吸衰竭或脑疝，病死率可高达10%～40%。有5%～20%的患者可出现痴呆、失语及瘫痪等后遗症。

乙脑病毒抗原性稳定，病后或隐性感染后可获得稳定而持久的免疫力，以中和抗体介导的体液免疫为主，特异性细胞免疫也有重要作用。

（三）微生物学检查

微生物学检查可用乳鼠脑内接种分离培养病毒，鉴定可采用红细胞吸附试验或免疫学试验等方法。IgM抗体检测用于早期快速诊断，PCR技术可用于检测病毒核酸。

(四)防治原则

乙脑一般预防包括搞好环境卫生、防蚊灭蚊和动物管理,特异性预防措施主要是接种乙脑疫苗。我国使用灭活疫苗进行计划免疫,对象是 9 个月至 10 岁小儿,免疫保护率可达 60% 以上。在流行季节前给幼猪接种疫苗,可降低人群乙脑的发病率。目前对乙型脑炎尚无特效治疗方法。

二、登革病毒

登革病毒(dengue virus)在分类上属于黄病毒科、黄病毒属,是登革热和登革出血热的病原体。登革热广泛流行于热带、亚热带地区,特别是东南亚、西太平洋地区和中南美洲。我国广东、海南、广西及台湾等地区均有发生。

登革病毒形态结构与乙脑病毒相似,依抗原性不同分为 DEN - 1、DEN - 2、DEN - 3 和 DEN - 4 四个血清型。

患者和隐性感染者是主要传染源。猩猩、猴类等灵长类动物感染后不出现明显的症状,是丛林登革病毒的主要传染源和储存宿主。传播媒介主要是埃及伊蚊和白纹伊蚊。

登革病毒进入人体后,首先在毛细血管内皮细胞和单核细胞中增殖,然后经血流播散而致登革热,潜伏期为 4~8 天。感染者在发病前 24 小时到发病后 5 天内出现病毒血症,血液中含有大量病毒。临床上根据症状不同将登革热分为普通型和登革出血热(登革出血综合征)两种类型。普通型登革热:表现为发热、头痛、全身肌肉和关节疼痛、淋巴结肿大及皮疹等症状,病情较轻,有自限性。登革出血热(登革出血综合征):病情较重,病情发展迅速,除上述症状外,常伴有出血现象,表现为皮肤紫癜和瘀斑、消化道出血、呼吸道出血及蛛网膜下腔出血等,可进一步发展为出血性休克,死亡率高。

目前对登革热也无特殊治疗方法,防蚊、灭蚊是预防登革热的主要手段。疫苗尚未研制成功。

考点直通车

流行性乙型脑炎病毒的传播媒介是下列哪个
A. 跳蚤   B. 苍蝇   C. 三带喙库蚊   D. 中华按蚊   E. 蜱虫

答案与解析:流行性乙型脑炎病毒的主要传播媒介是三带喙库蚊,病毒通过蚊叮咬人而引起人类感染,防蚊、灭蚊是预防乙型脑炎的重要措施,故选 C。

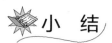

小　结

虫媒病毒是一大类通过吸血节肢动物叮咬人、家畜及野生动物而传播的病毒,主要有乙脑病毒、登革病毒、森林脑炎病毒、汉坦病毒和新疆出血热病毒等。乙脑病毒引起乙脑,属于单股正链 RNA 病毒,核衣壳呈二十面体对称型,有包膜。幼猪是乙脑最主要的传染源,蚊既是传播媒介,又是重要的储存宿主,特异性预防措施主要是接种乙脑疫苗。登革病毒是登革热和登革出血热的病原体,形态结构与乙脑病毒相似,患者和隐性感染者是主要传染源,传播媒介主要是埃及伊蚊和白纹伊蚊,防蚊、灭蚊是预防登革热的主要手段。

综合测试

一、选择题（A 型题）

1. 乙脑的最主要传染源是
   A. 患者　　B. 幼猪　　C. 家禽　　D. 野生动物　　E. 牛、羊、马
2. 关于乙脑病毒，下列哪项描述错误
   A. 单股正链 RNA 病毒　　　　　　B. 球形，有包膜病毒
   C. 患者多为 10 岁以下儿童　　　　D. 传播媒介是三带喙库蚊
   E. 抗原性不稳定
3. 登革病毒的传播途径是
   A. 呼吸道　　B. 消化道　　C. 伊蚊叮咬　　D. 密切接触　　E. 蜱虫叮咬
4. 下列不属于虫媒病毒是
   A. 乙脑病毒　B. 登革病毒　C. 森林脑炎病毒　D. 麻疹病毒　E. 汉坦病毒

二、简答题

1. 乙脑病毒的形态结构是怎样的？
2. 乙脑的防治原则是什么？

三、思考题

为什么人群感染乙脑病毒后，显性感染者多为 10 岁以下儿童？

第五节　人类免疫缺陷病毒

人类免疫缺陷病毒（human immunodeficiency virus，HIV）是获得性免疫缺陷综合征（acquired immunodeficiency syndrome，AIDS，简称艾滋病）的病原体，属于逆转录科病毒。HIV 有两型：HIV-1 型和 HIV-2 型。艾滋病大多由 HIV-1 型引起；HIV-2 型主要在西非流行。AIDS 已成为当今全球最大的公共卫生问题之一。

一、生物学特性

HIV 呈球形，直径为 100～120nm，核心含两条单股正链 RNA 和逆转录酶等。HIV 具有双层衣壳，内层衣壳蛋白（P24）形成圆锥状核心，具有高度特异性，是确定 HIV 感染的指标；外层衣壳蛋白（P17）的外面包被有脂质双层包膜，包膜上有刺突，由蛋白 gp120 及 gp41 组成（图 9-5）。

HIV 抵抗力较弱，加热 56℃ 30 分钟即被灭活。室温下，病毒活性可保持 15 天。0.5% 次氯酸钠、70% 乙醇或 5% 来苏尔处理 10 分钟对该病毒均有灭活作用。HIV 对紫外线有耐受性。

二、致病性与免疫性

艾滋病的传染源有 HIV 携带者和艾滋病患者。病毒主要存在于血液、精液、阴道分

泌物及乳汁中。其传播途径主要有三种。①性传播：可通过同性或异性间性行为传播。目前，性传播已经成为我国 HIV 感染的主要途径，且学生感染人数上升。②血液传播：通过输注带 HIV 的血液、血制品，器官移植，静脉吸毒者公用注射器或污染 HIV 的医疗器械等传播。③母婴传播：感染 HIV 的女性可通过胎盘、产道或哺乳时将病毒传给胎儿或婴儿。

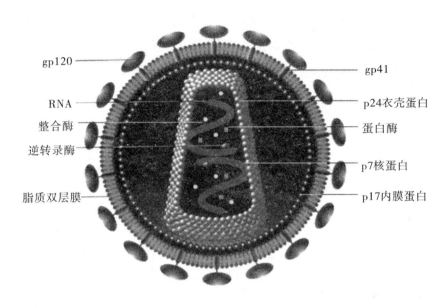

图 9-5　HIV 结构示意图

目前尚无证据证明与 HIV 感染者日常接触（如握手等）及节肢动物叮咬会感染 HIV。

艾滋病的潜伏期很长，一般为半年至十年，绝大多数为 5~8 年。由于 CD4 是 HIV 的刺突成分 gp120 的受体，因此，HIV 进入人体后选择性侵入带 CD4 的 $CD4^+T$ 细胞、单核-巨噬细胞和小胶质细胞中，造成细胞损伤。HIV 损伤 $CD4^+T$ 细胞的机制主要有：①HIV 与 $CD4^+T$ 细胞融合，形成多核巨细胞，失去正常功能。②CTL 对 $CD4^+T$ 细胞的直接杀伤作用，引起 $CD4^+T$ 细胞数量减少。③诱导 $CD4^+T$ 细胞凋亡。④HIV 复制产生大量病毒 DNA 而抑制 $CD4^+T$ 细胞正常生物合成。⑤HIV 作为超抗原，大量激活 $CD4^+T$ 细胞，造成 $CD4^+T$ 细胞死亡，数量减少。通过以上机制，造成 $CD4^+T$ 细胞数量及功能受损，机体细胞免疫功能缺陷，并继发体液免疫功能缺陷，引起艾滋病的发生。HIV 感染脑组织中的小胶质细胞，可造成神经细胞的损伤，使患者出现 HIV 脑病、周围神经炎和 AIDS 痴呆综合征等。

HIV 感染者在感染过程中可经历四个时期。①原发感染期：HIV 进入机体后大量增殖，引起病毒血症。感染者 80% 以上会表现出类似于感冒的某些症状，如皮疹、恶心、疲劳及盗汗等，持续 2~3 周后症状自然消失，转入下一时期。②无症状感染期：此期持续时间长达 6 个月至 10 年。感染者可无症状或仅有无痛性淋巴结肿大。血液中 HIV 数量很低，病毒在感染细胞中继续复制。③AIDS 相关综合征：随着病毒大量增殖，机体免疫功能受损加重，各种症状开始出现，如发热、盗汗、慢性腹泻、全身倦怠、体重下降及全身淋巴结肿大等。④典型 AIDS 期:患者出现各种严重机会感染、中枢神经系统损伤及罕见恶性肿瘤。常见的机会感染包括以下几种。①真菌:有卡氏肺孢子虫肺炎、白色念珠菌感染、组织胞质菌感染及弓形体感染等。②细菌:主要有结核分枝杆菌、李斯特菌等。③病毒:常见有巨细胞病毒、单纯疱疹病毒和水痘－带状疱疹病毒等。恶性肿瘤以恶性淋巴瘤和卡波西肉瘤多见。40%～90%的艾滋病患者会有神经系统病变,表现为外周神经炎、无菌性脑膜炎及 AIDS 痴呆综合征等。患者常于出现症状后 1～3 年内死亡。

HIV 侵入人体后,能刺激机体产生相应抗体,如包膜蛋白抗体、核心蛋白抗体等,但这些抗体对 HIV 无清除作用。机体也可产生细胞免疫,但细胞免疫也不能清除 HIV。

三、微生物学检查

艾滋病的微生物检查常以检测到 HIV 抗体作为感染的标志,常用方法是 ELISA 法。由于 HIV 与其他反转录病毒之间有交叉反应性,因此 ELISA 法只能作为 HIV 感染的筛选试验,HIV 抗体阳性者必须做确认试验。常用确认试验是免疫印迹实验(western blot, WB),检测 p24 的抗体和 gp120 的抗体等,也可用 PCR 法检测血浆中病毒 RNA,常采用定量 RT－PCR 技术,用于监测疾病进展和评价疗效。

四、防治原则

(1)加强卫生宣传,普及 AIDS 知识,取缔娼妓,严禁性滥交和吸毒。

(2)加强血液制品的检测,严格筛选献血员,坚决取缔地下采血交易,确保输血和血液制品的安全性。防止医源性感染。

(3)建立 HIV 感染的监测系统,及时掌握疫情。

(4)严格管理并积极治疗患者及 HIV 感染者。目前尚无理想治疗药物,自 1996 年临床上开始采用多药联合的"鸡尾酒疗法"治疗 AIDS 患者以来,很多患者免疫功能得到一定程度恢复,抗感染能力增强,生命得以延长。药物组合方案有:①一种蛋白酶抑制剂联合两种核苷类逆转录酶抑制剂;②一种非核苷类逆转录酶抑制剂联合两种核苷类逆转录酶抑制剂;③三种核苷类逆转录酶抑制剂。HIV 疫苗尚在研究中。

考点直通车

下列关于艾滋病的描述,正确的是

A. HIV 属于 RNA 病毒

B. HIV 的入侵对象是带有 CD8 分子的细胞

C. 早期病变时淋巴滤泡发生萎缩

D. 继发性恶性肿瘤中最常见的为原发性肝癌

E. HIV 可通过蚊虫叮咬传播

答案与解析:HIV 属于反转录病毒,核心为单链 RNA,入侵对象是带有 CD4 分子的细胞,感染早期有无痛性淋巴结肿大,继发性恶性肿瘤中最常见的为恶性淋巴瘤和卡波西肉瘤,无蚊虫传播依据,故选 A。

小 结

HIV 是 AIDS 的病原体,分为两型:HIV-1 型和 HIV-2 型。HIV 呈球形,核心为两条单股正链 RNA 和逆转录酶,属于逆转录病毒。包膜上有刺突,由蛋白 gp120 及 gp41 组成。传染源有 HIV 感染者和艾滋病患者。传播方式主要有三种:①性传播;②血液传播;③母婴传播。潜伏期一般为半年至十年。感染过程中可经历原发感染期、无症状潜伏期、AIDS 相关综合征和典型 AIDS 四个阶段。患者常于出现症状后 1~3 年内死亡。目前尚无理想治疗药物,HIV 疫苗尚在研究中。

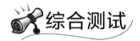

一、选择题(A 型题)

1. HIV 可与 T 淋巴细胞表面的 CD4 分子结合的是
   A. 逆转录酶　　B. p17　　　C. p24　　　D. gp120　　　E. gp41
2. HIV 的传播途径不包括
   A. 输血　　　B. 性接触　　C. 垂直传播　　D. 握手　　　E. 静脉注射毒品
3. HIV 的主要致病机制是
   A. 破坏肝细胞,造成肝功能降低
   B. 杀伤 $CD4^+$ T 细胞,使机体免疫功能降低
   C. 抑制骨髓造血功能,使免疫细胞生成减少
   D. 杀伤 B 淋巴细胞,使抗体合成减少
   E. 杀伤中性粒细胞,降低机体免疫功能
4. 下列哪个不是预防 HIV 感染的手段
   A. 严格筛选献血员　　　　B. 杜绝娼妓　　　　C. 使用一次性注射器
   D. 避免与患者交谈、握手　　　　　　　　　　E. 严禁吸毒

二、简答题
1. HIV 的形态结构有哪些特点?HIV 通过什么途径感染人体?
2. HIV 的致病机制是什么?

三、思考题
为什么 HIV 感染后会导致机体免疫功能缺陷?

第六节　疱疹病毒

疱疹病毒(herpes viruses)是一群有包膜的双股 DNA 病毒,现已发现 100 多种。疱疹病毒感染的宿主范围广泛,感染人类的主要有八种疱疹病毒(表 9-6)。

一、单纯疱疹病毒

单纯疱疹病毒(HSV)呈球形,完整病毒直径为 150～200nm,由核心、衣壳、被膜及包膜组成。核心含双股 DNA,衣壳呈二十面体对称型,由 162 个壳微粒组成,衣壳外有被膜覆盖,最外层为脂质包膜,其表面含多种糖蛋白,与病毒增殖及诱导细胞融合有关,并能诱生中和抗体。

表9-6 引起人类感染的疱疹病毒

病毒种类	所致疾病
单纯疱疹病毒1型	龈口炎、唇疱疹、角膜炎、结膜炎、脑炎等
单纯疱疹病毒2型	新生儿疱疹、生殖器疱疹
水痘-带状疱疹病毒	水痘、带状疱疹
EB病毒	传染性单核细胞增多症,Burkitt 淋巴瘤、鼻咽癌等
人类巨细胞病毒(CMV)	先天性感染、单核细胞增多症、肝炎、间质性肺炎等
人类疱疹病毒6型(HHV-6)	婴儿急疹
人类疱疹病毒7型(HHV-7)	未定论
人类疱疹病毒8型(HHV-8)	Kaposi 肉瘤

HSV 有两个血清型,即 HSV-1 型和 HSV-2 型,两型病毒核苷酸序列有 50% 同源性、型间有共同抗原,也有特异性抗原,可用 DNA 杂交实验等方法区分型别。

HSV 可在多种细胞中生长,常用的培养方法有细胞培养或鸡胚培养。

患者和健康带毒者为传染源,主要通过直接密切接触和性接触传播。人类感染普遍,感染率高达 80%～90%。HSV 经口腔、呼吸道及生殖道黏膜和破损皮肤等多种途径侵入机体。临床感染类型有以下几种。①原发感染:6 个月以内婴儿感染 HSV 常表现为隐性感染。HSV-1 原发感染常发生于 6 个月至 15 岁的婴幼儿,常见的有龈口炎,临床表现为发热、牙龈和咽颊部成群疱疹、咽喉痛。此外还可引起唇疱疹、湿疹样疱疹、疱疹性角膜炎、疱疹性脑炎等。HSV-2 原发感染多见于 14 岁以上人群,主要引起生殖器疱疹,常伴有发热、全身不适、局部剧痛和淋巴结炎等。②潜伏感染和复发:机体 HSV 原发感染产生免疫力后,将大部分病毒清除,少数病毒可长期潜伏于三叉神经节(HSV-1)和脊神经节(HSV-2)神经细胞内,当机体受发热、受寒、月经、情绪紧张或使用某些激素等刺激时,潜伏的病毒可被激活并增殖,沿神经轴索下行至感觉神经末梢所支配的上皮细胞内继续增殖,引起复发性局部疱疹,常见在唇鼻间皮肤与黏膜交界处出现成群小疱疹。③先天性感染:HSV-1 通过胎盘感染,引起流产或胎儿畸形等,分娩时也可通过产道感染 HSV-2,引起新生儿疱疹,可累及内脏,死亡率高。另外,有报道 HSV-1 和 HSV-2 分别与唇癌及子宫颈癌有关。

用酶联免疫吸附试验(ELISA)等方法直接检测细胞或分泌液中的抗原,可快速诊断 HSV 感染。

5-碘脱氧尿嘧啶核苷(疱疹净)、阿糖胞苷等治疗疱疹性角膜炎有较好的疗效。近年来发现无环鸟苷(ACV)、丙氧鸟苷(GCA)可选择性地抑制 HSV 的复制,主要用于治疗生殖器疱疹、唇疱疹、疱疹性脑炎、新生儿疱疹、疱疹性角膜炎等。

二、水痘-带状疱疹病毒

水痘-带状疱疹病毒（VZV）是水痘和带状疱疹的病原体。

VZV基本性状与HSV相似，只有一个血清型，能在人或猴成纤维细胞中增殖，形成核内嗜酸性包涵体及产生多核巨细胞病变。

人是唯一自然宿主，水痘患者是主要传染源，经呼吸道黏膜或接触感染。病毒侵入人体，进入血液形成病毒血症，经2~3周潜伏期后，患儿全身皮肤出现丘疹、水疱疹并可发展为脓疱疹。皮疹分布呈向心性，躯干较多，面部和四肢少。儿童水痘病情一般较轻，但偶有并发间质性肺炎和感染后脑炎。成人患水痘时，20%~30%并发肺炎，病死率较高。

带状疱疹是潜伏在体内的VZV复发所致。水痘病愈后，病毒潜伏在脊髓后根神经节或颅神经的感觉神经节中，当机体受到某些如发热、受寒、使用免疫抑制剂及肿瘤等刺激时，潜伏病毒被激活，沿感觉神经轴索下行到其所支配的皮肤细胞内增殖，引起复发。由于疱疹沿神经支配的皮肤分布，串联成带状，故称为带状疱疹。带状疱疹多发生于躯干一侧和面部，局部痛觉非常敏感，有剧痛，病程为3周左右。

水痘病后机体可获得持久的免疫力，但不能清除长期潜伏于神经节中的病毒，故不能阻止带状疱疹的发生。

水痘-带状疱疹病毒减毒活疫苗对预防水痘感染和传播有良好的效果，紧急预防可注射水痘-带状疱疹免疫球蛋白。

患者可应用无环鸟苷、阿糖腺苷、阿昔洛韦及干扰素等治疗。

三、EB病毒

EB病毒（EBV）是Epstein和Barr于1964年首次从非洲儿童淋巴瘤细胞中分离到的病毒，属于疱疹病毒科，嗜淋巴细胞病毒属。

EB病毒形态与其他疱疹病毒相似，呈球形，直径为150~180nm，核心为双股线性DNA，衣壳呈二十面体对称型，有包膜。EB病毒只能在人类及某些灵长类B细胞中增殖。

人是EB病毒感染的宿主，主要通过唾液传播，也可经输血感染。EB病毒首先在口咽部上皮细胞内增殖，然后感染B淋巴细胞，病毒随B细胞播散而致全身性感染。幼儿感染多无症状，我国3~5岁幼儿90%以上曾感染过EB病毒。由EB病毒引起或与其有关的疾病主要有以下几种。①传染性单核细胞增多症：患者表现为发热、咽炎、皮疹、食欲减退、恶心、呕吐、腹泻、全身淋巴结肿大及肝脾大等，外周血单核细胞增多，并出现异型淋巴细胞。②非洲儿童淋巴瘤（burkitt淋巴瘤）：多见于5~12岁儿童，常发生在非洲。③鼻咽癌：多发生于40岁以上中老年人，我国广东省为高发区。

对于EB病毒感染，目前尚无特效治疗，阿昔洛韦和丙氧鸟苷有一定疗效，患者多能自愈。已经有两种疫苗问世，鼻咽癌高发区可接种疫苗进行特异性预防。

考点直通车

下列哪项不符合单纯疱疹病毒的致病性

A. 经密切接触传播 B. 不通过性接触传播

C. 人类感染率高达80%～90% D. 与唇癌及子宫颈癌有关

E. 病毒可潜伏于神经节内

答案与解析：单纯疱疹病毒主要通过直接密切接触和性接触传播,人类感染率高达80%～90%。机体感染后,少数病毒可长期潜伏于三叉神经节(HSV-1)和脊神经节(HSV-2)神经细胞内,当机体受某些因素(如发热、受寒等)刺激时,潜伏的病毒可被激活,引起复发性局部疱疹。有报道HSV-1和HSV-2分别与唇癌及子宫颈癌有关,故选B。

小 结

疱疹病毒是一群有包膜的双股DNA病毒,与人类关系较密切的有单纯疱疹病毒、水痘-带状疱疹病毒和EB病毒等。单纯疱疹病毒为双股DNA有包膜病毒,有HSV-1和HSV-2两个血清型,主要通过直接密切接触和性接触传播,引起龈口炎、唇疱疹、疱疹性角膜炎、疱疹性脑炎及生殖器疱疹等。水痘-带状疱疹病毒是水痘和带状疱疹的病原体,基本性状与单纯疱疹病毒相似,只有一个血清型。水痘多见于儿童,传染源主要是水痘患者。带状疱疹是体内潜伏的病毒复发所致,接种疫苗可有效预防水痘。EB病毒是Epstein和Barr于1964年首次分离成功的病毒,形态与其他疱疹病毒相似。人是EB病毒感染的宿主,主要通过唾液传播,也可经输血感染,所致疾病主要有传染性单核细胞增多症和非洲儿童淋巴瘤,与鼻咽癌的发生密切相关,鼻咽癌高发区可接种疫苗进行特异性预防。

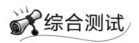

综合测试

一、选择题(A型题)

1. HSV的传播途径不包括下列哪个

A. 直接密切接触 B. 性接触 C. 通过胎盘感染

D. 经蚊叮咬传播 E. 通过产道感染

2. 下列哪个疾病主要是因为HSV-2感染所致

A. 龈口炎 B. 疱疹性角膜炎 C. 生殖器疱疹

D. 疱疹性脑炎 E. 唇疱疹

3. 疾病好转后易潜伏在脊神经根里的病毒是

A. 水痘-带状疱疹病毒 B. 流感病毒 C. EB病毒

D. 脊髓灰质炎病毒 E. 麻疹病毒

4. 目前认为与鼻咽癌的发生有关的病毒是
   A. 单纯疱疹病毒 1 型　　B. 单纯疱疹病毒 2 型　　C. EB 病毒
   D. 脊髓灰质炎病毒　　E. 人乳头瘤病毒

二、简答题

1. HSV 的致病性是怎样的？
2. VZV 的致病性是怎样的？

三、思考题

目前认为 EB 病毒与鼻咽癌的发生密切相关的依据是什么？

第七节　其他病毒

其他引起人类感染的病毒有很多，其中主要有狂犬病病毒及人乳头瘤病毒等。

一、狂犬病病毒

狂犬病病毒(rabies virus)是狂犬病的病原体，属于弹状病毒科，是一种嗜神经病毒，主要在狼、狐狸等野生动物和犬、猫等宠物中传播，人可因带病毒动物咬伤或抓伤而感染。

(一)生物学特性

病毒呈子弹状，直径为 75～180nm，核心含单股负链 RNA，核衣壳为螺旋对称型，有包膜，包膜上有糖蛋白构成的刺突，刺突与病毒的感染性和毒力有关。病毒可发生毒力变异，将野毒株在兔脑内连续传 50 代后，病毒对兔致病的潜伏期从 2～4 周缩短并固定为 4～5 天，称为固定毒株。固定毒株的致病力减弱或不引起动物发病，可用以制备疫苗。狂犬病病毒易在神经细胞中大量增殖，胞质内可形成嗜酸性、圆形或椭圆形包涵体，称为内基小体(negri body)。检查内基小体有助于狂犬病的诊断。

病毒抵抗力不强，加热 60℃ 5 分钟可将病毒灭活；在 4℃ 以下可存活数月，在 -70℃ 或冷冻干燥条件下能存活数年；对脂溶剂敏感，易被强酸、强碱、甲醛灭活。

(二)致病性

传染源 80% 为病犬，其他动物有猫、牛、马、猪等。人多因病犬或其他带毒动物咬伤引起感染。人被咬伤后，动物唾液中的狂犬病病毒通过伤口进入体内。潜伏期一般为 1～3 个月，但亦有短至 1 周或长达数年者，其长短取决于被咬伤部位与头部的距离及伤口内感染的病毒量。病毒进入体内先在肌纤维细胞中增殖，然后沿神经末梢上行至中枢神经细胞继续增殖。之后，病毒又经传出神经播散至全身。病毒主要引起脑和脊髓广泛性病理损伤。患者早期有发热、乏力、流涎等表现，经 2～4 天后出现神经兴奋性增高症状，如躁动不安、恐水、恐声、恐光和咽喉肌肉痉挛等症状，甚至闻水声即引起痉挛发作，故又称"恐水症"。3～5 天后转入麻痹期，患者出现昏迷、呼吸衰竭及循环衰竭等，直至死亡。病死率几乎为 100%。

(三)微生物学检查

人被咬伤后，可将动物隔离观察，若经 7～10 天不发病，一般认为该动物未患狂犬病。若观察期间发病，即将其处死，取其海马回部位脑组织切片，寻找内基小体以做辅助诊断。

(四)防治原则

捕杀野犬,加强家犬管理,注射疫苗是预防狂犬病的主要措施。被犬或其他动物咬伤、抓伤后,应立即采取以下措施。①及时彻底处理伤口:首先用20%的肥皂水或清水反复冲洗伤口,再用75%乙醇及碘酒涂擦。②人工被动免疫:伤口局部浸润注射高效价狂犬病病毒抗血清,也可采取肌内注射,注射剂量为20U/kg。③人工自动免疫:及时接种狂犬疫苗。我国现使用狂犬病病毒灭活疫苗,动物咬伤后当天、第3天、第7天、第14天、第28天各肌注1ml,免疫效果好,副作用少。

二、人乳头瘤病毒

人乳头瘤病毒(HPV)属乳多空病毒科。病毒直径为52~55nm,核心为双链环状DNA,衣壳呈二十面体对称型,无包膜。HPV具有高度种属特异性,人体皮肤及黏膜的复层鳞状上皮是HPV的唯一宿主。HPV型别较多,根据HPV的同源性,已发现120多种型别。

HPV主要通过直接或间接接触污染物品或性接触传播。病毒侵入人体后,停留于感染部位的皮肤和黏膜中,不经血流扩散,不产生病毒血症。HPV可引起皮肤和黏膜的多种良性乳头状瘤或疣(表9-7)。所致疾病有寻常疣、跖疣、扁平疣及尖锐湿疣等。某些型别感染还具有潜在致癌性,研究表明HPV16、HPV18、HPV31及HPV33等型与宫颈癌的发生关系密切,属于高危组病毒,癌组织中HPV DNA阳性率达60%以上。切断传播途径是有效预防HPV传染的措施。生殖器HPV感染常用干扰素进行治疗。某些型别的HPV疫苗已开始应用于临床,以预防子宫颈癌、阴道癌、外阴癌以及生殖器湿疣等相关疾病。

表9-7 HPV型别及所致主要疾病

HPV型别	引起的主要疾病
HPV1、HPV4	跖疣
HPV1、HPV2、HPV4	寻常疣
HPV3、HPV10	扁平疣
HPV7	屠夫寻常疣
HPV5、HPV8、HPV9、HPV12、HPV14、HPV15、HPV17、HPV19~25、HPV36	疣状表皮增生异常
HPV6、HPV11	喉乳头瘤、口腔乳头瘤
HPV6、HPV11	尖锐湿疣
HPV16、HPV18、HPV31、HPV33	宫颈上皮内瘤变(CIN)与宫颈癌

考点直通车

关于狂犬病病毒的生物学性状,下列哪项叙述错误

A. 属弹状病毒科 B. 核心含双股DNA
C. 在神经细胞中可见内基小体 D. 有包膜及刺突
E. 对脂溶剂敏感

答案与解析：狂犬病病毒呈子弹状，属于弹状病毒科病毒，核心含单股负链RNA，有包膜，包膜上有糖蛋白刺突。狂犬病病毒在神经细胞中增殖，胞质内可形成包涵体，称为内基小体。病毒对外界抵抗力弱，对脂溶剂敏感，易被强酸、强碱、甲醛灭活，故选B。

小 结

狂犬病病毒是狂犬病的病原体，病毒呈子弹状，核心含单股负链RNA，有包膜。病毒在神经细胞胞质内可形成嗜酸性、圆形或椭圆形包涵体，称为内基小体。检查内基小体有助于狂犬病的诊断。狂犬病病毒对脂溶剂敏感，易被强酸、强碱、甲醛灭活。狂犬病又称"恐水症"，病死率几乎为100%。

人乳头瘤病毒（HPV）属乳多空病毒科，核心为双链环状DNA，主要通过直接或间接接触污染物品或性接触传播，所致疾病有寻常疣、跖疣、扁平疣及尖锐湿疣等。HPV与宫颈癌的发生关系密切，HPV16、HPV18、HPV31、HPV33等型属于高危组病毒。切断传播途径是有效预防HPV传染的措施。

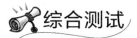

综合测试

一、选择题（A型题）

1. 内基小体有助于诊断下列哪种病毒感染
   A. 乙肝病毒　　B. 麻疹病毒　　C. 流感病毒　　D. 狂犬病病毒　　E. 单纯疱疹病毒
2. 被狂犬咬伤后，最正确的处理措施是
   A. 注射干扰素　　　　　　B. 注射丙种球蛋白　　　　　　C. 注射抗生素
   D. 清创+接种疫苗+注射狂犬病病毒免疫血清　　E. 注射狂犬病病毒免疫血清
3. 下列哪型HPV感染易引发子宫颈癌
   A. HPV16、HPV18　　B. HPV1　　C. HPV4　　D. HPV3　　E. HPV10
4. 下列关于HPV，描述错误的是
   A. 有的可通过性接触传播　　　　　　B. 核心为双链环状DNA
   C. 有的与宫颈癌密切相关　　　　　　D. 无疫苗可预防
   E. 唯一易感细胞是人体皮肤及黏膜的复层鳞状上皮

二、简答题

1. 狂犬病病毒的形态结构是怎样的？
2. HPV高危型别主要有哪些？

三、思考题

为什么人被野犬等动物咬伤后要用肥皂水反复冲洗伤口？

第八节　朊　粒

朊粒（prion）又称朊病毒，属于一类特殊的传染性蛋白粒子，是引起人和动物传染性海绵状脑病(TSE)的病原体。

一、生物学特性

朊粒大小只有 30~50nm,无病毒体结构,不含核酸,主要由朊粒蛋白质(prion protein,PrP)构成,分子量为 27000~30000。由羊瘙痒病因子感染的仓鼠脑组织分离的 PrP 称为 PrPsc(scrapie isoform of PrP)。正常人和动物神经细胞能够表达一种 PrP 类似物,即 PrPc(cellular isoform of PrP)。PrPc 分布于正常细胞表面,对蛋白酶敏感,其功能尚不清楚。PrPsc 和 PrPc 的一级结构相似,但分子构型不同。推测原本无毒的 PrPc 可通过构型的转变而获得毒性和对蛋白酶的抗性。朊粒无免疫原性,机体内未检出相应特异性抗体,不诱发干扰素的产生,也不受干扰素作用。朊粒对多种理化因素具有极强的抵抗力,能抵抗甲醛、乙醇、蛋白酶、紫外线、电离辐射、超声波等的作用,经 120~130℃加热 4 小时不被破坏。高压蒸汽灭菌 134℃ 1 小时才能将其杀灭。

二、致病性与免疫性

朊粒的传播途径包括消化道感染(食用动物肉骨粉饲料、牛骨粉汤等)和医源性感染(使用脑垂体生长激素、角膜移植、输血等)。PrPsc 增殖机制还不清楚。据推测,PrPsc 与细胞表面 PrPc 的结合,可触发后者变构形成更多的 PrPsc,大量 PrPsc 从细胞释放后在脑组织聚合成特殊的淀粉样斑块,进一步发展为海绵状脑病,患者出现致死性中枢神经系统的慢性退化性病变。人畜一旦发病,6 个月至 1 年内死亡,死亡率为 100%。

朊粒导致的人和动物疾病主要有羊瘙痒病、库鲁病、克-雅病、疯牛病及格斯综合征等。这些疾病的共同特点为潜伏期长,病变部位只发生在中枢神经系统,而不累及其他器官;病理特征是神经元的退行性变、空泡变性、淀粉样斑块形成、星状胶质细胞增生等,病灶处无炎症反应。患者可有痴呆、共济失调、眼球震颤和癫痫等临床表现。患者对朊粒不产生特异性的免疫应答。

三、微生物学检查

采取患者脑脊液和病变脑组织等,通过染色镜检、免疫组化和免疫印迹等方法检测 PrPsc。检查方法主要包括以下几种。①电子显微镜检查:可观察与朊粒感染性疾病相关的病理特征。②神经病理学检查:可见海绵样病变稀疏地分布于整个大脑皮质,神经元消失,星状细胞增生,典型病变为融合性海绵状空泡,周围有大量淀粉样斑,为诊断朊粒感染的常用手段。③免疫学检查:用于朊粒感染特异性标记 PrPsc 的检测。④PrP 基因检测:测定染色体上的 PrP 基因序列,可诊断遗传型朊粒感染性疾病。⑤朊粒的分离:用易感动物接种朊粒引起典型的海绵状脑病,具有诊断意义。

四、防治原则

目前,对朊粒感染性疾病尚无有效的治疗方法,只能积极预防。预防措施主要有:①消灭已知的感染家畜,对患者进行适当的隔离。②禁止食用被污染的食物。③对有家庭性疾病的家属更应注意防止其接触该病毒。④对神经外科的操作及器械进行严格消毒,对可疑材料可用 5% 次氯酸钠溶液处理 1 小时或 134℃ 高压蒸汽灭菌 1 小时。

考点直通车

下列哪项属于朊粒的增殖方式

A. 朊粒与宿主的基因组整合　　　　　B. 朊粒的增殖方式与细菌相同

C. PrPsc 引发 PrPc 空间结构的改变而转变为大量 PrPsc

D. 与其他病毒增殖方式一样　　　　　E. 不增殖

答案与解析：人或动物 PrP 基因编码一种蛋白（PrPc），该蛋白无致病性。PrPc 的空间结构改变后成为 PrPsc（朊粒），就具有了致病性。PrPsc 可以诱导更多的 PrPc 转变为 PrPsc，实现朊粒的增殖，故选 C。

小　结

朊粒又称朊病毒，属于一类特殊的传染性蛋白粒子，无病毒体结构，不含核酸，主要由朊粒蛋白质（PrP）构成，无免疫原性，机体内未检出相应特异性抗体。朊粒对多种理化因素具有极强的抵抗力，高压蒸汽灭菌 134℃ 1 小时才能将其破坏。朊粒的传播途径包括消化道感染和医源性感染，引起患者出现致死性中枢神经系统的慢性退化性病变，包括羊瘙痒病、库鲁病、克-雅病、疯牛病及格斯综合征等，死亡率为 100%。目前对朊粒所致疾病尚无有效的治疗方法。

综合测试

一、选择题（A 型题）

1. 关于朊粒的叙述下列正确的是

　A. 核心含有 DNA　　　　B. 核心含有 RNA　　　　C. 结构中包括核心和衣壳

　D. 是一种传染性蛋白粒子　　　　E. 化学成分为蛋白质，抗原性强

2. 下列不是由朊粒感染引起的疾病是

　A. 疯牛病　　B. 库鲁病　　C. 克-雅病　　D. 格斯综合征　　E. 流行性出血热

3. 朊粒感染引起的病变部位主要是

　A. 脑组织　　B. 肝脏　　C. 肾脏　　D. 心肌组织　　E. 肺组织

4. 朊粒的传播途径不包括

　A. 消化道感染　　　　　B. 角膜移植　　　　　C. 输血

　D. 蚊传播　　　　　　　E. 使用脑垂体生长激素

二、简答题

1. 朊粒的结构是怎样的？

2. 朊粒的传播途径是什么？所致常见疾病有哪些？

三、思考题

采用普通 PCR 技术能不能辅助诊断朊粒感染？

（陈应国）

第十章　其他原核细胞型微生物

> **学习目标**
> (1) 了解放线菌属和诺卡菌属的生物学性状和致病性。
> (2) 熟悉钩端螺旋体、肺炎支原体和立克次体的生物学性状和致病性。
> (3) 掌握螺旋体、衣原体、支原体、立克次体和放线菌的形态结构,梅毒螺旋体、解脲支原体、沙眼衣原体的生物学性状、致病性和防治原则。

第一节　螺旋体

螺旋体(spirochaeta)是一类细长、柔软、弯曲呈螺旋状、运动活泼的原核细胞型微生物。其基本结构及生物学性质与细菌相似,例如有细胞壁、原始核质、以二分裂方式繁殖及对抗生素敏感等,故分类学上将螺旋体列入广义的细菌学范畴。该微生物细胞壁与细胞膜间有轴丝,轴丝的屈曲与收缩使其能自由活泼运动。螺旋体种类繁多,广泛存在于自然界和动物体内。根据其大小、螺旋数目、螺旋规则程度和两端的间距不同,将螺旋体科分为9个属,其中对人致病的主要有3个属。

(1) 密螺旋体属:有8~14个细密而规则的螺旋,两端尖直。对人致病的主要有梅毒螺旋体。

(2) 钩端螺旋体属:螺旋细密规则,菌体一端或两端弯曲呈钩状。对人致病的主要有钩端螺旋体。

(3) 疏螺旋体属:有3~10个稀疏而不规则的螺旋,呈波浪状。对人致病的主要有回归热螺旋体、伯氏螺旋体和奋森螺旋体。

一、梅毒螺旋体

梅毒螺旋体(treponema pallidum,TP)是引起人类梅毒的病原体。梅毒是性传播疾病中危害较严重的一种,人是其唯一宿主。因梅毒螺旋体透明且不易着色,故又称为苍白螺旋体(图10-1)。

(一) 生物学性状

1. 形态与染色　梅毒螺旋体有8~14个致密而规则的小螺旋,长6~15μm,宽0.1~0.2μm,两端尖直,运动活泼。革兰染色阴性,但不易着色,用Fontana镀银染色法染成棕褐色。新鲜标本可直接在暗视野显微镜下观察其形态和运动方式。

2. 培养特性　至今尚不能利用人工培养基培养梅毒螺旋体。1981年,Fieldsteel等利用棉尾兔单层细胞在微氧条件下成功培养了梅毒螺旋体。

3. **抗原构造** 梅毒螺旋体抗原分为三类。

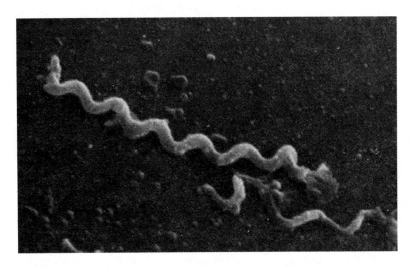

图10-1 梅毒螺旋体电镜照

（1）表面特异性抗原：刺激机体产生特异性的凝集抗体及密螺旋体制动或溶解抗体，后者加补体可溶解螺旋体，对机体有保护作用。

（2）螺旋体内类属抗原：可产生补体结合抗体，与非病原性螺旋体有交叉反应。

（3）螺旋体与宿主组织磷脂形成的复合抗原：当螺旋体侵入组织后，组织中的磷脂可黏附在螺旋体上，形成复合抗原，该抗原可刺激机体产生抗体，称为反应素。该反应素可与牛心肌或其他正常动物心肌提取的类脂质抗原产生沉淀反应（康氏试验）或补体结合反应（华氏试验），可作为梅毒的血清学诊断。

4. **抵抗力** 梅毒螺旋体抵抗力极弱，对干燥、热、冷等敏感。离开机体后，干燥环境下1~2小时或加热50℃ 5分钟即死亡。在血液中4℃放置3天可死亡，故冷藏3天以上的库存血无传染梅毒的可能。对化学消毒剂敏感，在10~20g/L苯酚中数分钟内死亡。对砷剂、青霉素、四环素及红霉素等敏感。

（二）致病性与免疫性

1. **致病物质** 目前尚未证实梅毒螺旋体具有外毒素和内毒素，其致病因素可能与其荚膜样物质和透明质酸酶有关。

（1）荚膜样物质：主要为存在于梅毒螺旋体表面的酸性黏多糖及外膜蛋白，具有抗吞噬作用。

（2）透明质酸酶：可分解组织中的透明质酸，利于梅毒螺旋体的扩散。

2. **所致疾病** 梅毒螺旋体在自然情况下只感染人，人是梅毒的唯一宿主及传染源。根据感染方式不同，梅毒可分为先天性梅毒（胎传梅毒）和后天性梅毒（获得性梅毒）两种。先天性梅毒由母体通过胎盘传染给胎儿，后天性梅毒主要通过性接触传染。

先天性梅毒是母体内的梅毒螺旋体通过胎盘进入胎儿血液循环，引起胎儿全身感染。螺旋体在胎儿内脏及组织中大量繁殖，可造成流产、早产或死胎；出生的先天性梅毒患儿表现为锯齿形牙、马鞍鼻、间质性角膜炎和神经性耳聋等特殊症状。

后天性梅毒分为三期,表现出反复、潜伏和再发的特点。

(1)一期梅毒:又称初期梅毒。梅毒螺旋体侵入皮肤黏膜约3周后,在侵入局部出现无痛性硬结及溃疡,称硬性下疳。局部组织镜检可见淋巴细胞及巨噬细胞浸润。下疳多发生于外生殖器皮肤与黏膜交界处,也可发生于宫颈、肛门、口腔等处,其溃疡渗出物中含有大量梅毒螺旋体,传染性极强。硬性下疳常可自然愈合,经2~3个月无症状的潜伏期后进入第二期。

(2)二期梅毒:发生于硬性下疳出现后2~8周,主要表现为全身皮肤、黏膜出现梅毒疹,全身淋巴结肿大,也可累及骨、关节、眼及其他脏器。梅毒疹及淋巴结中有大量梅毒螺旋体,有较强传染性。如不治疗,一般在3周至3个月后症状可消退,但常反复发作。经2年左右或更长时间潜伏,部分患者又可发作,进入第三期。

(3)三期梅毒:又称晚期梅毒。发生于感染2年以后,亦可长达10~15年。病变累及全身组织器官,基本病理性损害为慢性肉芽肿。主要表现为皮肤、黏膜出现溃疡性坏死灶或内脏器官肉芽肿样病变(梅毒瘤)。严重者经10~15年后,引起心血管及中枢神经系统病变,导致动脉瘤、脊髓结核或全身麻痹等。此期病灶中不易找到梅毒螺旋体,传染性小,但病程长,破坏性大,可危及生命。

3. 免疫性　机体抗梅毒螺旋体感染的免疫为传染性免疫,即有梅毒螺旋体感染时才有免疫力,一旦螺旋体被杀灭,其免疫力亦随之消失。体液免疫和细胞免疫均发挥作用,以细胞免疫为主。但多数患者的免疫力不能完全清除体内的梅毒螺旋体,因而出现潜伏状态,可发展为二期和三期梅毒。

(三)微生物学检查

1. 病原学诊断　一期梅毒取硬性下疳渗出液,二期梅毒取梅毒疹渗出液或局部淋巴结抽出液,直接在暗视野显微镜下检查或染色镜检,找到螺旋体有助于诊断。

2. 血清学试验　具体如下。

(1)非特异性试验:测定患者血清中的反应素,用于初筛。使用快速血浆反应素环装卡片试验和不加热血清反应素试验进行初筛,一期梅毒阳性率为70%,二期梅毒阳性率可达到100%,三期梅毒阳性率较低。由于上述反应所用抗原是非特异性抗原,检测结果可出现假阳性,因此,判断结果时应结合临床,综合分析。

(2)特异性试验:用梅毒螺旋体作抗原,测定患者血清中特异性抗体,其特异性强,可用作梅毒证实试验。常用方法有荧光密螺旋体抗体吸收试验(FTA-ABS)和梅毒螺旋体血凝试验(TPHA)。FTA-ABS特异性与敏感性较高,可用于梅毒的早期诊断。TPHA为间接血凝试验,通过检测患者血清中有无特异性抗体,对梅毒患者进行确诊,此法特异性与敏感性均较高,可用于特异性诊断。

(3)其他:用PCR技术可快速检测梅毒螺旋体基因片段。用免疫印记法可检测梅毒螺旋体膜蛋白抗原的相应抗体。

(四)防治原则

梅毒是一种典型的性传播疾病,预防的主要措施是加强性教育和严格社会管理。目前尚无疫苗预防,对患者应早诊断、早治疗。治疗首选青霉素,要求剂量和疗程要足够,治疗 3 个月至 1 年。抗梅毒治疗后 2 年内患者血清中抗体由阳性转为阴性为治愈指标。

考点直通车

关于梅毒螺旋体致病性与免疫性的描述,错误的是
A. 人是梅毒的唯一传染源
B. 梅毒螺旋体通过内毒素和外毒素致病
C. 一、二期梅毒传染性强,破坏性小
D. 三期梅毒传染性小,破坏性大
E. 梅毒的免疫力为传染性免疫

答案与解析: 梅毒螺旋体抵抗力极弱,离开机体后,干燥环境下 1~2 小时即死亡,因此,梅毒的传播主要以性传播为主,人是梅毒的唯一传染源。一期梅毒硬性下疳的溃疡渗出物、二期梅毒的梅毒疹及淋巴结中有大量梅毒螺旋体,传染性极强,但对机体的破坏性小。三期梅毒病变累及全身组织器官,病灶中不易找到梅毒螺旋体,因此传染性小,但破坏性大。机体抗梅毒螺旋体感染的免疫为传染性免疫,即有梅毒螺旋体感染时才有免疫力,一旦螺旋体被杀灭,其免疫力亦随之消失。目前尚未证实梅毒螺旋体具有外毒素和内毒素,其致病因素可能与其荚膜样物质和透明质酸酶有关,故选 B。

二、钩端螺旋体

钩端螺旋体(leptospira)简称钩体,包括致病性和非致病性两大类。致病性钩体主要是问号钩端螺旋体,该螺旋体引起人和动物的钩端螺旋体病(简称钩体病),为人畜共患病,也是一种自然疫源性传染病,呈世界性分布,我国以南方各省多见。

(一)生物学性状

1. **形态与染色** 菌体为圆柱形,长 6~20μm,宽 0.1~0.2μm,螺旋细密而规则,一端或两端弯曲成钩状,使菌体呈问号状或 C、S 形(图 10-2)。在暗视野显微镜下观察,似一串发亮的微细珠粒,运动活泼。基本结构由内向外分别为柱形原生质体、内鞭毛和外膜,内鞭毛是运动器官。革兰染色阴性,但不易着色,用 Fontana 镀银染色法染成棕褐色。

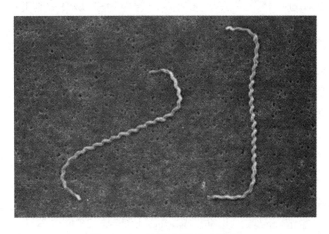

图 10-2 钩端螺旋体电镜照

2. 培养特性　钩端螺旋体需氧或微需氧，营养要求较高，在含有10%兔血清的柯索夫(Korthof)培养基中生长良好。适宜温度为28~30℃，最适pH为7.2~7.6，生长缓慢，接种7~14天可在液体培养基中呈半透明云雾状生长。在1%琼脂固体培养基上经28℃培养1~3周，可形成透明、不规则、直径约2mm的菌落。

3. 抗原构造与分类　钩端螺旋体主要有属特异性抗原、群特异性抗原及型特异性抗原。属特异性抗原为糖蛋白或脂蛋白，可用于钩体病的血清学诊断及钩端螺旋体属的分类；群特异性抗原为类脂多糖复合物，用于血清群分类；型特异性抗原为钩体表面的多糖与蛋白的复合物，用于血清型分类。我国至少存在19个血清群，161个血清型。

4. 抵抗力　钩端螺旋体抵抗力弱，加热60℃ 1分钟即可死亡，常用消毒剂如0.2%来苏尔、1%石炭酸10~30分钟可将其杀死；对干燥、日光抵抗力均弱；在湿土或水中能生存数月；对青霉素、四环素和多西环素等敏感。

(二)致病性与免疫性

1. 致病物质　具体如下。

(1)溶血素：不耐热，作用与卵磷脂酶相似，能破坏红细胞膜而溶血。

(2)细胞毒性因子：急性钩体病患者血浆中存在一种细胞毒性因子，将之注入小鼠脑内，可出现肌肉痉挛，呼吸困难，甚至死亡。

(3)内毒素样物质：钩体的细胞壁中含有类似于革兰阴性菌的脂多糖物质，能引起机体发热、组织坏死。

2. 所致疾病　钩体病在野生动物和家畜中广泛流行，鼠和猪是主要的传染源和储存宿主。钩体可随传染源的尿液排出体外，污染水源及土壤，人体接触疫水或土壤而感染。钩端螺旋体亦可通过胎盘感染胎儿。

钩体能穿透破损皮肤甚至完整的皮肤、黏膜侵入人体，在局部迅速繁殖，然后侵入血流或淋巴，进入血液循环引起钩体病。患者出现中毒症状，如发热、乏力、头痛、肌痛、眼结膜充血、浅表淋巴结肿大等典型表现。随后，钩体随血液侵入肝、脾、肺、心、淋巴结及中枢神经系统等组织器官，引起器官和组织的损害。由于钩体的型别、毒力、数量及宿主的免疫状态不同，病程发展和症状的轻重差异甚大。轻者似上呼吸道感染，仅出现轻微发热，重者出现黄疸、出血、休克及弥散性血管内凝血(DIC)，甚至死亡。临床上将钩体病分为流感伤寒型、胃肠炎型、黄疸出血型、肺出血型、脑膜脑炎型、肾衰竭型等。

3. 免疫性　在感染早期，机体可通过非特异性免疫杀灭钩体，但作用不强。发病1~2周，血清中出现特异性抗体，具有调理、凝集和溶解钩体的作用。隐性感染或病后的免疫以体液免疫为主，可获得对同型菌株持久性免疫力。

(三)微生物学检查

1. 病原学诊断　发病7~10天内取患者血液，2周后取患者尿液，有脑膜刺激征者取脑脊液检查。

(1)直接镜检：将标本离心集菌后，做暗视野显微镜检查或Fontana镀银染色法染色镜检，亦可用免疫荧光或免疫酶染色法检查。

(2)分离培养与鉴定：将标本接种于Korthof培养基，28℃培养2~4周，取培养液用暗视野显微镜检查有无钩体存在，并进一步用血清学方法鉴定其血清群和血清型。

(3) 动物试验：是分离钩体的敏感方法。将标本接种于幼龄豚鼠或金地鼠腹腔内，1周后取其血液、腹腔液用暗视野显微镜检查及血清学鉴定。动物发病死亡后做病理检查，可见动物皮下、肺部等有出血斑，肝、脾等脏器中可查见大量钩体。

(4) 分子生物学方法：PCR法等可用于检测标本中钩体的DNA片段，具有快速、敏感、特异性强等优点。

2. 血清学检查　在发病初和发病后 $3\sim4$ 周，采集双份血清进行血清学检查。

(1) 显微镜凝集试验：用钩体标准株或当地流行株的活体作为特异性抗原，与患者血清混合，若血清中存在同型抗体，可见钩体凝集成蜘蛛状或不规则的团块状。单份血清中抗体效价在 1:400 以上或双份血清效价增长 4 倍以上有诊断意义。

(2) 酶联免疫吸附试验(ELISA)：用该试验可检测患者血清中钩端螺旋体的特异性抗体。

(3) 间接凝集试验：用免疫胶乳微球检测血清标本中相应的抗体，可用于钩体病的快速诊断。

(四) 防治原则

消灭传染源，切断传播途径，增强机体抗钩体感染的免疫力是预防钩体病的主要措施。做好防鼠灭鼠工作，加强家畜管理，保护水源。对易感人群接种钩端螺旋体多价疫苗。近年来，我国研制的钩体外膜疫苗保护率达 75%，副作用小，可成为预防钩体病的理想疫苗。治疗钩体病首选青霉素，也可选用庆大霉素、多西环素等。

三、回归热螺旋体

回归热螺旋体是引起回归热的病原体。回归热是一种主要由节肢动物传播的急性传染病，根据传播媒介不同，可将回归热分为两类：①流行性回归热，由回归热疏螺旋体引起，以虱为传播媒介，自然宿主是人；②地方性回归热，由赫姆疏螺旋体引起，以软蜱为传播媒介，储存宿主是啮齿类动物。我国流行的回归热主要是虱传型。两种疏螺旋体形态相同，菌体呈波浪形，有 $3\sim10$ 个不规则的疏螺旋，运动活泼。

流行性回归热主要通过人虱在人类中传播。人被虱叮咬后，因抓挠将虱压碎，螺旋体经皮肤伤口进入人体。地方性回归热是一种自然疫源性疾病，人被感染的蜱叮咬时，螺旋体随蜱及其唾液经皮肤伤口侵入人体。经过 1 周左右潜伏期，螺旋体在血中大量繁殖，患者出现急起急退的高热，全身肌肉酸痛，肝、脾大，重症者可出现黄疸和出血倾向。高热可持续 $3\sim4$ 天，间隔 1 周左右再次出现高热，如此反复发作 $3\sim10$ 次或更多。

回归热的免疫以体液免疫为主，但并不持久，这与抗原易变异有关。

微生物学检查主要是采取发热期患者血液，直接涂片后进行 Giemsa 或 Wright 染色，在光学显微镜下观察到疏螺旋体即可诊断。治疗首选青霉素。

第二节　支原体

支原体(mycoplasma)是一类缺乏细胞壁、呈高度多形性、可通过细菌滤器、并能在无生命培养基中生长繁殖的最小原核细胞型微生物。因它们能形成有分支的长丝，故称为支原体。支原体种类繁多，在自然界中分布广泛，对人致病的主要有肺炎支原体和解脲支原体。

一、生物学性状

（一）形态与结构

支原体体形微小,直径为 0.2~0.3μm,长 1~10μm。因缺乏细胞壁,故可呈球形、杆状、丝状、分枝状等多种形态,能通过细菌滤器。革兰染色阴性,但较难着色,Giemsa 染色呈淡紫色。支原体的细胞膜有内、中、外三层,内、外层为蛋白质和糖类,中层为脂质。脂质中胆固醇含量较高,凡能作用于胆固醇的物质(如皂角、两性霉素 B)均可破坏支原体细胞膜而导致支原体死亡。有的支原体在细胞膜外还有一层荚膜或微荚膜,与支原体的致病性有关。支原体与 L 型细菌有许多相似之处,需注意鉴别(表 10-1)。

表 10-1 支原体与 L 型细菌生物学特性的比较

生物学特性	支原体	L 型细菌
菌落形态	油煎蛋样,直径为 0.1~0.3mm	油煎蛋样,直径为 0.5~1.0mm
菌体形态	多种形态,直径为 0.2~0.3μm	多种形态,直径为 0.2~1.0μm
细胞壁缺失原因	菌种固有遗传	外界因素诱导表型变异
可否回复细胞壁	不能	去除诱导因素后,可回复细胞壁
细胞膜	1/3 为胆固醇	不含胆固醇
培养特性	需要胆固醇	需要高渗
青霉素	不敏感	不敏感;回复细胞壁后则敏感

（二）培养特性与生化反应

支原体兼性厌氧,对营养要求高,需在培养基中加入 10%~20% 血清以提供所需的胆固醇,初次分离时需提供 5% CO_2 及 10% 的酵母;最适 pH 值为 7.8~8.0(解脲支原体最适 pH 值为 6.0~6.5);以二分裂方式繁殖为主,生长缓慢,在琼脂含量较少的固体培养基上经 35℃培养 2~3 天后出现中间厚而隆起,边缘薄而扁平的"荷包蛋"样细小菌落,需用低倍镜观察(图 10-3)。根据支原体分解葡萄糖、精氨酸和尿素的能力,可鉴别支原体,如肺炎支原体能发酵葡萄糖,解脲支原体能水解尿素。

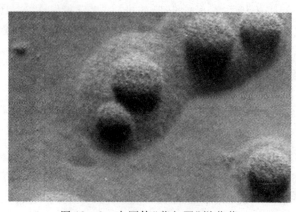

图 10-3 支原体"荷包蛋"样菌落

(三) 抗原构造

支原体抗原主要由细胞膜上的蛋白质和糖脂组成。各种支原体均有型特异性抗原,很少有交叉反应,鉴定时有重要意义。

(四) 抵抗力

支原体因无细胞壁,对理化因素的抵抗力比细菌敏感,加热55℃ 5~15分钟即死亡。有机溶剂及作用于胆固醇的物质如两性霉素B和皂角等均可破坏细胞膜而使支原体死亡。对干扰细胞壁合成的抗生素,如青霉素、头孢菌素等不敏感,对红霉素及喹诺酮类抗生素敏感。

二、致病性与免疫性

(一) 致病性

对人致病的主要有肺炎支原体、解脲支原体等。支原体一般只能在黏膜细胞表面感染,很少侵入血液。支原体黏附在呼吸道或泌尿生殖道的上皮细胞表面,通过吸取宿主细胞膜上的胆固醇与脂质作为营养物质,并产生一些有毒的代谢产物,如神经毒素、过氧化氢等,导致疾病发生。

(二) 主要病原性支原体

1. **肺炎支原体** 肺炎支原体是引起支原体肺炎(亦称原发性非典型性肺炎)的病原体,也可引起上呼吸道感染和慢性支气管炎等。支原体肺炎约占非细菌感染的50%,主要通过飞沫传播,潜伏期为2~3周,常发生于夏、秋季,以青少年多见。临床症状一般较轻,可表现为头痛、咽痛、发热、咳嗽等,其病理变化以间质性肺炎为主,X线检查肺部有明显浸润。偶有严重者,表现为顽固性咳嗽、胸痛、淋巴结肿大等,可伴有呼吸道外并发症,如心血管、神经系统症状等。

2. **解脲支原体** 解脲支原体因生长需要尿素而得名,为条件致病菌。解脲支原体主要经性接触传播,引起泌尿生殖道感染,并被认为是非淋菌性尿道炎中仅次于衣原体的重要病原体。潜伏期为1~3周,典型症状为尿道痒,伴有尿急和排尿不畅、轻微尿痛等;此外,解脲支原体可通过黏附在精子表面而影响精子运动,引起不育;女性可引起泌尿生殖道炎症、不孕症、流产等;孕妇可通过胎盘传给胎儿,引起早产、死胎或分娩时引起新生儿呼吸道感染。

(三) 免疫性

支原体肺炎患者呼吸道局部可产生SIgA,对防止再感染有保护作用。患者血清中还可产生一种IgM型冷凝集素。冷凝集素与人O型血红细胞在4℃条件下发生凝集,在37℃条件下凝集消失,故称为冷凝集试验,可用于肺炎支原体感染的辅助诊断。

三、微生物学检查

(一) 分离培养

对肺炎支原体感染可疑患者,取痰或咽拭子,接种于含有血清和酵母浸膏的培养基中,培养1~2周后,挑取可疑菌落,经形态、溶血试验及生化反应等进行鉴定。解脲支原体感染可取患者中段尿、宫颈分泌物、前列腺液等接种于加尿素和酚红的含血清支原体肉汤进行分离培养及鉴定。

(二)血清学试验

血清学试验常用的有冷凝集试验、生长抑制试验、代谢抑制试验。

1. 冷凝集试验　该试验为非特异性反应,只能用于肺炎支原体感染的辅助诊断。

2. 生长抑制试验(GIT)和代谢抑制试验(MIT)　两者均有较高的敏感性和特异性。GIT是将含有特异性抗体的滤纸片贴在接种于有支原体的琼脂平板表面,若两者相对应,则纸片周围出现抑菌环。MIT是将支原体接种在含有特异性抗体、酚红、葡萄糖的液体培养基中,若抗体与支原体相对应,则支原体的生长代谢受到抑制,不能分解葡萄糖产酸,pH值不降低,酚红不改变颜色。

3. PCR技术　PCR技术可用于检测患者痰标本中肺炎支原体DNA、泌尿生殖道标本中解脲支原体的尿素酶基因。此法快速、特异、敏感。

四、防治原则

目前尚无预防支原体感染的疫苗。对泌尿生殖道支原体感染的预防,应加强宣传教育,注意性卫生,切断传播途径。治疗可选用大环内酯类、喹诺酮类或四环素类抗生素。

第三节　衣原体

衣原体(chlamydia)是一类有独特发育周期、专性活细胞内寄生、且能通过细菌滤器的原核细胞型微生物。衣原体广泛寄生于人类、哺乳动物及禽类当中,仅少数能致病。引起人类疾病的衣原体主要有沙眼衣原体、肺炎衣原体和鹦鹉热衣原体等。

衣原体的主要特征是:①革兰阴性,圆形或椭圆形;②含有DNA和RNA两类核酸;③具有细胞壁,其组成成分与革兰阴性菌相似;④专性细胞内寄生,有独特的发育周期(原体—始体—原体),二分裂方式繁殖;⑤有核糖体和较复杂的酶系统,能进行一定的代谢活动,但缺乏代谢所需的能量,必须依赖宿主细胞提供;⑥对多种抗生素敏感。

一、生物学性状

(一)形态与染色

衣原体在宿主细胞内生长繁殖,有独特的发育周期。在普通光学显微镜下可观察到两种不同的颗粒结构,即原体和始体。

1. 原体(elementary body,EB)　原体直径为$0.2\sim0.4\mu m$,呈球形、椭圆形或梨形,小而致密,普通光学显微镜下可见,电镜下显示中央有致密的类核结构,有细胞壁。Giemsa染色呈紫色,Gimenez染色呈红色。原体是发育成熟的衣原体,无繁殖能力,具有高度的感染性,能吸附于易感细胞表面,经宿主细胞的吞饮作用进入胞内形成空泡,在空泡内发育,增大成为始体。

2. 始体(initial body)　始体又称网状体(reticulate body,RB),直径为$0.5\sim1.0\mu m$,呈圆形或椭圆形,体大而疏松,无细胞壁。Giemsa染色呈红色,Macchiavello染色呈蓝色。

始体为原体在宿主细胞内逐渐发育、增大而形成。始体无感染性,为衣原体发育周期中的繁殖型,以二分裂方式繁殖并形成许多子代原体,子代原体成熟后即从细胞中释放出来,再感染新的易感细胞,每个发育周期为 48~72 小时。

衣原体在易感细胞内增殖后所形成的网状体和子代原体的空泡,经染色后在光学显微镜下可观察到,为衣原体形成的包涵体,有助于衣原体感染的诊断。

(二)培养特性

衣原体常用鸡胚卵黄囊接种培养。绝大多数能在 6~8 日龄鸡胚卵黄囊中生长繁殖,也可在某些原代或传代细胞株中生长,某些衣原体可用动物接种培养。1956 年,我国学者汤飞凡等人用鸡胚卵黄囊接种法首次成功分离出沙眼衣原体,从而促进了有关衣原体的研究。

(三)抗原构造

衣原体主要有三种抗原。①属特异性抗原:细胞壁中的脂多糖;②种特异性抗原:细胞壁上的外膜蛋白;③型特异性抗原:不同亚种外膜的特异性成分。

(四)抵抗力

衣原体对理化因素的抵抗力不强,耐冷不耐热,56~60℃仅存活 5~10 分钟,-70℃可保存数年;对消毒剂敏感,75% 乙醇半分钟或 2% 来苏尔 5 分钟可将其杀死,对红霉素、四环素、利福平和氯霉素等抗生素敏感,对磺胺耐药。

二、致病性与免疫性

(一)致病机制

衣原体侵入机体后,原体进入易感细胞并在其中生长繁殖,产生类似于革兰阴性菌的内毒素样物质,抑制宿主细胞代谢,直接破坏宿主细胞。此外,T 细胞与感染细胞的相互作用也会导致免疫病理损伤。

(二)主要致病性衣原体

1. 沙眼衣原体 根据某些生物学特性及所致疾病不同,沙眼衣原体分为沙眼生物型、生物生殖型和性病淋巴肉芽肿型,根据抗原不同又可分为多个血清型。

(1)沙眼:由沙眼生物型的 A、B、Ba、C 血清型引起。主要通过眼-眼或眼-手-眼的途径传播。当沙眼衣原体感染结膜上皮细胞后,在细胞内增殖并在胞质内形成包涵体。早期出现眼睑结膜急性或亚急性炎症,表现为流泪、有黏液脓性分泌物和结膜充血等症状。后期转为慢性,出现结膜瘢痕、眼睑内翻、倒睫和角膜血管翳等,可导致角膜损伤,影响视力,严重时可导致失明。沙眼是目前世界上致盲的首位因素。

(2)包涵体结膜炎:由沙眼生物型的 B、Ba 及 D~K 血清型引起,包括婴儿型和成人型两种。前者是新生儿通过产道时感染,引起化脓性结膜炎(亦称包涵体结膜炎),不侵犯角膜,能自愈;后者可经性接触、手-眼或间接接触感染,引起滤泡性结膜炎,病变类似于沙眼,但不出现角膜血管翳,也无结膜瘢痕形成,一般经数周或数月可痊愈。

(3)泌尿生殖道感染:由沙眼生物型的 D~K 血清型引起,经性接触传播。在男性主要引起非淋菌性尿道炎,可合并附睾炎、直肠炎、前列腺炎等。在女性可引起尿道炎、宫颈炎、输卵管炎、盆腔炎等,可导致不孕症的发生。衣原体性泌尿生殖道炎症是目前严重的性传播疾病之一,在我国呈逐年上升的趋势,50%~60%非淋菌性泌尿生殖道感染由沙眼衣原体引起,目前是非淋菌性尿道炎最主要的病原体。

(4) **性病淋巴肉芽肿**:由性病淋巴肉芽肿型(LGV)的 L1、L2、L2a、L3 等 4 个血清型引起,主要通过性接触传播,为性传播疾病。在男性常侵犯腹股沟淋巴结,引起化脓性淋巴结炎和慢性淋巴肉芽肿,常形成瘘管;女性则可侵犯会阴、肛门及直肠组织,可形成肠-皮肤瘘管及会阴-肛门-直肠狭窄(图 10-4)。

2. **肺炎衣原体** 肺炎衣原体是衣原体属中的一个新种,只有一个血清型。肺炎衣原体寄生于人体中,是重要的呼吸道病原体,经飞沫或呼吸道分泌物传播。主要致病物质为内毒素样物质。常引起青少年急性呼吸道感染,特别是肺炎,也可引起支气管炎、咽炎、鼻窦炎等,临床表现有咽痛、声音嘶哑等症状,还可引起心包炎、心肌炎和心内膜炎。

3. **鹦鹉热衣原体** 鹦鹉热衣原体因首先从鹦鹉体内分离而得名,其自然宿主为鸟类、家禽及低等哺乳动物等,人类因接触这些动物,经呼吸道感染而引起鹦鹉热。临床表现与病毒性肺炎或支原体肺炎相似,故称非典型肺炎。有时可侵犯心肌、心包、脑膜及肝脏等部位引起感染,严重者可发展为败血症,老年患者病死率较高。

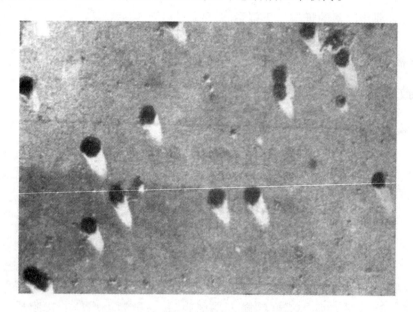

图 10-4 沙眼衣原体原体颗粒电镜照

(三) 免疫性

衣原体感染后机体可诱导产生特异性的细胞免疫和体液免疫,免疫力不强,维持时间短,故常发生持续感染、反复感染和隐性感染。

三、微生物学检查

(一) 直接涂片镜检

沙眼或包涵体结膜炎可取结膜分泌物或结膜刮片,泌尿生殖道感染可取泌尿生殖道拭子或宫颈刮片,性病淋巴肉芽肿可抽取淋巴结脓液,呼吸道感染者取痰液或咽拭子,涂片后采用 Giemsa 或荧光抗体染色镜检,观察衣原体或包涵体。

(二)分离培养

用感染组织的渗出物或刮取物,接种于鸡胚卵黄囊或传代细胞,分离衣原体,再用免疫学方法鉴定不同的衣原体和血清型。

(三)血清学试验

血清学试验主要用于肺炎衣原体、鹦鹉热衣原体及性病淋巴肉芽肿衣原体的辅助诊断,常用补体结合试验,若两份血清抗体效价升高 4 倍或 4 倍以上者,有辅助诊断价值。

四、防治原则

衣原体感染目前尚无特异性预防措施。沙眼的预防主要是加强个人卫生,不使用公共毛巾和脸盆,避免直接或间接接触传染源。加强性病知识宣传,避免不洁性接触,积极治愈患者和带菌者,以防止泌尿生殖道感染。鹦鹉热衣原体感染的预防主要是避免与病鸟接触。治疗可选用利福平、四环素、红霉素、诺氟沙星及磺胺等。

第四节 立克次体

立克次体(rickettsia)是一类严格细胞内寄生的原核细胞型微生物,大小介于细菌和病毒之间,具有细胞壁,有较复杂的酶系统,以二分裂方式繁殖,对多种抗生素敏感,以节肢动物作为储存宿主及传播媒介。立克次体是斑疹伤寒、恙虫病等传染病的病原体,首先由美国病理学家 H. T. Ricketts 发现,为纪念他在研究斑疹伤寒时不幸感染而献身,故以他的名字命名。我国主要致病性立克次体有普氏立克次体、莫氏立克次体及恙虫病东方体等。

立克次体的共同特点是:①专性活细胞内寄生,有细胞壁,以二分裂方式繁殖;②大小介于细菌和病毒之间,有多形态性,多为球杆状,革兰染色阴性;③含有 DNA 和 RNA 两种核酸;④大多为人畜共患病原体,以节肢动物作为储存宿主或传播媒介;⑤对多种抗生素敏感。

一、生物学性状

(一)形态与染色

立克次体呈多形态性,以球杆状多见,长 $0.8 \sim 2.0 \mu m$,宽 $0.25 \sim 0.6 \mu m$。革兰染色阴性,但不易着色;Gimenez 染色呈红色且染色效果好;Giemsa 染色呈紫色或蓝色。在感染细胞内常聚集成致密团块状,也可单个或成双排列。不同立克次体在细胞内的位置不同,可供初步鉴别,如普氏立克次体多在胞质内分散存在,恙虫病立克次体多在胞质近核处成堆排列。

(二)培养特性

绝大多数立克次体只能在活的真核细胞内以二分裂方式繁殖。常用的培养方法有动物接种、鸡胚卵黄囊接种和细胞培养。动物接种是最常用的方法,采用豚鼠、小鼠进行接种。

(三)抗原构造

立克次体有两种抗原,一种是群特异性可溶性抗原,耐热;另一种是种特异性抗原,不耐热。大多数立克次体与某些变形杆菌存在共同抗原(表10-2)。因此,可用变形杆菌代替立克次体进行非特异性凝集试验,检测患者血清中的相应抗体,这种交叉凝集试验称为外斐反应,亦称外斐试验,用来辅助诊断立克次体病。

(四)抵抗力

立克次体对理化因素抵抗力不强,经56℃30分钟即可死亡;常用消毒剂如次氯酸钠、过氧化氢、苯酚、来苏尔和75%乙醇等数分钟即可将其灭活;对低温和干燥抵抗力较强,在干燥的虱粪中可存活半年以上;对氯霉素、多西环素和四环素敏感,但磺胺类药物能刺激其生长繁殖。

表10-2 立克次体与变形杆菌菌体抗原的交叉反应

立克次体种类	变形杆菌菌体抗原		
	OX_{19}	OX_2	OX_k
普氏立克次体	+++	+	-
莫氏立克次体	+++	+	-
恙虫病东方体	-	-	+++
贝纳柯克斯体	-	-	-

二、致病性与免疫性

(一)致病物质

立克次体的致病物质有两种:一种为内毒素,由脂多糖组成;另一种为磷脂酶A,能溶解宿主细胞膜和细胞内吞噬溶酶体膜。

(二)致病机制

立克次体经皮肤、呼吸道、消化道等途径侵入机体后,与小血管内皮细胞表面的特异性受体结合,然后被吞入宿主细胞,借磷脂酶A溶解吞噬溶酶体膜而进入细胞质内,大量繁殖后导致细胞裂解,释放出立克次体,产生第一次立克次体血症。立克次体随血流播散至全身组织器官的小血管内皮细胞中,大量增殖后再次入血产生第二次立克次体血症,同时立克次体产生的内毒素等毒性物质进入血流,引起毒血症,引起一系列临床症状。主要病变为细胞肿胀破裂、血管阻塞、组织坏死、凝血功能障碍、DIC等。人体感染后形成的免疫复合物可进一步加重病理变化和临床症状。

(三)主要病原性立克次体

1. **普氏立克次体** 普氏立克次体是流行性斑疹伤寒(又称虱型斑疹伤寒)的病原体。患者是唯一传染源,以人虱为主要的传播媒介。虱叮咬患者后,立克次体进入虱肠管上皮细胞内繁殖并随粪便排出。受染的虱叮咬健康人时,立克次体可经叮咬伤口或抓痒破损的皮肤侵入人体;干虱粪中的立克次体偶可通过呼吸道或眼结膜侵入人体。经2周左右的潜伏期后突然发病,主要表现为高热、剧烈头痛、全身痛和皮疹等,有的伴有神经系统、心血管系统及其他实质性器官损害。

2. **莫氏立克次体** 莫氏立克次体是地方性斑疹伤寒(又称鼠型斑疹伤寒)的病原

体。鼠类等啮齿类动物是主要的储存宿主,鼠虱或鼠蚤是主要传播媒介,感染途径为鼠-蚤-鼠。立克次体可在受染鼠蚤的肠管上皮细胞内繁殖并随粪便排出。当鼠蚤叮咬人时,造成感染;干燥蚤粪中的立克次体亦可经口、鼻、眼结膜进入人体致病。此时若有人虱在人群中寄生,也可通过人虱为媒介在人群中传播。该病的临床症状和体征与流行性斑疹伤寒类似,但发病缓慢,病情较轻,很少累及中枢神经系统、心肌和肾等。

3. 恙虫病东方体　恙虫病东方体属于东方体属,是恙虫病的病原体。恙虫病是一种自然疫源性疾病,野鼠和家鼠是主要的传染源。恙螨既是储存宿主,又是传播媒介,人被受染恙螨幼虫叮咬而感染。病原体在被叮咬局部繁殖后侵入血流,释放毒素,引起全身中毒症状及内脏器官的炎症和病损,表现为发热、皮疹及全身淋巴结肿大等。局部皮肤先出现红色丘疹,然后形成水疱,水疱破裂后形成溃疡,上盖黑色痂皮(焦痂),为恙虫病特征表现之一。

4. 贝纳柯克斯体　贝纳柯克斯体是引起 Q 热的病原体。该病的传染源主要是受染的家畜(如牛、羊等)和野生啮齿动物,蜱既是贝纳柯克斯体的寄生宿主和储存宿主,又是动物间的传播媒介。蜱叮咬牛、羊等家畜,使之感染。动物感染后多无症状,但可通过粪、尿、泌尿生殖道分泌物长期排出病原体污染环境后,人类因接触或经消化道、呼吸道等途径感染,亦可因食入含立克次体的牛、羊乳而被感染。Q 热的临床症状主要为突然发病、头痛、腰痛、腓肠肌痛等,严重者可并发肝炎、心内膜炎等,经呼吸道感染者常有肺部病变(表 10-3)。

表 10-3　我国主要的致病性立克次体种类及所致疾病

病原体	所致疾病	媒介昆虫	储存宿主
普氏立克次体	流行性斑疹伤寒	人虱	人
莫氏立克次体	地方性斑疹伤寒	鼠虱、鼠蚤	鼠
恙虫病东方体	恙虫病	恙螨	野鼠、家鼠
贝纳柯克斯体	Q 热	蜱	牛、羊、野生啮齿动物

(四)免疫性

立克次体感染后,机体可获得较强免疫力。抗感染免疫以细胞免疫为主。

三、微生物学检查

(一)标本采集

主要采集患者血液作为标本。用于分离培养的标本应在发病的急性期应用抗生素之前采集。血清学试验在急性期和恢复期分别采集血清,以观察抗体滴度是否增长。

(二)病原检查

1. 直接镜检　标本切片和皮肤病变活检标本可经免疫荧光染色或常规染色后直接镜检,检出率低,意义不大。

2. 动物接种　可将标本(血液、组织悬液等)接种至易感动物腹腔进行分离培养及鉴定。

(三)血清学试验

外斐反应抗体效价≥1:160或恢复期效价比急性期增高4倍以上,在排除变形杆菌感染后,有诊断意义。

四、防治原则

立克次体的主要预防措施是灭虱、灭蚤、灭鼠,做好个人防护及注意个人卫生,防止蚤、虱、恙螨叮咬。特异性预防主要用灭活疫苗接种。治疗可用氯霉素、四环素及多西环素等抗生素。应注意磺胺类药物不能抑制立克次体,反而会促进其生长繁殖。

第五节 放线菌

放线菌(actinomycete)介于真菌与细菌之间,属于原核细胞型微生物,在自然界分布广泛,土壤、空气和水中都有分布。对人致病的放线菌有厌氧的放线菌属和需氧的诺卡菌属。

一、放线菌属

放线菌属与分枝杆菌属同属放线菌目。放线菌分布广泛,正常人和动物的口腔、上呼吸道、胃肠道等处都有分布。对人致病的主要是衣氏放线菌。

(一)生物学性状

1. 形态与染色 革兰染色阳性,非抗酸性丝状菌,菌丝细长,无分隔。菌丝直径为$0.5 \sim 0.8 \mu m$,有分枝。在患者的病灶组织和脓汁样物质中可找到肉眼可见的黄色小颗粒,称为"硫黄样颗粒",是放线菌在病变部位形成的菌落。将硫黄样颗粒制成压片或做组织切片,在显微镜下可见菊花状结构,由棒状长丝按放射状排列组成,故称为放线菌。硫黄样颗粒核心由菌丝交织而成,周围部分长丝排列成放射状。革兰染色时,核心部分为革兰染色阳性,周围部分为革兰染色阴性。

2. 培养特性 厌氧或微需氧,初次分离时加入5% CO_2,在血琼脂平板上,37℃培养4~6天后,可形成灰白色或淡黄色小菌落。

(二)致病性

衣氏放线菌为人体的正常菌群。当机体抵抗力减弱、口腔卫生不良、拔牙或口腔黏膜受损时,可引起内源性感染,导致软组织的慢性化脓性炎症。病灶中常形成脓肿,在组织内可形成多发性瘘管,脓液中可见硫黄样颗粒。放线菌病多发部位为面颊部,也可进入胃肠道或肺部,引起腹部或胸部感染。

(三)微生物学检查

在痰和脓汁中寻找硫黄样颗粒,将可疑颗粒制成压片后,做革兰染色后镜检。必要时取脓、痰做培养,亦可取活组织做切片染色检查。

(四)防治原则

注意口腔卫生,及时发现并早期治疗牙病和口腔疾病。治疗可选用大剂量青霉素,也可选用磺胺类、克林霉素、红霉素或林可霉素等。

二、诺卡菌属

诺卡菌属是一群需氧放线菌,广泛分布于土壤中。对人致病的主要有星形诺卡菌和巴西诺卡菌。

(一)生物学性状

1. 形态与染色 星形诺卡菌的形态与衣氏放线菌相似,但其"硫黄样颗粒"压片检查菌丝末端不膨大,革兰染色阳性,抗酸性染色阳性。

2. 培养特性 诺卡菌属为专性需氧菌。在普通培养基上于室温或37℃均可生长。不同菌种菌落可产生不同色素,常见的主要有红、粉红、黄、白或紫色等。诺卡菌在液体培养基中形成菌膜,浮于液面,液体澄清。

(二)致病性与免疫性

星形诺卡菌主要为外源性感染,多见于细胞免疫功能缺陷及使用免疫抑制剂的患者。通过呼吸道感染,引起原发性、化脓性肺部感染,出现类似肺结核的症状。病菌还可以从肺部病灶转移至皮下组织,引起脓肿和多发性瘘管;或经血液播散至其他脏器,引起腹膜炎、脑膜炎、脑脓肿等。

巴西诺卡菌可因外伤侵入皮下组织,形成结节、脓肿或慢性瘘管,从瘘管中可流出许多小颗粒,即诺卡菌的菌落,好发于足部和腿部。

(三)微生物学检查

根据病变采集痰液、脓液、脑脊液和血液等为标本。标本采集后,先涂片镜检。若发现有革兰阳性和部分抗酸性分枝菌丝为阳性,初步确定为诺卡菌,必要时做接种培养及鉴定。

(四)防治原则

局部行外科手术清创,切除坏死组织。各种感染可选用环丝氨酸和磺胺类药物进行治疗,用药时间不少于6周。

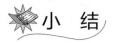

小 结

螺旋体是一类细长、弯曲、柔软、呈螺旋状、运动活泼的原核细胞型微生物。对人致病的主要有钩端螺旋体、梅毒螺旋体、回归热螺旋体等。人是梅毒唯一的传染源。梅毒可分先天性梅毒和后天性梅毒两种。梅毒是性传播疾病,青霉素常被用作治疗梅毒的首选药物。

钩端螺旋体引起钩体病,人因接触疫水或土壤,钩体通过正常或破损的皮肤、黏膜侵入感染。钩体病的预防重在消灭传染源,切断传播途径和增强人群抗钩体的免疫力。易感人群可接种钩端螺旋体外膜疫苗,治疗钩端螺旋体病首选青霉素。

支原体是一类无细胞壁、呈多形性、可通过细菌滤器、能在无生命培养基上生长繁殖的最小的原核细胞型微生物。培养后出现"荷包蛋"样菌落,其许多特性与L型细菌相似。常见的致病性支原体有肺炎支原体和解脲支原体等,分别引起原发性非典型性肺炎和泌尿生殖道感染。

病原生物学与免疫学

衣原体是一类严格在真核细胞内寄生、有独特的发育周期、能通过细菌滤器的原核细胞型微生物。最主要的致病性衣原体是沙眼衣原体,为沙眼、包涵体结膜炎、泌尿生殖道感染(占到非淋菌性尿道炎的50%~60%)以及性病淋巴肉芽肿的病原体;其次是肺炎衣原体和鹦鹉热衣原体等。

立克次体是一类严格细胞内寄生的原核细胞型微生物,大小介于细菌和病毒之间,具有细胞壁,以节肢动物作为储存宿主或传播媒介。立克次体是斑疹伤寒、恙虫病等传染病的病原体。我国发现的主要致病性立克次体有普氏立克次体、莫氏立克次体及恙虫病东方体等。

放线菌是介于细菌与真菌之间的一类原核细胞型微生物。对人致病的主要是放线菌属与诺卡菌属。前者多引起内源性感染;后者可引起外源性感染。检查硫黄样颗粒是诊断放线菌病的重要手段。

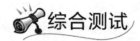

综合测试

一、选择题(A 型题)

1. 对一期梅毒患者,检查梅毒螺旋体的最适标本是
   A. 局部淋巴结抽出液 B. 梅毒疹渗出液 C. 下疳渗出液
   D. 动脉瘤组织 E. 脊髓结核组织
2. 关于钩体病的描述,错误的是
   A. 人主要是通过接触钩体污染的水或土壤而被感染的
   B. 钩体致病与其内毒素样物质有关
   C. 钩体可进入血液引起钩体血症
   D. 钩体病可累及全身多个脏器
   E. 患者病后可获得以细胞免疫为主的特异性免疫力
3. 关于支原体的生物学性状,下述错误的是
   A. 无细胞壁 B. 能通过滤菌器 C. 呈多形性
   D. 有独特生活周期 E. 胆固醇含量高
4. 有关衣原体发育周期的描述不正确的是
   A. 原体具有感染性 B. 始体无感染性
   C. 始体较原体大,有致密的核质 D. 始体以二分裂形式繁殖形成子代原体
   E. 每个发育周期需要48~72小时

二、简答题
1. 试述梅毒螺旋体与钩端螺旋体的形态特征及致病性。
2. 试述支原体、衣原体及放线菌的形态特征及致病性。

三、思考题
衣原体严格细胞内寄生,其生物学性状与病毒有哪些不同?

(张莉丽)

第十一章 真 菌

学习目标

(1) 了解真菌的致病性和免疫性。
(2) 熟悉真菌的形态结构、抵抗力、培养特性和检查方法。
(3) 掌握皮肤癣真菌、白假丝酵母菌和新型隐球菌的形态结构与致病性。

真菌(fungus)是一类不含叶绿素,不分根、茎、叶的真核细胞型生物。生物学分类上,目前将真菌分为真菌界、真菌门,包括六个纲:接合菌纲、内孢霉纲、焦菌纲、子囊菌纲、担子菌纲和半知菌纲。

真菌种类繁多,有10余万种,许多真菌已被广泛应用于医药工业、食品、化工和农业生产,具有重要的经济价值,如生产抗生素、酿酒及发酵等;危害人类健康、与医学有关的达数百种,所致疾病类型包括致病性真菌感染、机会致病性真菌感染、真菌超敏反应性疾病、真菌毒素性中毒以及真菌毒素引起肿瘤发生等。通常将真菌感染引起的疾病称为真菌病,90%的人类真菌病仅由几十种真菌引起。对人类致病的真菌按照其感染部位不同,分为浅部感染真菌和深部感染真菌,前者侵犯皮肤、毛发及指(趾)甲等浅表结构;后者可侵犯全身内脏,引起严重疾患,甚至死亡。

近年来,真菌感染,尤其是机会致病性真菌感染呈明显上升趋势,这与滥用抗生素导致的菌群失调、激素、免疫抑制剂、抗癌化疗药物的使用,器官移植、糖尿病、结核病以及HIV感染等引起的机体免疫功能下降有关。

第一节 真菌概述

一、生物学性状

(一)形态与结构

真菌一般比细菌大几倍至几十倍,用普通光学显微镜放大百倍就能清晰观察到。真菌具有典型的真核细胞结构,细胞壁不含肽聚糖,主要由多糖(80%~90%)、蛋白质(2%~3%)、脂质(2%~8%)及无机盐类构成。真菌的生长发育可表现为多种形态特征。根据形态和结构不同,真菌可分为单细胞真菌和多细胞真菌两类。

1. 单细胞真菌 形态较为简单,包括酵母型和类酵母型真菌。前者一般呈椭圆形或球形,大小为(5~30)μm×(3~5)μm,以芽生方式繁殖,不产生菌丝及假菌丝。有的单细胞真菌在以芽生方式繁殖时,其延长的芽体可不脱离母细胞,形成假菌丝。能引起人类疾病的单细胞真菌主要有新型隐球菌和白假丝酵母菌等。

2. 多细胞真菌　多细胞真菌又称丝状菌或霉菌,由菌丝和孢子组成,多细胞真菌借助菌丝和孢子进行繁殖,故菌丝和孢子是多细胞真菌的繁殖结构。

(1)菌丝:是由成熟的孢子萌发芽管,芽管进一步延长后形成的丝状结构,其横径为 5~6μm。菌丝又可断裂或不断裂,继续长出许多分支,交织成团,形成菌丝体。

菌丝按功能可分为三类。①营养菌丝:指伸入到培养基或被寄生的组织中吸取营养的菌丝体;②气生菌丝:指向空气中生长的菌丝体;③生殖菌丝:指气生菌丝体中发育到一定阶段可产生孢子的那部分菌丝体。

菌丝按结构可分为两类。①有隔菌丝:菌丝间隔一定距离,由横隔或隔膜将其分隔成多个细胞,每一个细胞含有一个至数个细胞核;②无隔菌丝:菌丝中无隔膜将其分段,其内含多个核,整条菌丝就是一个多核细胞。

菌丝按形态不同,可分为球拍状菌丝、螺旋状菌丝、结节状菌丝、鹿角状菌丝、梳状菌丝和关节状菌丝等。因不同真菌菌丝的形态不同,故菌丝形态具有鉴别价值(图11-1)。

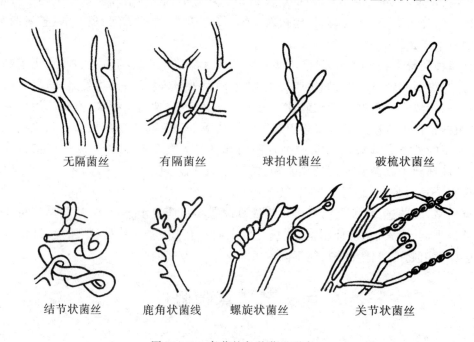

图11-1　真菌的各种菌丝形态

(2)孢子:是由单细胞真菌的菌体细胞或多细胞真菌的生殖菌丝产生的一种繁殖体。一个菌体细胞或一条生殖菌丝可形成多个孢子,而孢子在适宜环境条件下又可发育为菌体细胞或发芽长出芽管,并逐渐发育成菌丝和菌丝体。孢子形态各异,是真菌鉴定和分类的主要依据。

根据繁殖方式不同,孢子可分为有性孢子和无性孢子两种。有性孢子是由同一菌体或不同菌体的两个细胞融合后发育产生的孢子;无性孢子是由菌体细胞或菌丝细胞直接分化或出芽形成,不发生细胞融合。致病性真菌大多通过形成无性孢子而繁殖。

根据无性孢子的形态,可将其分为分生孢子、叶状孢子和孢子囊孢子三大类。①分生孢子:真菌中最常见的一种无性孢子,常根据其形态、大小、结构及颜色等进行真菌的分类与鉴定。分生孢子又可分为大分生孢子和小分生孢子两种。大分生孢子体积较大,由多个细胞组成,可呈梭形、棍棒形、梨形及镰刀形等(图11-2);小分生孢子体积较小,仅由一个细胞构成,可呈球形、卵形、梨形等(图11-3),绝大多数的多细胞真菌都能产生小分生孢子。②叶状孢子:由单细胞真菌的菌体细胞或多细胞真菌生殖菌丝的细胞直接形成(图11-4)。叶状孢子可分为芽生孢子、厚膜孢子和关节孢子三种类型。芽生孢子是由单细胞真菌的菌体细胞或多细胞真菌生殖菌丝出芽形成的圆形或卵圆形孢子,它长到一定大小即与母体细胞脱落,若不脱离而芽上生芽相互连接成链状,则称为假菌丝。厚膜孢子是由单细胞真菌的菌体细胞或多细胞真菌生殖菌丝形成的胞壁加厚的孢子,大多数真菌在不利的环境中都能形成厚膜孢子。关节孢子是由生殖菌丝细胞壁增厚,分化出现隔膜,且断裂成长方形的几个节段,排列成链状的孢子。③孢子囊孢子:由生殖菌丝末端膨大形成孢子囊,囊内含有许多孢子,孢子成熟后则破囊而出(图11-5)。

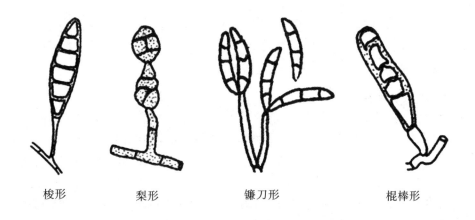

图11-2 大分生孢子

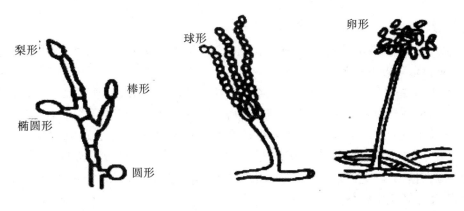

图11-3 小分生孢子　　图11-4 叶状孢子　　图11-5 孢子囊孢子

(二)培养特性

1. 真菌的培养条件　真菌对营养要求较低,需要在高湿度和有氧环境下才能良好生长。实验室培养真菌常用沙保培养基,其成分简单,主要由蛋白质、葡萄糖和琼脂等组成。真菌在不同的培养基上形成的菌落形态差异较大,鉴定真菌时以沙保培养基上形成的菌落形态为标准。皮肤癣真菌生长较慢,常需培养1~4周才出现典型菌落,因此培养真菌时常在培养基中加入一定量氯霉素等以抑制污染细菌的生长。深部真菌生长较快,一般经2~5天即形成肉眼可见的菌落。培养真菌的最适pH值为4.0~6.0,但大多数真菌在pH 2.0~9.0的范围内均可生长。多数真菌最适温度为22~28℃,某些深部感染真菌最适生长温度为37℃,少数真菌在0℃以下也可生长,引起冷藏物品变质。

2. 真菌的菌落特征　真菌在沙保培养基中可形成三种类型的菌落。

(1)酵母型菌落:是酵母型单细胞真菌形成的菌落,与细菌菌落相似,菌落直径为2~4mm,光滑湿润,柔软致密,边缘整齐,表面呈蜡状,多数为乳白色,少数呈红色。如新型隐球菌菌落。

(2)类酵母型菌落:是类酵母型单细胞真菌形成的菌落,菌落特征与酵母型菌落相似,但可见假菌丝伸入到培养基中。如白假丝酵母菌菌落。

(3)丝状菌落:是多细胞真菌形成的菌落,菌落呈棉絮状、绒毛状或粉末状,菌落较大,质地疏松,其中心与边缘、表层与底部可呈现不同颜色,丝状菌落的形态和颜色可作为鉴别真菌的依据之一。如皮肤癣菌和毛菌等。

(三)抵抗力与变异性

真菌对干燥、阳光、紫外线及一般化学消毒剂有较强的抵抗力,但不耐热,菌丝与孢子60℃加热1小时均可被杀死,对2.5%碘酊、2%龙胆紫和10%甲醛较为敏感。真菌对作用于细菌的抗生素不敏感。抗真菌药物如灰黄霉素、制霉菌素、两性霉素B、氟康唑和酮康唑等对多种真菌均有抑制作用。

真菌易发生变异,影响因素也较多,如培养时间过长或培养传代次数较多时,其形态、结构、菌落特征、孢子数目及色素甚至毒力均可发生改变。

二、致病性与免疫性

(一)致病性

一般情况下,真菌的致病力比细菌弱,通过多种方式致病。不同真菌种类的致病形式不同,大致包括以下几种。

1. 致病性真菌感染　致病性真菌感染主要为外源性感染,由真菌侵入机体而致病。根据感染部位分为浅部真菌感染和深部真菌感染。如各种癣症、皮下组织真菌感染。

2. 条件致病性真菌感染　条件致病性真菌感染主要为内源性感染,如白假丝酵母菌、曲霉菌、毛霉菌等。这类真菌致病力不强,只有在机体免疫力下降或菌群失调时发生。如肿瘤、糖尿病、免疫缺陷,长期使用广谱抗生素、皮质激素、免疫抑制剂或放射治疗等过程中易伴发这类感染。

3. 真菌超敏反应性疾病　过敏体质者接触、吸入或食入某些真菌的菌丝或孢子可引起各类超敏反应,如青霉菌、镰刀菌、着色真菌等的孢子或其代谢产物可作为变应原,引发哮喘、过敏性鼻炎、荨麻疹或接触性皮炎等。

4. 真菌毒素中毒　有些真菌(如黄曲霉菌、镰刀菌等)在粮食或饲料上生长,人、畜食后导致急、慢性中毒,称为真菌毒素中毒症。病变多样,因毒素而异,有的引起肝、肾损害;有的引起血液系统变化;有的引起神经系统的损害,出现抽搐、昏迷等症状。

5. 真菌毒素与肿瘤　某些真菌毒素与肿瘤的发生有关。如黄曲霉毒素长期小剂量摄入可导致肝癌,镰刀菌毒素可诱发大鼠胃癌、胰腺癌等。

(二)免疫性

1. 非特异性免疫　人类对真菌感染有天然免疫力,包括皮肤分泌短链脂肪酸和乳酸的抗真菌作用,血液中转铁蛋白扩散至皮肤角质层的抑真菌作用,中性粒细胞和单核巨噬细胞的吞噬作用以及正常菌群的拮抗作用。但许多真菌病受生理状态影响,如儿童头皮脂肪酸分泌量比成人少,故易患头癣;成人因手、足部出汗较多,且掌部缺乏皮脂腺,故易患手、足癣。

2. 特异性免疫　抗真菌感染以细胞免疫为主,真菌抗原刺激特异性淋巴细胞增殖,释放 IFN-γ 和 IL-2 等激活巨噬细胞、NK 细胞和 CTL 等,参与对真菌的杀伤。故细胞免疫低下或缺陷者易患真菌病,特别是深部真菌感染。特异性抗体可阻止真菌吸附而起一定抗感染作用,如白假丝酵母菌的 SIgA 抗体可与其表面甘露聚糖复合体结合而阻止其吸附。

三、微生物学检查

(一)病原学检查

1. 直接镜检　浅部真菌感染可取病变部位的鳞屑、病发或甲屑置于玻片上,滴加 10% KOH,覆盖玻片,微加热,融化角质层,再将玻片压紧,用吸水纸吸去周围多余碱液,不染色直接镜检,如见到菌丝或孢子可初步诊断为真菌感染。深部真菌感染可取病变部位的分泌物、排泄物、痰液及血液等制作涂片,用革兰染色(白假丝酵母菌)或墨汁负染(新型隐球菌),观察染色结果,根据形态特征做出初步诊断。

2. 培养检查　常用于直接镜检不能确诊或需确定感染真菌的种类时。皮肤、毛发标本先经 70% 乙醇或 2% 苯酚浸泡 2~3 分钟以杀死杂菌,用无菌盐水洗净后,接种在含抗生素(放线菌酮或氯霉素)的沙保培养基上,25~28℃ 培养数天至数周,观察菌落特征。必要时做玻片小培养,培养 1 周后在显微镜下观察菌丝和孢子的特征,以进行鉴定。阴道、口腔黏膜材料可用棉拭子直接在血平板上分离。脑脊液则取沉淀物接种于血平板上 37℃ 培养。若疑为白假丝酵母菌,取菌落接种于 0.5ml 血清试管内,37℃ 培养 1 小时后涂片革兰染色,见有白假丝酵母菌细胞长出芽管,即可初步鉴定。

(二)血清学检查

血清学检查为真菌性疾病的辅助检查方法,对早期诊断具有重要意义。如用乳胶凝集法检测新型隐球菌病患者的荚膜多糖抗原,ELISA 法检测白假丝酵母菌感染者的甘露聚糖抗原。此外,可以用分子生物学技术检测真菌的核酸,提高诊断水平。

四、防治原则

真菌感染目前尚无特异性预防方法。预防主要是注意皮肤卫生,养成良好的卫生习惯,保持鞋袜干燥,避免直接或间接与患者接触。预防深部真菌感染,首先要除去诱发因素,增强机体免疫力,对使用免疫抑制剂、肿瘤患者、糖尿病患者、年老体弱者更应防止并发真菌感染。

局部治疗可用咪康唑霜、克霉唑软膏或0.5%碘伏等,若疗效不佳或深部感染可口服抗真菌药物,如两性霉素B、制霉菌素、咪康唑、酮康唑、伊曲康唑或氟康唑等。近年来发现灰黄霉素对小鼠有致癌作用,使用时应加注意。

第二节 常见病原性真菌

根据感染部位和临床表现不同,可将真菌分为皮肤癣真菌、皮下组织感染真菌和深部感染真菌三类。

一、皮肤癣真菌

皮肤癣真菌主要引起皮肤等浅部感染。这类真菌具有嗜角蛋白的特征,侵犯部位仅限于角化的皮肤、毛发及指(趾)甲,引起体癣、股癣、手癣、足癣、甲癣及头癣等,致病机制主要是真菌产生角蛋白酶水解角蛋白,以及在局部大量繁殖并产生代谢产物,引起炎症病变。

人主要通过接触带菌的土壤或患者、患畜而感染皮肤癣真菌,人与人之间可通过直接接触、公用毛巾、衣服、拖鞋和洗澡间等途径相互传播。湿度、温度、皮肤的特殊化学性质、出汗和遗传因素等均可影响宿主对皮肤癣症的易感性,在高温、高湿季节或拥挤的居住环境下,癣症发病率增高。

皮肤癣真菌由40多个种组成,分为3个属,即表皮癣菌属、毛癣菌属和小孢子菌属(表11-1)。一种皮肤癣菌可引起多种部位的癣症;一种癣症也可由几种不同皮肤癣菌引起。不同种皮肤癣菌的鉴别有赖于真菌的培养,根据菌落特征、镜下观察、营养要求(如维生素的需求),结合临床侵犯部位做出鉴定。

表11-1 皮肤癣真菌3个属的特征

	表皮癣菌属	毛癣菌属	小孢子菌属
发现菌种	2种,病原菌仅1种	约20种,其中14种可致病	18种,其中13种可致病
大分生孢子	卵圆形,陈旧培养物中可见厚壁孢子	细长、棒状、薄壁	厚壁、梭形
小分生孢子	无	侧生葡萄状	卵圆形
菌丝特征	球拍状、结节状	螺旋状、球拍状和鹿角状	结节状、梳状和球拍状
代表菌	絮状表皮癣菌	红色毛癣菌、须毛癣菌	铁锈色小孢子癣菌
菌落特征	初为白色鹅毛状,后转为黄绿色粉末状	可呈颗粒状、粉末状、绒毛状,颜色可为红色、白色、黄色、棕色等	由绒毛状逐渐变至粉末状,颜色为灰色、橘红色、棕黄色等
侵犯部位	皮肤、甲板	皮肤、毛发、甲板	皮肤、毛发

二、皮下组织感染真菌

引起皮下组织感染的真菌主要有着色真菌和孢子丝菌。一般经外伤感染，在局部皮下组织繁殖，可缓慢向周围组织扩散，或经淋巴、血液向全身扩散。

（一）着色真菌

着色真菌是分类上相近、引起的临床症状相似的一些真菌的总称，广泛分布于土壤中和木材上。引起的感染常发生在暴露部位，病损皮肤变黑，故称着色真菌。着色真菌的分生孢子分为树枝型、剑顶型、花瓶型三型。在人体主要侵犯皮肤。潜伏期1个月，长者数月乃至1年。病程可长达几十年。早期皮肤感染处出现丘疹，丘疹增大形成结节，结节融合呈疣状或菜花状。随病情发展，老病灶结疤愈合，新病灶又在四周产生。日久瘢痕广泛，影响淋巴回流，可引起象皮肿。免疫功能低下时亦可侵犯中枢神经，或经血流扩散。

（二）申克孢子丝菌

申克孢子丝菌是引起皮下组织感染的主要真菌，广泛存在于土壤及植物表面，经皮肤微小伤口侵入机体，然后沿淋巴管扩散，引起亚急性或慢性肉芽肿，继而形成坏死和溃疡（图11-6）。此菌也可经呼吸道或消化道感染人体，经血流播散至其他器官引起深部感染。

申克孢子丝菌为双相性真菌（酵母相和菌丝相）。在组织内为酵母相，镜下可见圆形或雪茄样出芽细胞，常位于中性粒细胞和单核细胞内，偶见菌丝和星状体；在沙保培养基上培养为丝状菌落，菌落初为灰白色黏稠小点，后逐渐扩大形成黑褐色的皱褶薄膜。

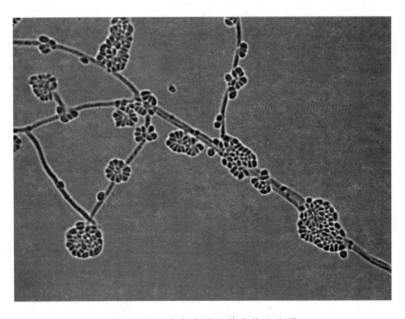

图11-6　申克孢子丝菌小分生孢子

三、深部感染真菌

深部感染真菌是指可引起机体深部组织和内脏疾病的一群真菌。深部感染真菌包括致病性真菌和机会致病性真菌两大类。机会致病性真菌亦称条件致病性真菌,多数是宿主的正常菌群,宿主免疫力降低是其致病的主要条件。近年来,随着广谱抗生素、皮质类激素和抗肿瘤化疗等的广泛应用,机会致病性真菌感染逐渐增多,已成为重要的医疗问题。

(一)白假丝酵母菌

白假丝酵母菌通常称为白色念珠菌,是临床上常见的条件致病性真菌。

1. 生物学性状　菌体呈圆形、卵圆形,直径为 $2\sim4\mu m$。革兰染色阳性,但着色不均匀。以芽生孢子出芽繁殖,孢子伸长成芽管,形成假菌丝。芽生孢子多集中在假菌丝的连接部位。各种临床标本及活组织标本中,可见芽生孢子及大量假菌丝,有诊断价值。

本菌在沙保培养基、普通培养基、血平板中均可生长良好,需氧,经室温或37℃培养 $2\sim3$ 天,生成灰白色乳酪样的类酵母型菌落。在玉米粉培养基上可长出厚膜孢子,位于假菌丝中间或末端。假菌丝和厚膜孢子有助于白假丝酵母菌的鉴定。

2. 致病性　白假丝酵母菌通常存在于正常人口腔、上呼吸道、肠道及阴道,正常情况下机体中分布较少,不引起疾病,当机体免疫功能下降或菌群失调时,白假丝酵母菌可大量繁殖,引起各种念珠菌病。

(1)皮肤黏膜感染:好发于皮肤皱褶处,如腋窝、腹股沟、肛周、会阴部和指(趾)间等潮湿部位。皮肤潮红、发亮,有时上盖一层白色膜状物或呈界限清楚的糜烂面,病变周围伴随小水疱。黏膜感染有鹅口疮、口角糜烂、外阴与阴道炎等,鹅口疮好发于新生儿,阴道炎多见于老年妇女。本菌还可侵犯指(趾)甲,引起甲沟炎及甲床炎。

(2)内脏感染:常见有肺炎、肠炎及心包炎等,偶尔也可引起败血症。

(3)中枢神经系统感染:可引起脑膜炎和脑脓肿等,常由呼吸系统及消化系统的病灶播散所致。

3. 微生物学检查　取标本直接镜检,可见卵圆形细胞,找到芽生孢子和假菌丝有助于诊断。接种沙保弱培养基可长出类酵母型菌落,可取菌落做进一步鉴定。

4. 防治原则　预防主要是注意个人卫生,合理使用抗生素、激素,增强机体免疫力。对浅表感染可局部应用龙胆紫、制霉菌素或两性霉素B等治疗,全身感染可用5-氟尿嘧啶、克霉唑及两性霉素B等。

(二)新型隐球菌

新型隐球菌广泛分布于自然界中,尤其以鸽粪中分布最多,是主要传染源。人因吸入鸽粪污染的空气而感染,免疫力低下者特别易感。主要引起肺和脑的急性、亚急性和慢性感染。肺部感染可扩散至皮肤、黏膜、骨和内脏等。

1. 生物学性状　新型隐球菌为圆球形的酵母菌,直径为 $4\sim20\mu m$,外周有宽厚的荚膜,折光性强。一般染色不易着色而难以发现,故称隐球菌。用墨汁负染后镜检,可见黑色背景中有圆形或卵圆形的透亮菌体,菌体外有一层透明的荚膜,荚膜较厚,可比菌体大 $1\sim3$ 倍。非致病性的隐球菌则无荚膜。在组织中的隐球菌较大(直径为 $5\sim20\mu m$),经培养后变小(直径为 2~5μm)。菌体常有出芽,不形成假菌丝(图 11-7)。

在沙保培养基及血平板上,于 25℃和 37℃条件下均能良好生长。培养 2~5 天后形成酵母型菌落,初呈白色,1 周后转为淡黄色或棕黄色,湿润黏稠。其能分解尿素,可与白假丝酵母菌相鉴别。

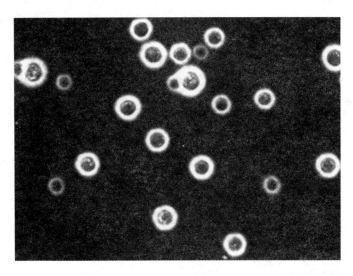

图 11-7 新型隐球菌

2. **致病性** 新型隐球菌多为外源性感染。致病因素主要是荚膜多糖。本菌大多经呼吸道入侵,亦可经破损皮肤或肠道感染。肺部感染后多无症状或仅有流感样症状,预后一般良好。当机体免疫力下降时,病原菌可在肺部大量繁殖,引起严重感染,甚至死亡。部分患者可出现血行播散,累及中枢神经系统,引起亚急性或慢性脑膜炎,治疗不及时常导致患者死亡。此外,感染还可播散至皮肤、黏膜、淋巴结、骨骼和内脏器官等部位,引起炎症和脓肿。

3. **微生物学检查** 脑脊液检查可见圆形、荚膜较厚的酵母样细胞。在沙保培养基上形成棕黄色黏液样菌落。用血清学方法检查隐球菌荚膜多糖抗原,对该病诊断可提供重要帮助。

4. **防治原则** 增强机体免疫力,避免伤口污染土壤及鸟粪等。治疗药物可用两性霉素 B、酮康唑、伊曲康唑,亦可用两性霉素 B 与 5-氟尿嘧啶联合应用。

考点直通车

某阴道炎患者,曾因治疗其他疾病而长期使用激素类药物。微生物学检查:阴道分泌物标本镜检可见有酵母型菌体及假菌丝。你认为引起该患者阴道炎的病原体是

A. 无芽孢厌氧菌　　　　B. 衣原体　　　　C. 解脲支原体
D. 白色念珠菌　　　　　E. 梅毒螺旋体

答案与解析:患者有长期使用激素类药物的病史,使得机体免疫力降低,易导致机会致病性真菌感染。对病变部位的分泌物镜检,查到假菌丝和厚膜孢子有助于白色念珠菌的鉴定,故选 D。

小结

真菌是一类不含叶绿素,不分根、茎、叶的真核细胞型生物。按其形态不同,真菌可分为单细胞真菌和多细胞真菌两类。多细胞真菌由菌丝和孢子构成,菌丝和孢子的形态特征是鉴别多细胞真菌的重要标志。

通常用沙保培养基分离和培养真菌,最适 pH 值为 4.0~6.0,温度为 22~28℃,某些深部感染真菌最适温度为 37℃。真菌对干燥及紫外线的抵抗力较强,对热及碘酊、苯酚、升汞或甲醛溶液敏感,灰黄霉素、制霉菌素、两性霉素 B、酮康唑、伊曲康唑等对多种真菌有抑制作用。

主要病原性真菌有以下几种。①皮肤癣真菌:如絮状表皮癣菌;②皮下组织感染真菌:如申克孢子丝菌;③深部感染真菌:如白假丝酵母菌和新型隐球菌。

真菌感染可通过直接涂片镜检、分离培养及血清学试验检测。各种癣症的治疗以外用药物为主,可选用抗真菌的霜剂或软膏;深部感染可口服或静脉滴注抗真菌药物。

综合测试

一、选择题(A 型题)

1. 关于真菌孢子的描述,错误的是
   A. 是真菌的休眠状态　　　　　　B. 抵抗力不如细菌芽孢强
   C. 一条菌丝上可长出多个孢子　　D. 大部分真菌能形成有性孢子及无性孢子
   E. 大分生孢子是鉴定部分真菌的重要依据
2. 关于真菌的抵抗力,错误的一项是
   A. 对干燥、阳光和紫外线有较强抵抗力　　B. 对一般消毒剂有较强抵抗力
   C. 耐热,60℃1 小时不能被杀死　　　　　D. 对常用抗生素不敏感
   E. 灰黄霉素、制霉菌素可抑制真菌生长
3. 关于皮肤癣菌,下述哪项是错误的
   A. 主要侵犯皮肤、毛发和指(趾)甲　　B. 通过直接或间接接触而感染
   C. 在沙保培养基上形成丝状菌落　　　　D. 一种皮肤癣菌仅能引起一种癣病
   E. 可根据菌丝、孢子及菌落形态做出初步诊断
4. 关于新型隐球菌错误的是
   A. 菌体圆形,外包厚荚膜　　　　B. 在沙保培养基上形成酵母型菌落
   C. 常引起慢性脑膜炎　　　　　　D. 营养丰富时可产生假菌丝
   E. 标本可直接用墨汁负染后镜检

二、简答题
1. 简述真菌的形态结构特点及培养特性。
2. 何谓真菌孢子?根据形态,真菌的无性孢子可分为几种?

三、思考题

真菌的孢子与细菌的芽孢有哪些不同?

(张莉丽)

第二篇 免疫学基础

第十二章 免疫学概述

学习目标

(1) 了解医学免疫学的发展历程和免疫学在医学中的地位。
(2) 熟悉免疫的类型与特点。
(3) 掌握免疫的概念、免疫功能及其表现。

一、免疫的概念与功能

(一) 免疫的概念

免疫(immunity)是机体在长期与传染病做斗争的过程中逐渐建立起来的。传统免疫的概念是指机体抗传染病的一种能力,也就是抗感染免疫。但随着免疫机制研究的深入,我们发现了很多与感染无关的现象,如血型不符引起的输血反应、青霉素过敏等,他们虽都属于免疫现象,但不是传染病。20世纪60—70年代才出现了现代免疫的概念:免疫是机体识别"自己"和"非己",排除"非己"抗原性异物,维持机体生理平衡和稳定的功能。之后免疫学迅速发展,在医学及生命科学领域成为一门重要的独立学科并得到广泛应用。

机体的免疫功能由机体免疫系统来完成,负责机体抗感染和抗肿瘤等,当机体免疫功能失调时,能够引起免疫病理损伤,造成机体疾病;临床上应用免疫学的理论、方法和技术对感染性疾病、免疫性疾病、肿瘤等进行诊断、预防和治疗,是现代免疫学研究的重要内容。

(二) 免疫的功能及表现

免疫功能包括免疫防御、免疫稳定和免疫监视三个方面(表12-1)。

表12-1 免疫功能及表现

免疫功能	正常表现	异常表现
免疫防御	对病原体等非己抗原识别、清除	超敏反应(高);免疫缺陷病(低)
免疫稳定	对自身衰老及损伤细胞识别、清除	自身免疫病(失调)
免疫监视	对突变细胞识别、清除	易发生病毒感染及患肿瘤(低)

二、免疫的类型与特点

根据发生机制的不同,机体的免疫分为两大类:固有性免疫和适应性免疫。

(1)固有性免疫:又称为先天性免疫、天然免疫,是机体在种系的发育和进化过程中与外界物质相互作用而逐渐建立起来的一系列防御功能。通过遗传获得,无特殊针对性,人人都有,作用是非特异性的,又称为非特异性免疫。在感染早期发挥作用,参与的成分包括机体的生理屏障、吞噬细胞和体液中抗微生物物质等。

(2)适应性免疫:又称获得性免疫,因机体受抗原刺激而产生,仅针对该抗原而产生免疫作用,所以又称为特异性免疫。适应性免疫是后天接触抗原而获得,所以并非人人都有,具有明显的特异性和记忆性,通常在感染的后期发挥作用,参与的成分有各类免疫细胞和免疫分子等。

三、医学免疫学在医学中的地位

医学免疫学是研究机体免疫系统的组成、结构与功能,免疫应答发生机制,疾病的诊断、预防和治疗的一门医学基础学科。近几十年来,医学免疫学发展迅猛,已经形成了基础免疫学、免疫病理学、免疫遗传学、临床免疫学、移植免疫学、肿瘤免疫学和分子免疫学等分支学科,成为生命科学研究领域的前沿学科,也成为生命科学领域工作者必修的一门重要学科。

四、医学免疫学的发展与展望

早在1000多年以前,中华民族的祖先就总结出:经历某种疾病的人会获得抗病的能力,早在16世纪的明代,我国民间医家就利用人痘苗预防天花,这是人们对疾病建立免疫力的模糊认识,开启了原始免疫学的先河。18世纪末,英国医师爱德华·琴纳(Jenner)在人痘预防天花的提示下,发明了牛痘苗预防天花,为免疫预防开辟了新途径。18世纪末,德国 Behring 用经动物免疫得到的白喉抗毒素成功治愈了一位患白喉的女孩,引起科学家们从血清中寻找杀菌物质的极大兴趣,促进了血清学的发展,抗原和抗体概念也逐步形成,出现了探讨免疫机制的两大学派:以 Mitchnikoff 为代表的细胞免疫学派和以欧立希为代表的体液免疫学派。由于两派的不停争论,各自进行多种实验,最后得到统一。当时,人们对免疫的认识仅局限于抗感染免疫,认为免疫结果都对人体有利。

到20世纪中期,由于分子生物学及遗传学等的进展,促使免疫学飞速发展到现代免疫学阶段。对免疫过程中的多种机制的认识得以在基因、分子、细胞等层次上深入理解,如抗原识别受体多样性的产生、信号转导途径的发现、细胞程序性凋亡途径的发现及应用免疫学的发展等。

免疫学已成为生命科学的前沿支柱学科之一,推动着医学和生物学的全面发展,并极大地促进了医药生物技术和生物产业的发展。例如,抗感染免疫的研究进展有力地推进了生物制品产业的发展,使人工主动免疫和被动免疫得以广泛应用。现代免疫学取得的巨大进展更进一步推动了医药生物高新技术产业的建立和发展。随着高新技术如细胞融合、细胞克隆、分子杂交、转基因动物和基因敲除等在免疫学中的应用,推动着生命科学不断向纵深发展,造福于人类。

考点直通车

免疫系统的三大功能包括
　　A. 免疫防御、免疫应答、免疫记忆　　　B. 免疫应答、免疫记忆、免疫监视
　　C. 免疫防御、免疫记忆、免疫监视　　　D. 免疫防御、免疫稳定、免疫监视
　　E. 免疫应答、免疫自稳、免疫监视

答案与解析：机体的免疫功能是指机体识别并排除抗原性异物以维持机体生理平衡和稳定的功能，包括三个方面，即免疫防御、免疫稳定和免疫监视。免疫防御主要起抗感染作用；免疫稳定主要起清除损伤及衰老细胞的作用；免疫监视主要起识别清除突变细胞，预防肿瘤发生的作用，故选D。

小 结

免疫是机体识别"自己"与"非己"，排除"非己"抗原性异物，以维持机体生理平衡和稳定的功能。免疫的功能是由机体免疫系统协调完成，负责机体抵抗感染和抗肿瘤等。机体的免疫功能包括免疫防御、免疫稳定和免疫监视三个方面。当免疫功能失调时，也会造成机体免疫病理损伤，临床上可以运用免疫学方法诊断、预防和治疗疾病。

综合测试

一、选择题（A型题）

1. 发明应用牛痘苗预防天花的是
　　A. 英国医师琴纳　　　B. 德国 Behring　　　C. 中国明代医家
　　D. Mitchnikoff　　　　E. 澳大利亚 Burnet
2. 机体免疫监视功能低下时易引起的疾病是
　　A. 细菌感染　　　　　B. 肿瘤　　　　　　　C. 自生免疫性疾病
　　D. 移植排斥反应　　　E. 对机体无影响
3. 关于固有免疫，描述错误的是
　　A. 抗感染作用无特异性　　B. 通过遗传获得　　　C. 皮肤黏膜为其构成成分之一
　　D. 后天生活过程中获得　　E. 人人都一样，无个体差异
4. 机体免疫稳定功能紊乱时可能引起的病变是
　　A. 超敏反应　　B. 易发细菌感染　　C. 自身免疫病　　D. 肿瘤　　E. 易发病毒感染

二、简答题

1. 简述免疫的三大功能及其出现异常可能引起的不良后果。
2. 简述固有性免疫和适应性免疫的特点。

三、思考题

现代免疫学取得的巨大进展有哪些？说明举例。

（刘文辉）

第十三章 免疫系统

> **学习目标**
>
> （1）了解淋巴细胞再循环及其意义，T淋巴细胞和B淋巴细胞的成熟过程，细胞因子的种类及其生物学活性。
> （2）熟悉免疫细胞的分类及各种免疫细胞的功能。
> （3）掌握T淋巴细胞与B淋巴细胞的表面标志、亚群及其功能，抗体依赖细胞介导的细胞毒作用效应。

免疫系统（immune system）是机体执行免疫功能的物质基础，由免疫器官、免疫细胞和免疫分子组成（表13-1）。免疫系统不仅能识别和清除外来入侵的病原生物，还可识别和清除体内损伤、衰老、突变的细胞及其他有害成分。

表13-1 免疫系统的组成

名称	组成成分
免疫器官	中枢免疫器官：骨髓、胸腺
	外周免疫器官：淋巴结、脾及黏膜相关淋巴组织
免疫细胞	造血干细胞、T淋巴细胞、B淋巴细胞、巨噬细胞、NK细胞、树突状细胞、粒细胞等
免疫分子	分泌型：抗体、补体、细胞因子等
	膜型：T细胞抗原受体（TCR）、B细胞抗原受体（BCR）、CD分子、主要组织相容性复合体（MHC）、黏附分子等

第一节 免疫器官

免疫器官根据发生的时间顺序和功能差异，可分为中枢免疫器官和外周免疫器官。

一、中枢免疫器官

中枢免疫器官是免疫细胞产生、发育、分化和成熟的场所，并对外周免疫器官的发育起主导作用。人类中枢免疫器官包括骨髓和胸腺。

（一）骨髓

骨髓（bone marrow）是造血器官，可生成多能造血干细胞，是各种血细胞和免疫细胞发生和分化的场所。骨髓功能缺陷时，不仅会严重损害机体的造血功能，而且将导致严重的细胞免疫和体液免疫功能缺陷。

骨髓的功能包括：①各类血细胞和免疫细胞产生的场所；②B细胞和NK细胞分化成熟的场所；③再次体液免疫应答发生的场所。

(二)胸腺

胸腺(thymus)位于胸腔前纵隔、胸骨后，分为左、右两叶。胸腺大小和结构随年龄不同而有明显差异，出生时胸腺重量仅为15~20g，青春期达到高峰(30~40g)，以后随年龄增长而逐渐萎缩，到老年期多被脂肪组织取代。新生动物如摘除胸腺，可引起严重的细胞免疫缺陷和总体免疫功能降低。

胸腺的功能包括：①T细胞分化、发育和成熟的场所；②免疫调节作用；③自身免疫耐受的诱导与维持。

二、外周免疫器官

外周免疫器官是成熟T细胞、B细胞等免疫细胞定居的场所，也是免疫应答发生的场所。主要包括淋巴结、脾和黏膜相关淋巴组织等。

(一)淋巴结

人体全身有500~600个淋巴结，通过淋巴管串联，广泛存在于全身非黏膜部位的淋巴通道上。

淋巴结的功能包括：①成熟淋巴细胞定居的场所；②免疫应答发生的场所；③滤过清除作用；④参与淋巴细胞再循环。

(二)脾

脾在胚胎期是重要的造血器官，出生后造血功能停止，成为人体最大的外周免疫器官。

脾的功能包括：①成熟淋巴细胞定居的场所；②免疫应答发生的场所；③合成生物活性物质如补体等；④滤过清除作用。

(三)黏膜相关淋巴组织

黏膜相关淋巴组织(MALT)是广泛分布于呼吸道、消化道和泌尿生殖道黏膜固有层和上皮细胞下散在的淋巴组织，以及含有生发中心的淋巴组织，主要包括肠相关淋巴组织、鼻相关淋巴组织和支气管相关淋巴组织，构成消化道和呼吸道入口处的防御结构。此外，乳腺、泪腺、唾液腺以及泌尿生殖道等黏膜也存在弥散的黏膜相关淋巴组织。

MALT的功能包括：①参与黏膜局部免疫应答；②产生分泌型IgA。

三、淋巴细胞再循环

淋巴细胞再循环(lymphocyte recirculation)是指淋巴细胞通过血液和淋巴液的循环反复进行有规律的迁移过程。淋巴细胞再循环有多条途径，以淋巴结为例，定居在淋巴结的淋巴细胞，由输出淋巴管经淋巴干、胸导管或右淋巴导管进入血液循环，经血液循环到达淋巴结后，穿过高内皮小后静脉(HEV)重新分布于淋巴结(图13-1)。

淋巴细胞再循环的功能包括：①通过淋巴细胞再循环，使体内淋巴细胞在外周免疫器官的分布更合理；②增加了淋巴细胞与抗原接触的机会，更有效地激发免疫应答；③使机体所有免疫器官和组织联系为一个有机的整体；④不断更新和补充循环池的淋巴细胞。

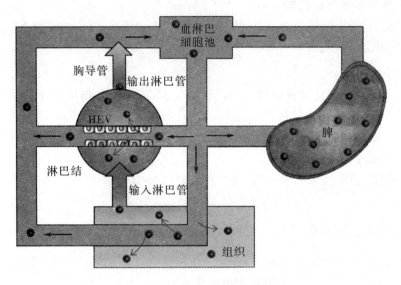

图 13-1 淋巴细胞再循环示意图

第二节 免疫细胞

免疫细胞泛指所有参与免疫应答或与免疫应答相关的细胞及其前体细胞,主要包括造血干细胞、淋巴细胞、抗原提呈细胞(APC)及其他免疫细胞。本节主要介绍 T 淋巴细胞、B 淋巴细胞、自然杀伤细胞及单核-巨噬细胞。

一、T 淋巴细胞

T 淋巴细胞(T lymphocyte)简称 T 细胞,来源于骨髓中的淋巴干细胞,主要在胸腺中发育成熟,所以称为胸腺依赖性淋巴细胞。T 细胞具有高度的异质性,根据其表面标志和功能特征可分为若干个亚群,各亚群之间相互调节,共同发挥其免疫学功能。T 细胞介导机体适应性细胞免疫应答,在 TD-Ag 诱导的体液免疫应答中亦发挥重要的辅助作用。

(一)T 细胞的分化和发育

骨髓内的造血干细胞经淋巴干细胞分化为祖 T 细胞和祖 B 细胞后,其中的祖 T 细胞进入胸腺的皮质区,开始其向成熟 T 细胞分化发育的过程。在胸腺中,未成熟的 T 细胞统称为胸腺细胞,当其表面受体 TCR 表达后,依次经历阳性选择和阴性选择过程,最终发育为成熟的 T 细胞,迁出胸腺,到达外周免疫器官的 T 细胞库。其中,阳性选择使 T 细胞获得了在识别抗原过程中的 MHC 限制性,阴性选择使 T 细胞获得了自身免疫耐受性。

(二)T 细胞的表面分子

T 细胞的细胞膜上有许多不同的表面分子,主要是表面抗原和表面受体,它们不仅是鉴定 T 细胞及其亚群的重要标志,而且在 T 细胞抗原识别、信号转导、活化增殖及产生效应等生物学功能中发挥重要作用。表面抗原中尤为重要的是各种 CD 分子(CD 抗原),CD 分子是指血细胞在分化成熟的不同阶段及细胞活化过程中出现或消失的细胞表面标记分子,又称为白细胞分化抗原。

1. T细胞抗原受体复合物　具体如下。

(1) T细胞抗原受体(T cell antigen receptor, TCR): TCR 是 T 细胞特异性识别抗原的受体,也是所有 T 细胞表面的特征性标志。TCR 以非共价键与 CD3 分子结合,形成 TCR - CD3 复合物(图 13 - 2)。

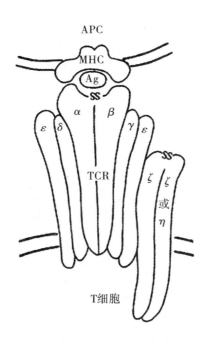

图 13 - 2　TCR - CD3 复合物示意图

TCR 是由两条不同肽链构成的异二聚体,构成 TCR 的肽链有 α、β、γ、δ 四种类型。根据所含肽链的不同,TCR 分为 TCRαβ 和 TCRγδ 两种类型。体内大多数 T 细胞表达 TCRαβ,仅少数 T 细胞表达 TCRγδ。构成 TCR 的两条肽链均是跨膜蛋白,由二硫键相连。每条肽链的胞外区各含一个可变区(V 区)和一个恒定区(C 区)。V 区是 TCR 识别抗原肽 - MHC 复合物的功能区。两条肽链的跨膜区与 CD3 分子的跨膜区相连接,形成 TCR - CD3 复合体。构成 TCR 的两条肽链的胞质区很短,不具备转导活化信号的功能。TCR 识别抗原所产生的活化信号由 CD3 分子转导至 T 细胞内。

(2) CD3:存在于外周成熟 T 细胞和部分未成熟 T 细胞表面,由 γ、δ、ε、ζ 及 η 五种肽链组成,这五种肽链的胞质区较长,可转导 TCR 识别抗原所产生的活化信号。

2. 共受体　成熟的 T 细胞只能表达 CD4 或 CD8 分子,CD4 和 CD8 分子的主要功能是辅助 TCR 识别抗原和参与 T 细胞活化第一信号的转导,因此称为 T 细胞的共受体。

CD4 分子是由一条肽链组成的跨膜蛋白。胞外区具有 4 个 Ig 样结构域,其中远膜端的 2 个结构域能够与 MHC - Ⅱ类分子的 $β_2$ 结构域结合。CD8 分子由 α 和 β 肽链组成,其细胞外区各含一个 Ig 样结构域,能够与 MHC - Ⅰ类分子的 $α_3$ 功能区结合。CD4 分子和 CD8 分子分别与 MHC - Ⅱ类分子和 MHC - Ⅰ类分子的结合可增强 T 细胞和抗原提呈细胞或靶细胞之间的相互作用,并辅助 TCR 识别抗原。

3. 协同刺激分子　初始 T 细胞完全活化需要两种活化信号的协同作用。第一信号由 T 细胞的 TCR 识别抗原提呈细胞(antigen presenting cell,APC)提呈的抗原肽 – MHC 分子复合物获得,因此也称为抗原识别信号,使适应性免疫应答具有严格的特异性;第二信号则由 T 细胞表面的协同刺激分子与 APC 或靶细胞表面的协同刺激分子相互作用而产生,称为协同刺激信号。能够为 T 细胞提供协同刺激信号的分子主要有 CD28、CD2、CD58 等。

(1)CD28:是由两条相同肽链组成的同源二聚体,表达于 90% $CD4^+$ T 细胞和 50% $CD8^+$ T 细胞。CD28 是协同刺激分子 B7 的受体。B7 分子包括 B7 – 1(CD80)和 B7 – 2(CD86),表达于专职性 APC 上。CD28 分子与 B7 分子结合是 T 细胞活化最重要的一对协同刺激分子,该信号可促进 T 细胞增殖和白细胞介素 – 2(IL – 2)的生成。

(2)CD40 配体:CD40 配体(CD40L)主要表达于活化的 $CD4^+$ T 细胞,CD40 则表达于抗原提呈细胞(B 细胞、巨噬细胞、树突状细胞)。CD40L 与 CD40 的结合主要介导两方面的功能。一方面,促进抗原提呈细胞活化,B7 分子表达增加和细胞因子(例如,IL – 12)的合成增加。另一方面,由于抗原提呈细胞表达 B7 分子增加和分泌促进 T 细胞分化的细胞因子,反过来也促进了 T 细胞的活化。在 TD – Ag 诱导的免疫应答中,活化的 Th 细胞表达的 CD40L 与 B 细胞表面的 CD40 的结合可促进 B 细胞的增殖分化、抗体生成和类别转换。

(3)CD2:CD2 又称为绵羊红细胞(SRBC)受体,表达于 95% 成熟 T 细胞、50% ~ 70% 胸腺细胞以及部分 NK 细胞上。配体包括 CD58。CD2 除作为黏附分子,介导 T 细胞与抗原提呈细胞或靶细胞之间的黏附外,还能为 T 细胞提供活化信号。

4. 其他膜分子　具体如下。

(1)丝裂原受体:丝裂原是指能非特异地刺激细胞发生有丝分裂的物质。T 细胞表面表达多种能结合丝裂原的受体,与相应丝裂原结合后,可直接诱导静息 T 细胞的活化、增生和分化。植物血凝素(PHA)和刀豆蛋白 A (Con A)是最常用的 T 细胞丝裂原。美洲商陆(PWM)除诱导 T 细胞活化外,还可诱导 B 细胞活化。

(2)细胞因子受体:多种细胞因子参与 T 细胞的活化、增殖和分化,它们通过与 T 细胞表面相应受体结合而发挥作用,如 IL – 1R、IL – 2R、IL – 4R、IL – 6R、IL – 7R、IFN – γR 和趋化因子受体等。

(三)T 细胞分类

T 细胞是高度异质性的细胞群体,可以按照不同的分类依据将其分为多种亚群。

1. 根据所处的分化阶段分类　根据在体内所处的分化阶段不同,T 细胞分为初始 T 细胞、效应性 T 细胞和记忆性 T 细胞。①初始 T 细胞:指从未接受过抗原刺激的成熟 T 细胞。参与淋巴细胞再循环,主要功能是识别抗原,无免疫效应功能。初始 T 细胞在外周淋巴器官内接受抗原刺激而活化,并最终分化为效应性 T 细胞和记忆性 T 细胞。②效应性 T 细胞:指受抗原刺激发生克隆扩增,发挥免疫效应的 T 细胞,表达高水平、高亲和力 IL – 2 受体,不参与淋巴结细胞再循环,而是向外周炎症组织迁移。③记忆性 T 细胞:初始 T 细胞经抗原刺激后增殖、分化过程中停止分化发育形成的非效应性 T 细胞,寿命较长,具有记忆抗原信息的能力,当再次接受相同抗原刺激后可迅速活化,并分化为效应 T 细胞,介导再次免疫应答。

2. 根据表达的 TCR 类型分类 根据 TCR 的类型,T 细胞可分为 TCRαβ⁺T 和 TCR γδ⁺T 亚群,分别可简称为 αβ T 细胞和 γδ T 细胞。①αβ T 细胞:TCR 由 α 链和 β 链组成,即通常所称的 T 细胞,占脾脏、淋巴结和循环 T 细胞的 95% 以上;②γδ T 细胞:TCR 由 γ 链和 δ 链组成,是皮肤的表皮内淋巴细胞和黏膜组织的上皮内淋巴细胞的重要组成部分。两者在识别抗原、分布及功能等方面均具有较大差异,见表 13-2。

表 13-2 αβ T 细胞和 γδ T 细胞特性的比较

特性		αβ T 细胞	γδ T 细胞
TCR 多样性		多	少
分布	外周血	60%~70%	5%~15%
	组织	外周淋巴组织	皮肤表皮和黏膜上皮
表型	CD3⁺CD2⁺	100%	100%
	CD4⁺CD8⁻	60%~65%	<1%
	CD4⁻CD8⁺	30%~35%	20%~50%
	CD4⁻CD8⁻	<5%	≥50%
识别抗原		8~17 个氨基酸组成的肽	简单多肽、脂类
提呈抗原		经典 MHC 分子	MHC-Ⅰ类分子
辅助细胞		Th 细胞	—
杀伤细胞		CTL 细胞	γδ T 杀伤活性

3. 根据 CD 分子表型分类 根据 αβ T 细胞是否表达 CD4 或 CD8,分为 CD4⁺T 细胞和 CD8⁺T 细胞。①CD4⁺T 细胞:占外周血 T 细胞的 60%~65%,主要识别外源性抗原肽-MHC-Ⅱ分子复合物。活化后,主要分化为 Th 细胞,但也有少数 CD4⁺效应 T 细胞具有细胞毒作用和免疫抑制作用。②CD8⁺T 细胞:占外周血 T 细胞的 30%~35%,主要识别内源性抗原肽,且受自身 MHC-Ⅰ分子的限制。活化后,分化的效应细胞为细胞毒性 T 细胞(cytotoxic T lymphocyte,CTL 或 T_C),具有细胞毒作用,可特异性杀伤靶细胞。

4. 根据功能特征分类 根据功能的不同,T 细胞可分为 Th 细胞、CTL 细胞和调节性细胞。①辅助性 T 细胞(helper T cell,Th):Th 细胞均表达 CD4,未受抗原刺激的初始 CD4⁺T 细胞为 Th0 细胞,Th 向不同谱系的分化受抗原的性质和细胞因子等因素的调控:胞内病原体和肿瘤抗原及 IL-2、IFN-γ 诱导 Th0 向 Th1 分化,Th1 主要分泌 Th1 型细胞因子(TNF-β、IL-2、IFN-γ 等),介导细胞免疫和迟发型超敏反应,并能抑制 Th2 增殖;普通细菌和可溶性抗原及 IL-4 诱导 Th0 向 Th2 分化,Th2 主要分泌 Th2 型细胞因子(IL-4、IL-5、IL-10 及 IL-13 等),辅助 B 细胞活化,介导体液免疫效应,并能抑制 Th2 增殖;转化生长因子-β(TGF-β)、IL-4 和 IL-10 诱导 Th0 向 Th3 分化,Th3 细胞则通过分泌的 TGF-β 对免疫应答发挥负调节作用。②CTL:CTL 细胞均表达 CD8,特异性识别内源性抗原肽-MHC-Ⅰ类分子复合物,激活后通过释放穿孔素和颗粒酶等效应分子及借 Fas/FasL 途径直接特异地杀伤靶细胞或诱导靶细胞凋亡。③调节性 T 细胞(regulatory T cell,Treg):具有免疫调节作用的 T 细胞,包括自然调节性 T 细胞和诱导调节性 T

细胞,前者直接由胸腺分化而来,主要通过细胞-细胞间接触而抑制自身反应性 T 细胞介导的病理性应答,后者在抗原诱导下产生,主要通过分泌 IL-10 和 TGF-β 下调免疫应答。

二、B 淋巴细胞

B 淋巴细胞(B lymphocyte)简称 B 细胞,来源于骨髓中的淋巴干细胞。人类 B 细胞主要在骨髓中发育成熟(鸟类 B 细胞在法氏囊成熟),所以称为骨髓依赖性淋巴细胞。成熟 B 淋巴细胞借血液循环进入淋巴结与脾脏,在抗原刺激和 Th 细胞辅助下,被激活并分化为能分泌抗体的浆细胞或记忆性 B 细胞。在外周血中,B 淋巴细胞占淋巴细胞总数的 10% ~ 15%。

(一)B 细胞的分化和发育

骨髓中的造血干细胞经淋巴干细胞分化为祖 T 细胞和祖 B 细胞后,其中的祖 B 细胞在骨髓微环境中依次经历前 B 细胞、未成熟 B 细胞和成熟 B 细胞等阶段,最终发育为同时表达 mIgM 和 mIgD 的、对自身抗原形成免疫耐受的成熟 B 细胞。成熟 B 细胞离开骨髓迁移定居于外周免疫器官的相应区域。

(二)B 细胞的表面分子

B 细胞的细胞膜上有众多的表面分子,它们在 B 细胞对抗原的识别、信号转导、活化、增殖及发挥效应等过程中发挥重要作用。

1. B 细胞抗原受体复合物　B 细胞表面最主要的分子是 B 细胞抗原受体(B cell receptor,BCR)复合物,由识别和结合抗原的膜免疫球蛋白(mIg)和传递抗原刺激信号的 Igα/Igβ 异源二聚体组成(图 13-3)。成熟 B 细胞的 mIg 主要为 mIgM 和 mIgD,其作用是识别、结合特异性抗原,由于其胞内区很短,因此不能直接将抗原刺激的信号传递到 B 细胞内部。Igα/Igβ 借跨膜区和 BCR 组成稳定的 BCR 复合物,传递抗原与 BCR 结合所产生的信号。

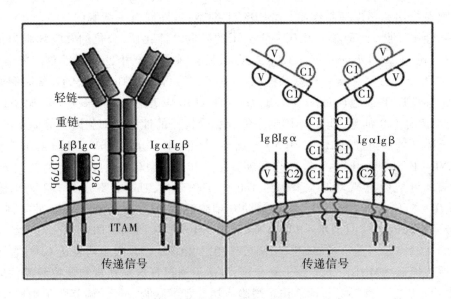

图 13-3　BCR-Igα/Igβ 复合物示意图

2. 共受体 共受体能促进 BCR 对抗原的识别及 B 细胞的活化。B 细胞表面的 CD19 与 CD21 及 CD81 以非共价相联,形成 B 细胞特异的多分子共受体,能增强 B 细胞对抗原刺激的敏感性,并与 Igα/Igβ 共同传递 B 细胞活化的第一信号。

3. 协同刺激分子 抗原与 B 细胞表面的 BCR 结合,所产生的信号经由 Igα/Igβ 传递至细胞内,此为 B 细胞活化的第一信号。B 细胞完全活化还需要有第二信号,这个信号主要由 Th 细胞和 B 细胞表面的协同刺激分子间的相互作用产生。另外,活化的 B 细胞是专职的抗原提呈细胞,它提呈抗原给 T 细胞,激活 T 细胞也需要协同刺激分子间的相互作用。能够为 B 细胞提供协同刺激信号的分子主要有 CD40、CD80 和 CD86 等。

(1) CD40:CD40 表达于成熟 B 细胞上,CD40 的配体(CD40L)表达于活化 T 细胞上。CD40 与 CD40L 的结合为 B 细胞活化提供了重要的协同刺激信号。

(2) CD80 和 CD86:CD80 和 CD86 在静息 B 细胞不表达或低表达,在活化 B 细胞上表达增多。当 CD80/CD86 与 T 细胞表面的 CD28 相互作用时,可提供 T 细胞活化的第二信号。

4. 其他膜分子 具体包括以下几种。

(1) 丝裂原受体:B 细胞表面表达多种丝裂原受体,如脂多糖受体(LPS-R),葡萄球菌 A 蛋白受体(SPA-R)及与 T 细胞共有的美洲商陆受体(PWM-R),它们与相应丝裂原结合后,可诱导多克隆 B 细胞活化及有丝分裂。

(2) 细胞因子受体:B 细胞接受抗原或促分裂原刺激后,在活化、增殖、分化的不同阶段可表达一系列细胞因子受体,如 IL-1R、IL-2R、IL-4R、IL-5R、IL-6R 等。这些受体与相应的配体结合对 B 细胞活化、增殖和分化具有重要调节作用。

(3) 补体受体:多数成熟 B 细胞表达 CR1(C3bR,CD35)和 CR2(C3dR,CD21)。CR1 与相应补体成分结合后,可促使 B 细胞活化。CR2 是 EB 病毒的受体,与 EB 病毒选择性感染 B 细胞有关。

(4) IgG Fc 受体:是 B 细胞表面能与 IgG Fc 段结合的结构,也称 FcγR,不是 B 细胞特有的标志。其可与免疫复合物中 IgG Fc 段结合,促进 B 细胞捕获抗原及 B 细胞的活化。

(三) B 细胞的分类

依照 CD5 的表达与否,可将 B 细胞分成 B1 细胞和 B2 细胞两个亚群。

(1) B1 细胞表面表达 CD5,产生较早,具有自我更新能力,主要分布于腹膜腔、胸膜腔和肠壁固有层。B1 细胞占 B 细胞总数的 5%~10%,主要针对碳水化合物刺激产生较强的应答,主要产生低亲和力 IgM,识别抗原无严格特异性。B1 细胞参与固有免疫,经由产生抗细菌抗体而抗微生物感染,也能产生自身抗体而诱导自身免疫病。

(2) B2 细胞即为通常所指的 B 细胞,是介导体液免疫的主要细胞,在个体发育过程中出现相对较晚,定居于外周免疫器官。B2 细胞主要识别蛋白质抗原,在 Th 细胞的辅助下,介导对 TD-Ag 的免疫应答,能产生高亲和力抗体行使体液免疫功能。

三、自然杀伤细胞

自然杀伤细胞(natural killer cell,NK 细胞),来源于骨髓淋巴干细胞,数量较少,在外周血中占淋巴细胞总数的 5%~10%,在淋巴结和其他组织中也少量分布,目前将 TCR^-、mIg^-、$CD56^+$、$CD16^+$ 的淋巴样细胞鉴定为 NK 细胞。

NK细胞不表达特异性抗原识别受体,而是通过表面的杀伤细胞活化受体和杀伤细胞抑制受体对"自己"与"非己"进行识别。在生理条件下,即自身组织细胞表面 HLA - Ⅰ 类分子正常表达情况下,NK 细胞表面的抑制性受体的作用占主导地位,表现为 NK 细胞对自身正常组织细胞不能产生杀伤作用。当靶细胞表面 HLA - Ⅰ 类分子表达异常,如某些病毒感染细胞和肿瘤细胞表面 HLA - Ⅰ 类分子表达下降或缺失时,NK 细胞通过表面杀伤活化受体与病毒感染和肿瘤等靶细胞表面相应配体的结合而被活化,进而通过释放穿孔素、颗粒酶,表达 FasL 和分泌肿瘤坏死因子 - α (TNF - α)发挥杀伤作用。

NK 细胞表面具有 IgG Fc 受体,可通过 IgG 介导与靶细胞结合,然后释放穿孔素将靶细胞杀伤,这种作用称为抗体依赖细胞介导的细胞毒作用(ADCC)。此外,活化 NK 细胞可通过分泌 IFN - γ 和 TNF - α 等细胞因子发挥免疫调节作用。

四、单核 - 巨噬细胞

单核细胞(monocyte)来源于骨髓,细胞核不分叶,在外周血中占白细胞总数的 3% ~ 8%,在血流中仅存留几小时至数十小时,然后从血液移行到全身各组织并发育成熟为巨噬细胞(macrophage, Mφ)。在不同组织中存留的巨噬细胞有不同名称,如肝脏中的 Mφ 被称为库弗细胞,中枢神经系统内的 Mφ 被称为小胶质细胞,肺脏中的 Mφ 被称为尘细胞,骨组织中的 Mφ 称为破骨细胞等。

单核 - 巨噬细胞具有很强的吞噬能力,也是一类主要的抗原提呈细胞,不仅参与固有免疫,而且在特异性免疫应答的诱导与调节中起着关键的作用:①巨噬细胞吞噬病原体等抗原性异物后,通过氧依赖性杀菌系统和氧非依赖性杀菌系统杀伤和清除病原体,这是机体固有免疫防御机制的重要环节;②Mφ 可将摄入的外源性抗原处理加工为具有免疫原性的小分子肽段,与自身 MHC 分子结合成抗原肽 - MHC 分子复合物表达于细胞膜表面,供抗原特异性 $CD4^+T$ 细胞识别,启动适应性免疫应答;③活化巨噬细胞能分泌多种细胞因子和炎性介质,如分泌 MCP - 1、IL - 8 等趋化性细胞因子,吸引并活化多种炎性细胞浸润炎症部位,参与和促进炎症反应;④激活的巨噬细胞可有效杀伤胞内寄生菌和某些肿瘤细胞,还能通过 ADCC 效应杀伤肿瘤细胞和病毒感染细胞;⑤活化的巨噬细胞能够分泌多种细胞因子,参与免疫调节。

五、抗原提呈细胞

抗原提呈细胞(antigen presenting cell, APC)是指具有摄取、加工、处理抗原,并把抗原信息提呈给 T 淋巴细胞的一类细胞,分为以下几种。①专职抗原提呈细胞:树突状细胞(DC)、单核 - 巨噬细胞和 B 淋巴细胞;②非专职抗原提呈细胞:内皮细胞、成纤维细胞、上皮及间质细胞和嗜酸性粒细胞。以巨噬细胞为例,可将抗原提呈过程分为三个过程。①抗原摄取:巨噬细胞吞噬、吞饮摄取外源性抗原;②抗原加工处理:抗原在巨噬细胞内被降解、加工成为具有免疫原性的多肽,后者与 APC 中产生的 MHC - Ⅱ 结合成抗原肽 - MHC - Ⅱ 复合物并被转运至 APC 表面;③抗原提呈:Th 细胞的 TCR 特异性识别抗原肽 - MHC - Ⅱ 复合物而获得活化信息。

第三节　细胞因子

一、概述

细胞因子(cytokine,CK)是由活化的免疫细胞(单核-巨噬细胞、T细胞、B细胞、NK细胞)或非免疫细胞(血管内皮细胞、表皮细胞、纤维母细胞等)合成分泌的、具有多种生物学活性的小分子蛋白质。细胞因子不仅可以介导免疫细胞间的相互作用,还能调节多种细胞生理功能,介导炎症反应,参与免疫应答和组织修复等。同时,它们还和疾病的发生密切相关,重组细胞因子问世后,临床上已开始应用细胞因子调节机体免疫功能而治疗某些疾病。

二、细胞因子的种类及其主要活性

细胞因子种类繁多,目前根据其结构和功能特点分为六大类。

(一)白细胞介素

白细胞介素(interleukin,IL)最初是指由白细胞产生,又在白细胞间发挥作用的细胞因子,后来发现也可由其他细胞产生并作用于其他细胞。按照其发现的先后顺序,并以阿拉伯数字排列命名,如IL-1、IL-2等。目前报道的已有30余种。

(二)肿瘤坏死因子

肿瘤坏死因子(tumor necrosis factor,TNF)是Garwell等在1975年发现的一种能使肿瘤发生出血坏死的物质。根据其来源与结构不同分为TNF-α和TNF-β两种,前者主要由活化的单核-巨噬细胞产生,后者主要由活化的T细胞产生,又称淋巴毒素。TNF在调节免疫应答、杀伤靶细胞和诱导细胞凋亡等过程中发挥重要作用。

(三)干扰素

干扰素(interferon,IFN)是最先发现的细胞因子,因其具有干扰病毒复制的能力而得名。IFN是由干扰素诱生剂刺激或病毒感染的细胞产生的一类具有抗病毒、抗肿瘤和免疫调节等多种生物学活性的糖蛋白。根据来源和理化性质,IFN可分为Ⅰ型干扰素和Ⅱ型干扰素。Ⅰ型干扰素包括IFN-α(主要由白细胞产生)和IFN-β(成纤维细胞和病毒感染的组织细胞产生),Ⅱ型干扰素即IFN-γ,主要由活化的T细胞和NK细胞产生。

(四)集落刺激因子

集落刺激因子(colony stimulating factor,CSF)是指能够刺激多能造血干细胞和不同发育分化阶段的造血干细胞进行增殖分化的细胞因子,主要包括粒细胞-巨噬细胞集落刺激因子(GM-CSF)、巨噬细胞集落刺激因子(M-CSF)、粒细胞集落刺激因子(G-CSF)、红细胞生成素(EPO)、干细胞因子(SCF)和血小板生成素(TPO)。它们分别诱导造血干细胞分化、增殖为相应细胞。

(五)趋化因子

趋化因子(chemokine factor,CF)是一类分子量多为8000~10000、对不同细胞具有趋化功能的细胞因子。目前已发现有50余种趋化因子,其氨基端多含有一或两个半胱氨酸,根据半胱氨酸的个数和排列方式分为C亚家族(代表成员为淋巴细胞趋化蛋白)、CC亚家族(代表成员为单核细胞趋化蛋白-1,MCP-1)、CXC亚家族(代表成员为IL-8)和CX3C亚家族(代表成员为fractalkine)。

(六)生长因子

生长因子(growth factor,GF)是指具有刺激细胞生长和分化作用的细胞因子,种类较多,包括转化生长因子-β(TGF-β)、表皮细胞生长因子(EGF)、血管内皮细胞生长因子(VEGF)、成纤维细胞生长因子(FGF)、神经生长因子(NGF)、血小板生长因子(PDGF)等。

三、细胞因子的共同特性

细胞因子种类繁多,生物学作用各异,但具有以下共同特征。

(一)理化性质与分泌特点

1. 理化性质 绝大多数细胞因子是低分子量(15000~30000)的蛋白或糖蛋白。多以单体形式存在,少数如IL-5、IL-12、M-CSF等可以二聚体形式存在,TNF可形成三聚体。

2. 分泌特点 细胞因子由活化细胞分泌(抗原、丝裂原或其他刺激物活化)而产生,其分泌是一瞬时性、短暂的自限性过程,可以有自分泌、旁分泌、内分泌等方式。

(二)细胞因子的来源及产生特点

1. 多源性 一种细胞因子可以由多种细胞产生,如IL-1可由巨噬细胞、B细胞、NK细胞、成纤维细胞、内皮细胞、表皮细胞产生。

2. 多向性 一种细胞可分泌多种不同的细胞因子,作用于相同或不同的靶细胞,如T细胞能产生IL-2、IL-3、IL-4、IL-5、IL-6、IL-9及IL-10等。

(三)细胞因子的作用特点

1. 近距离性 通常细胞因子以旁分泌或自分泌形式作用于邻近细胞或产生细胞因子的本身细胞。少数情况下,某些细胞因子以内分泌方式作用于远处细胞。

2. 高效性 细胞因子通过与细胞表面的相应受体高亲和力结合才能发挥作用,而且极微量(10^{-12}g/L)的细胞因子即可触发明显的生物效应。

3. 多效性 一种细胞因子作用于多种靶细胞表现出多种不同的生物学效应,如IFN能激活巨噬细胞、增强NK细胞的细胞毒作用、促使CTL成熟。

4. 重叠性 几种不同的细胞因子作用于同一种靶细胞,表现出相同或相似的生物学效应,如IFN-γ和IL-2均可增强NK细胞活性,IL-2、IL-4均促进T细胞增殖。

5. 协同性 一种细胞因子可以增强另一种细胞因子的某种生物学作用,如IL-5可增强IL-4诱导浆细胞分泌的抗体向IgE转换。

6. 拮抗性 一种细胞因子可以抑制另一种细胞因子的某种生物学作用,如IFN-γ可阻断IL-4诱导浆细胞分泌的抗体向IgE转换。

7. 网络性 细胞因子作用不是独立存在的,表现为通过合成分泌的相互调节、受体表达的相互调控、生物效应的相互影响而构成复杂的细胞因子网络,对免疫应答进行调节,维持免疫系统的稳态平衡。

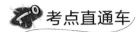

执行适应性免疫应答的细胞是
A. αβ T 细胞　　　　　B. γδ T 细胞　　　　　C. B1 细胞
D. NK 细胞　　　　　　E. 吞噬细胞

答案与解析:免疫细胞泛指所有参与免疫应答或与免疫应答相关的细胞及其前体细胞,T 细胞据 TCR 的类型,可分为 αβ T 细胞和 γδ T 细胞,B 细胞依照 CD5 的表达与否可分为 B1 细胞和 B2 细胞,其中 αβ T 细胞和 B2 细胞参与适应性免疫,γδ T 细胞和 B1 细胞参与固有免疫,故选 A。

小　结

免疫系统由免疫器官、免疫细胞和免疫分子组成。

免疫器官包括中枢免疫器官和外周免疫器官,人类中枢免疫器官包括骨髓和胸腺,是免疫细胞产生、分化和成熟的场所。外周免疫器官包括淋巴结、脾脏和黏膜相关淋巴组织,是成熟淋巴细胞定居和发生免疫应答的场所。

免疫细胞泛指所有参与免疫应答或与免疫应答相关的细胞及其前体细胞,主要包括造血干细胞、淋巴细胞、抗原提呈细胞及其他免疫细胞。T 淋巴细胞在胸腺中发育成熟。T 淋巴细胞表面参与 T 细胞的抗原识别、信号转导、活化增殖及发挥效应的分子有 TCR-CD3 复合物、共受体、协同刺激分子、丝裂原受体及细胞因子受体等。T 细胞根据是否表达 CD4 或 CD8,分为 $CD4^+$ T 细胞和 $CD8^+$ T 细胞。根据功能的不同,T 淋巴细胞可分为 Th 细胞、CTL 细胞和调节性细胞。B 淋巴细胞在骨髓中发育成熟,B 淋巴细胞的细胞膜上参与在 B 细胞对抗原的识别、信号转导、活化、增殖及发挥效应的分子有 BCR-Igα/Igβ 复合物、共受体、协同刺激分子、丝裂原受体及细胞因子受体等。依照 CD5 的表达与否,可将 B 细胞分成 B1 细胞和 B2 细胞。NK 细胞来源于骨髓淋巴干细胞,可通过 ADCC 效应特异性杀伤肿瘤或病毒感染的靶细胞,还可通过分泌细胞因子发挥免疫调节作用。单核-巨噬细胞包括血液中的单核细胞和组织中的巨噬细胞,能够吞噬清除病原体、提呈抗原、参与炎症反应和免疫调节。

细胞因子是由活化的免疫细胞或非免疫细胞合成分泌的,具有多种生物学活性的小分子蛋白质。根据其结构和功能特点分为 IL、IFN、TNF、CSF、GF 和趋化因子。细胞因子的产生具有多源性和多向性,细胞因子的作用具有近距离性、多效性、高效性、重叠性、协同性、拮抗性和网络性。

综合测试

一、选择题(A型题)

1. 属于中枢免疫器官的是
   A. 胸腺　　B. 淋巴结　　C. 脾脏　　D. 扁桃体　　E. 肠相关淋巴组织
2. T细胞发育、分化成熟的场所是
   A. 骨髓　　B. 法氏囊　　C. 脾脏　　D. 胸腺　　E. 淋巴结
3. B细胞表面识别结合特异性抗原的受体是
   A. CD3　　B. BCR　　C. CD2　　D. CD40　　E. CD8
4. 细胞因子的作用特点不包括
   A. 高效性　　B. 特异性　　C. 重叠性　　D. 网络性　　E. 多效性

二、简答题

1. 简述中枢免疫器官的组成和功能。
2. 简述B细胞表面主要的膜分子及其作用。

三、思考题

细胞因子在疾病治疗方面有哪些临床应用？

(车昌燕)

第十四章 抗 原

> **学习目标**
> (1) 了解自身抗原、超抗原、佐剂。
> (2) 熟悉抗原的性质、抗原的特异性、异种抗原、同种异型抗原、肿瘤相关抗原。
> (3) 掌握抗原、异物、表位、共同抗原、异嗜性抗原、交叉反应的概念。

抗原(antigen,Ag)是指能刺激机体产生相应抗体或致敏淋巴细胞,并能与之特异性结合的物质。

抗原具有两个性能:①免疫原性(immunogenicity),即抗原刺激机体产生相应抗体或致敏T淋巴细胞的性能;②抗原性(antigenicity),即抗原能与相应抗体或致敏淋巴细胞特异性结合的性能,又称免疫反应性。根据抗原的性能不同,可将抗原分为完全抗原和半抗原:①完全抗原,是指既有免疫原性,又有抗原性的物质;②半抗原,是指只具有抗原性而没有免疫原性的物质,半抗原进入机体与大分子物质结合后可成为完全抗原。

第一节 抗原的性质与特异性

一、抗原的性质

抗原最基本的性质是异物性,作为抗原的物质首先必须是异物。免疫学中的异物是指在胚胎期未与免疫细胞充分接触过的物质。物质与宿主亲缘关系越远,异物性越强,免疫原性就越强,反之越弱。抗原性异物不仅有从机体外摄入的非己物质,还包括某些结构改变的自身物质和机体发育过程中未与免疫细胞接触的自身物质(如眼晶体蛋白、男性精细胞等)。在外伤或感染的情况下,上述自身物质进入循环系统,与免疫细胞接触后可被免疫系统识别并对其产生免疫应答。影响抗原免疫原性的因素主要有抗原自身的性质、宿主的因素和抗原进入机体的途径与方法。

(一)抗原自身的性质

1. **分子量的大小** 具有免疫原性的抗原物质分子量都较大,一般在10000以上。一般抗原分子量越大,免疫原性就越强。

2. **抗原物质必须要有复杂的化学结构** 分子量大小并非是决定免疫原性的绝对因素。多数抗原为蛋白质,当蛋白质中含大量芳香族氨基酸,尤其是酪氨酸时,免疫原性就很强。胰岛素分子量仅有5700,其免疫原性就较强,因其序列中含有芳香族氨基酸。明胶的分子量高达100000,但因缺乏苯环氨基酸而主要由直链氨基酸组成,故稳定性差,在体内易被降解,免疫原性很弱。糖蛋白、脂蛋白等也具有免疫原性。核酸分子一般无免疫原性,但与蛋白质结合形成核蛋白或者多聚核苷酸则具有免疫原性。

3. 抗原的分子构象　抗原分子的立体结构是决定抗原分子和免疫细胞抗原受体结合、引起免疫应答的关键,也是决定抗原和相应抗体结合,出现各种免疫反应的物质基础。因此,抗原分子的分子构象很大程度上影响了抗原的免疫原性。若某些因素引起了抗原分子构象发生改变,可使其免疫原性改变或丧失。如溶菌酶为良好的抗原,若分子内双硫键还原而失去立体结构,免疫原性即消失。另外,抗原的某些化学基团(如酪氨酸)在分子表面时,易与免疫细胞抗原受体结合,免疫原性强;若存在于大分子内部,则表现不出免疫原性。还有些蛋白质等抗原物质可因加热、冻融、光照、振荡等引起变性,可使免疫原性改变或丧失。

4. 抗原的物理状态　一般聚合状态的蛋白质较其单体免疫原性强,颗粒性抗原较可溶性抗原免疫原性强。如果将免疫原性弱的物质吸附在某些大颗粒表面,可增强其免疫原性。

(二)宿主的因素

1. 异物性　抗原与宿主之间的亲缘关系越远,组织结构差异越大,异物性越强,其免疫原性就越强。例如,鸡卵蛋白对鸭是弱抗原,对家兔却是强抗原。

对人类来说,具有异物性的物质主要分为三种。①异种物质:生物间亲缘关系越远,抗原性越强,如各种病原生物、动物蛋白制剂等。②同种异体物质:由于不同个体之间的遗传差异,组织细胞或体液中有些成分的分子结构也存在着不同程度的差异,如人类红细胞血型抗原、组织相容性抗原等。③自身物质:正常情况下机体对自身物质是耐受的,自身物质如果受到感染、损伤、电离辐射、药物等因素的影响,自身成分发生改变,也可成为异物;在胚胎期未与免疫系统接触的物质如精子、脑组织、眼晶体蛋白等也属于抗原性异物,因受到外伤、感染等使其释放,与免疫细胞接触后,可导致自身免疫性疾病。

2. 遗传因素　机体对抗原的应答是受到基因控制的。不同遗传背景的动物对同一抗原的应答能力不同。这是由于个体遗传基因不同,对同一抗原的免疫应答与否及应答的程度不同。

3. 年龄、性别、生理及健康状态　一般来说,青壮年动物比幼年或老年动物对抗原的免疫应答能力要强;新生动物或婴儿由于免疫系统尚未发育完善,故容易引起细菌感染;雌性动物比雄性动物免疫能力要强,但在其妊娠期间对抗原的应答能力受到明显的抑制;身体虚弱或健康状态不佳,也会导致机体对抗原的免疫应答能力下降。

(三)免疫的途径和方法

抗原进入机体的途径、剂量、次数、两次免疫间隔的时间及免疫佐剂的选择都明显影响机体对抗原的免疫应答。一般来说,抗原剂量要适中,过低和过高都容易诱导机体产生免疫耐受;免疫途径以皮内和皮下免疫最佳,腹腔注射次之,静脉和口服易诱导耐受;选择较好的免疫佐剂可获得或提高免疫应答效果。

二、抗原的特异性

抗原的特异性是指抗原刺激机体产生相应抗体或致敏淋巴细胞及其与相应抗体或

致敏淋巴细胞相互结合的高度专一性。抗原的特异性既表现在免疫原性上,也表现在抗原性上。例如,接种伤寒疫苗(抗原)只能诱导机体产生针对伤寒杆菌的抗体,此种抗体也只能与伤寒杆菌结合,而不能与痢疾杆菌或其他抗原结合。特异性是免疫应答最重要的特点,也是免疫学诊断和免疫学防治的重要理论依据。决定抗原特异性的物质基础是存在于抗原分子内部和表面的抗原决定簇。

(一)抗原决定簇的概念与特点

抗原决定簇(antigenic determinant)是抗原分子中决定抗原特异性的特殊化学基团,又称抗原表位(epitope),是与 TCR/BCR 及抗体特异性结合的基本结构单位,一般由 5～17 个氨基酸或 5～7 个多糖残基/核苷酸残基组成。一个抗原分子可有一种或多种不同的抗原决定簇。抗原通过抗原决定簇与相应的淋巴细胞表面的抗原识别受体(TCR/BCR)结合,激活淋巴细胞产生免疫应答,也通过此抗原决定簇与相应抗体特异性结合,产生免疫反应。因此,抗原决定簇是被免疫细胞识别的标志,是免疫反应中具有特异性的物质基础。抗原决定簇的性质、数目、位置和空间构象决定着抗原的特异性。

(二)抗原决定簇的类型

1. 功能性决定簇与隐蔽性决定簇　位于抗原表面的决定簇易被相应的淋巴细胞识别,具有易接近性,能启动免疫应答或与相应抗体结合,称为功能性抗原决定簇。位于抗原分子内部的抗原决定簇,称为隐蔽性抗原决定簇,一般不能引起免疫应答。如抗原分子受到某些理化因素的作用,隐蔽的抗原决定簇暴露,则可改变此抗原的特异性。

2. 顺序决定簇与构象决定簇　顺序决定簇是指一段序列相连续的肽链,又称线性决定簇(图 14-1)。线性决定簇多位于抗原分子内部,经抗原提呈细胞(APC)加工处理后,能以抗原肽-MHC 分子复合物的形式表达于 APC 表面,供 T 细胞识别。构象决定簇是指序列上不相连续的多肽或多糖通过空间构象形成的具有三维结构的决定簇(图 14-1)。构象决定簇通常位于抗原分子表面,是 B 细胞(通过 BCR)和抗体识别结合的抗原决定簇。

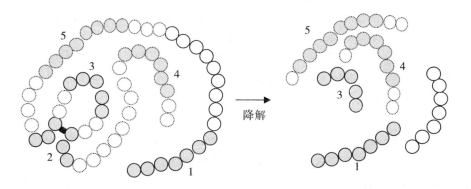

○ B细胞决定簇　1:分子表面的顺序决定簇　2:构象决定簇　3:隐蔽性抗原决定簇
○ T细胞决定簇　4、5:顺序决定簇

图 14-1　顺序决定簇与构象决定簇示意图

3. T 细胞决定簇和 B 细胞决定簇　在免疫应答中,供 T 细胞抗原受体(TCR)识别的抗原决定簇称 T 细胞决定簇,又称 T 细胞表位;供 B 细胞抗原受体(BCR)识别的抗原决定簇称 B 细胞决定簇,又称 B 细胞表位。T 细胞表位均为顺序决定簇,可存在于抗原分子的任何部位,多位于分子内部,必须经过 APC 加工处理与 MHC 分子结合后,才能被 T 细胞识别。B 细胞表位多存在于抗原分子表面,可以是顺序决定簇,也可以是构象决定簇。

(三)抗原的结合价

抗原结合价是指能和抗体分子结合的功能性抗原决定簇的数目。半抗原一般为单价,仅能与抗体分子的一个结合部位结合。大多数天然抗原分子结构复杂,由多种、多个抗原决定簇组成,是多价抗原,可以和多个抗体分子相互结合。

(四)共同抗原与交叉反应

天然抗原的表面常带有多种抗原决定簇,免疫机体后会产生多种抗体。一般来说,不同抗原分子带有不同的抗原决定簇,各具有特异性。但是在不同的抗原分子表面也可能存在相同或相似的抗原决定簇,免疫学中将来源不同但含有相同或相似抗原决定簇的抗原称为共同抗原。某种抗原刺激机体产生的抗体与具有相同或相似决定簇的他种抗原之间发生的反应,称为交叉反应。如溶血性链球菌与人类肾小球基底膜之间存在共同抗原,溶血性链球菌刺激机体产生的抗体能与人类肾小球基底膜结合,产生免疫效应,造成肾小球损伤。

第二节　医学上重要的抗原

一、异种抗原

(一)病原生物及其代谢产物

各种病原生物如细菌、真菌、病毒和寄生虫等都是医学上重要的抗原物质。微生物是一种含有多种抗原决定簇的天然复杂抗原,虽然结构简单,但化学组成却相当复杂,含有多种不同蛋白质以及与蛋白质结合的多糖、类脂等。仅以细菌为例,就可能具有表面抗原、菌体抗原、鞭毛抗原和荚膜抗原等,这些抗原成分均可作为细菌的鉴定、分型的依据。细菌的代谢产物也具有较强的抗原性,如细菌的外毒素,化学本质为蛋白质,能刺激机体产生相应的抗体即抗毒素。外毒素经 0.3% ~ 0.4% 甲醛处理后,可使其失去毒性,保留免疫原性,称为类毒素,可作为人工自动免疫制剂。寄生虫的抗原结构更为复杂,在人体内不同的发育期,如幼虫、成虫体表成分及其分泌物都是医学上重要的抗原。医学上检测病原体的相应抗原或抗体有助于协助诊断相应疾病。

(二)动物免疫血清

外毒素有很强的免疫原性,制成类毒素并免疫动物(如牛、马等)后,动物血清中可出现大量的抗毒素,即为动物免疫血清,其本质就是动物经类毒素免疫后所产生的相应抗体,临床上常用抗毒素进行相应疾病的紧急预防和治疗。这种来源于动物血清的抗毒素,对人而言可作为特异性抗体中和相应的外毒素,起到防治疾病的作用;但它是异种蛋白,对人类而言也是抗原性异物,可刺激人体产生抗动物血清蛋白的抗体,当机体再次接受此种动物血清时,可导致超敏反应的发生,所以在使用异种动物血清进行治疗时一定要先做皮试。

二、同种异型抗原

同种异型抗原是指同一种属生物不同个体之间所具有的不同型别的抗原性物质。医学上常见的同种异型抗原有血型抗原、人类主要组织相容性抗原等。

(一)血型抗原

1. ABO 血型抗原　根据人类红细胞表面所表达的 A、B 抗原不同,将血型分为 A、B、AB、O 四种(表 14-1)。ABO 血型不符的血液在体外可出现凝集现象,在体内则可引起溶血反应。临床输血前,均要进行交叉配血试验,以防止错误输血引起严重的输血反应。

表 14-1　人类红细胞 ABO 血型系统分类

血型	红细胞表面抗原	血清中天然抗体
A	A	抗-B
B	B	抗-A
AB	A 和 B	无抗-A,无抗-B
O	无 A,无 B	抗-A 和抗-B

2. Rh 血型抗原　1940 年 Karl Landsteiner 和 Wiener 发现用恒河猴的红细胞免疫家兔后所获得的抗体可与多数人的红细胞发生凝集,表明人的红细胞与恒河猴的红细胞有共同抗原成分,称 Rh 抗原(又称 D 抗原)。根据红细胞上是否有 Rh 血型抗原的存在,可将人类红细胞分为 Rh 阳性(Rh^+)和 Rh 阴性(Rh^-)两种。人类血清中不存在针对 Rh 血型抗原的天然抗体,只有当 Rh 阳性红细胞进入 Rh 阴性个体时,才会刺激机体产生 IgG 类的抗-Rh 抗体。例如,将 Rh^+ 的血液输入 Rh^- 的患者体内或 Rh^- 的母亲妊娠 Rh^+ 的胎儿就会导致机体产生抗-Rh 抗体。当再次输入 Rh^+ 的血液或再次妊娠 Rh^+ 的胎儿时,就可能产生输血反应或新生儿溶血症。

(二)人类白细胞抗原(HLA)

HLA 存在于白细胞、血小板等大多数有核细胞表面,以淋巴细胞表达的密度最高。此类抗原参与免疫应答、免疫调节、移植排斥反应,并和某些疾病相关。

三、异嗜性抗原

异嗜性抗原是指存在于不同种属生物之间的共同抗原。此类抗原可引发某些疾病,如溶血性链球菌的表面成分与人心瓣膜及肾小球基底膜有共同抗原存在,当机体感染了溶血性链球菌后,其刺激机体产生的抗体可与具有共同抗原的心肌组织、肾小球基底膜发生交叉反应,造成组织损伤,导致心肌炎和肾小球肾炎;大肠埃希菌 O_{14} 型的脂多糖与人结肠黏膜间也有异嗜性抗原的存在,有可能导致结肠炎的发生。

有些异嗜性抗原可用于某些疾病的辅助诊断,如外斐反应就是根据某些立克次体与变形杆菌存在异嗜性抗原,在临床上可利用变形杆菌 OX_k、OX_{19} 和 OX_2 株代替立克次体抗原,检测患者血清中相应立克次体抗体含量,进行斑疹伤寒的辅助诊断。

四、肿瘤抗原

肿瘤抗原(tumor antigen)是指细胞癌变过程中出现的抗原物质,包括肿瘤相关抗原(TAA)和肿瘤特异性抗原(TSA)。

(一)肿瘤相关抗原

肿瘤相关抗原是指非肿瘤细胞所特有的、正常细胞和其他组织上也存在的抗原,只是其含量在细胞癌变时明显增高。此类抗原只表现出量的变化,而无严格肿瘤特异性。胚胎性抗原是其中的典型代表,如甲胎蛋白(AFP)和癌胚抗原(CEA)可辅助诊断原发性肝癌和结肠癌。分化抗原是某些组织细胞在分化成熟不同阶段表达的抗原,某些特定肿瘤组织可高表达,例如卵巢癌组织表达的糖类抗原CA125,胰腺癌、直肠癌、结肠癌组织表达的CA199,前列腺组织表达的前列腺特异性抗原(PSA),乳腺癌组织表达的HER-2/neu等均作为相应肿瘤临床免疫学诊断和分型的指标。

(二)肿瘤特异性抗原

肿瘤特异性抗原是指肿瘤细胞特有的或只存在于某种肿瘤细胞而不存在于正常细胞中的新抗原。此类抗原通过肿瘤在同种系动物间的移植而被证实,化学或物理因素诱生的肿瘤抗原、自发肿瘤抗原和病毒诱导的肿瘤抗原等多属此类,如人类黑色素瘤细胞的MAGE-1为典型的肿瘤特异性抗原。

五、自身抗原

正常情况下,机体自身的组织细胞没有抗原性,但是在病理或其他因素作用下,如外伤、感染、药物、辐射等使自身组织结构改变,就成了抗原物质,称为修饰的自身抗原。另外,体内某些未与免疫细胞接触过的隐蔽成分(如精子、眼晶体蛋白和脑组织等)也具有免疫原性,属于隐蔽的自身抗原。修饰的自身抗原或隐蔽的自身抗原释放入血,均可与免疫活性细胞接触,导致自生免疫性疾病。

六、超抗原

超抗原(superantigen,SAg)是指一类只需要极低浓度(1~10ng/ml)即可非特异性刺激多克隆T细胞活化,产生极强的免疫应答的大分子蛋白质物质。如金黄色葡萄球菌肠毒素,引起毒素性休克综合征等严重临床症状,其他还有A族链球菌致热外毒素、热休克蛋白等。

七、佐剂

佐剂(adjuvant)属于非特异性免疫增强剂,当其与抗原一起注射或预先注入机体时,可增加机体对抗原的免疫应答或改变免疫应答类型。

佐剂增强免疫应答的主要机制为:①改变抗原的物理性状,延长抗原在体内的存留时间,增加与免疫细胞的接触机会。②能有效刺激单核-巨噬细胞,增强其对抗原的处理和提呈能力。③诱导炎症反应,通过产生不同细胞因子,促进淋巴细胞的增殖分化,从而增强和扩大免疫应答的能力。

佐剂的种类甚多,如生物佐剂卡介苗、脂多糖、细胞因子等,无机佐剂氢氧化铝、磷酸铝和磷酸钙,人工合成佐剂多聚肌苷酸、胞苷酸等。动物实验中最常用的佐剂是弗氏完全佐剂和弗氏不完全佐剂。弗氏不完全佐剂由液体石蜡(或植物油)和羊毛脂(或吐温)混合而成,弗氏不完全佐剂加入灭活结核分枝杆菌或卡介苗中可制备成弗氏完全佐剂。

佐剂的应用很广,用于免疫动物可获得高效价抗体,用于预防接种可增强疫苗的免疫效果,近年来还用于抗肿瘤和慢性感染的辅助治疗。

考点直通车

免疫反应性是指抗原能够
A. 刺激机体发生免疫应答的性能
B. 与相应抗体特异性结合,发生免疫反应的性能
C. 刺激机体产生抗体的性能
D. 与相应免疫应答产物特异性结合,发生免疫反应的性能
E. 与致敏淋巴细胞特异性结合,发生免疫反应的性能

答案与解析:抗原具有两个性能:一是免疫原性,即抗原刺激机体产生相应免疫应答产物(抗体或致敏T淋巴细胞)的性能。二是免疫反应性,即抗原能与相应免疫应答产物(抗体或致敏淋巴细胞)特异性结合而发生免疫反应的性能,故选D。

小 结

抗原是一类能刺激机体产生抗体或致敏淋巴细胞,并能与之特异性结合的物质。其具有两个基本性能,即免疫原性和抗原性。只具有抗原性,不具有免疫原性的抗原称为半抗原;既有抗原性,也有免疫原性的抗原称为完全抗原。抗原最基本的性质为异物性。影响抗原免疫原性的因素主要包括:抗原自身的理化特性,宿主因素及免疫途径和方法。抗原的特异性主要是由抗原决定簇决定的。抗原表面的抗原决定簇是抗原与抗体、免疫细胞表面的受体结合的部位,抗原决定簇的类型与机体免疫应答的类型密切相关。共同抗原决定簇是造成交叉反应的物质基础。医学中常见的抗原物质有异种抗原、同种异型抗原、自身抗原、异嗜性抗原、肿瘤抗原、超抗原等。

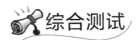

综合测试

一、选择题(A型题)
1. 下列哪种物质进入血液循环后可为自身抗原
   A. 细菌　　　　　　　B. 病毒　　　　　　　C. 动物免疫血清
   D. 类毒素　　　　　　E. 眼晶状体蛋白
2. 下列哪种抗原是引起兄弟姐妹间器官移植排斥反应的主要因素

  A. 自身抗原   B. 肿瘤相关抗原   C. 异种抗原
  D. 同种异型抗原   E. 异嗜性抗原
3. 下列属于肿瘤相关抗原的是
  A. IFN   B. 外毒素   C. HLA
  D. 异嗜性抗原   E. AFP
4. 下列哪种物质不是抗原
  A. 花粉   B. 生理盐水   C. 真菌孢子
  D. 细菌   E. 动物免疫血清

二、简答题

1. 决定抗原物质免疫原性的因素有哪些？
2. 医学上重要的抗原有哪些？

三、思考题

为什么明胶的分子量比胰岛素的大,但是免疫原性却远不如胰岛素强？

（曾令娥）

第十五章　免疫球蛋白

学习目标

(1) 了解免疫球蛋白的水解片段、单克隆抗体、多克隆抗体。
(2) 熟悉免疫球蛋白的基本结构和功能区。
(3) 掌握免疫球蛋白的生物学作用、五类免疫球蛋白的特性与功能。

抗体(antibody,Ab)是机体免疫系统在抗原刺激下,B细胞活化、增殖分化为浆细胞后所产生的一类能与相应抗原特异性结合并产生免疫效应的球蛋白。抗体主要存在于血清和体液中。抗体具有多种生物学功能,是介导体液免疫作用的重要效应分子。

免疫球蛋白(immunoglobulin,Ig)是指具有抗体活性或化学结构与抗体相似的球蛋白。免疫球蛋白在血清中主要以 γ 球蛋白的形式存在,可分为分泌型(secreted Ig,SIg)和膜型(membrane Ig,mIg)两种类型,前者主要存在于血清和体液中,具有抗体的各种功能;后者作为抗原识别受体表达于 B 细胞膜表面(BCR)。

抗体都是免疫球蛋白,而免疫球蛋白并不一定都是抗体,例如膜表面免疫球蛋白(surface of membrane immunoglobulin,SmIg),其化学结构与抗体相似,也能与相应抗原特异性结合,但它不是由抗原刺激 B 细胞产生的,因此不能称之为抗体。所以说抗体是生物学功能上的概念,而免疫球蛋白是结构和化学本质的名称。

第一节　免疫球蛋白的结构与类型

一、免疫球蛋白的基本结构

免疫球蛋白的基本结构(即 Ig 单体)是由两条相同的长链和两条相同的短链通过链间二硫键连接组成的一个四肽链分子。下面以 IgG 为例,介绍免疫球蛋白的基本结构及功能区组成(图 15-1)。

(一) 重链和轻链

1. **重链**　免疫球蛋白的两条长链称为重链(heavy chain,H 链)。重链分子量为 50000~75000,由 450~550 个氨基酸残基组成,根据重链结构组成和抗原性的不同,可将其分为五种:μ、γ、α、δ 和 ε 链;由它们与轻链组成的免疫球蛋白分别称为 IgM、IgG、IgA、IgD 和 IgE 五类。

2. **轻链**　免疫球蛋白的两条短链称为轻链(light chain,L 链)。轻链分子量约为 25000,由 214 个氨基酸残基组成。轻链经二硫键在近羧基端(C 端)与 H 链连接。根据轻链的结构和抗原性不同,可将其分为 κ 和 λ 两型。一个天然 Ig 分子上两条轻链的型别总是相同的。人类血清中 κ 型与 λ 型 Ig 约为 2∶1。

(二)可变区与恒定区

免疫球蛋白重链近 N 端 1/4 或 1/5 区段内和轻链近 N 端 1/2 区段内,约 110 个氨基酸残基的组成和排列顺序多变,称为可变区(variable region,V 区);其余近羧基端(C 端)的氨基酸残基组成和排列顺序相对稳定,称为恒定区(constant region,C 区)。重链和轻链的 V 区分别称为 VH 和 VL。重链和轻链的 C 区分别称为 CH 和 CL。

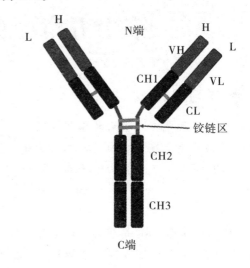

图 15-1 免疫球蛋白(IgG)的基本结构示意图

(三)超变区和骨架区

在 VH 和 VL 中各有三个特定区段内的氨基酸组成、排列顺序及构型更易变化,称为超变区(hyper varable region, HVR),分别记为 HVR1、HVR2、HVR3。三个超变区分别位于 VH 区内第 30~36、49~65、95~103 位氨基酸和 VL 区内第 28~35、49~59、92~103 位氨基酸的区域内。HVR3 变化程度更高。重链和轻链的三个 HVR 共同组成免疫球蛋白的抗原结合部位,其与抗原决定簇互补结合,又称为互补决定区。可变区中超变区之外的氨基酸组成和排列顺序相对稳定,不易变化,称为骨架区。

(四)铰链区

铰链区位于 CH1 与 CH2 之间。该区富含脯氨酸,易伸展弯曲,可改变 Ig 构型,使其适合与抗原分子表面不同距离的抗原决定簇结合,或能同时与两个抗原分子表面相应的抗原决定簇结合;也利于暴露 Ig 分子上的补体 C1q 结合点而激活补体。铰链区对木瓜蛋白酶和胃蛋白酶敏感,经酶水解处理后,Ig 可从该区断裂为几个不同的片段。IgG、IgA 和 IgD 有铰链区,IgM 和 IgE 无铰链区。

二、免疫球蛋白的功能区

免疫球蛋白的重链和轻链可通过链内二硫键连接折叠为数目不等的几个球状结构域,这些球状结构域因具有不同的生物学功能而称为免疫球蛋白的功能区。IgG、IgA 和 IgD 的重链有 VH、CH1、CH2 和 CH3 四个功能区;IgM 和 IgE 的重链有五个功能区,即多一个 CH4 功能区。轻链有 VL 和 CL 两个功能区。①VH 和 VL 能特异结合抗原,其中超变区是与抗原决定簇互补结合的部位。②CH 和 CL 具有 Ig 同种异型遗传标志。③IgG 的 CH2 和 IgM 的 CH3 具有补体 C1q 结合位点,可参与补体经典途径的激活。④IgG 的 CH2 可介导 IgG 通过胎盘。⑤IgG、单体 IgA 的 CH3 和 IgE 的 CH2/CH3 能与吞噬细胞、NK 细胞、肥大细胞等多种免疫细胞表面相应 Fc 受体(FcR)结合,介导免疫细胞产生不同的生物学效应。

三、免疫球蛋白的水解片段

1. **木瓜蛋白酶水解片段** 木瓜蛋白酶可将 IgG 重链于铰链区链间二硫键近 N 端处断裂,获得三个片段:即两个完全相同的抗原结合片段(fragment antigen binding,Fab)和一个可结晶片段(crystallizable fragment,Fc)(图 15-2)。每个 Fab 段由一条完整的轻链和部分重链(VH 和 CH1)组成。该片段具有单价抗体活性,只能与一个相应的抗原决定簇结合,因此他们与相应抗原结合后不能形成大分子免疫复合物。Fc 段主要由 IgG 的 CH2 和 CH3 区组成,是 IgG 分子与相应免疫效应细胞上 IgG Fc 受体结合相互作用的部位。此外,IgG 同种型抗原决定簇主要存在于 Fc 段,用人 IgG 免疫动物可获得针对人 IgG Fc 段的特异性抗体。

2. **胃蛋白酶水解片段** 胃蛋白酶可将 IgG 重链于铰链区链间二硫键近 C 端处水解断裂,获得一个大分子片段和若干小分子片段(图 15-2)。大分子片段是由铰链区内链间二硫键连接的两个 Fab 段组成,故称 F(ab')₂ 片段。该片段具有双价抗体活性,与相应抗原结合后可形成大分子复合物,发生凝集或沉淀反应。小分子片段称 pFc',无生物学活性。根据上述酶解特性,用胃蛋白酶水解破伤风抗毒素等抗体制剂,使其分子量变小,免疫原性相应减弱,临床使用时可不用皮试。

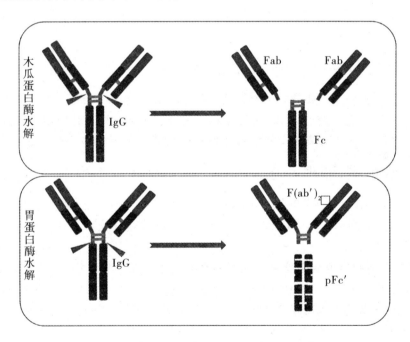

图 15-2 免疫球蛋白(IgG)的酶解片段示意图

四、免疫球蛋白的类型

抗体能与相应抗原决定簇特异性结合产生生物学效应,但本身属于蛋白质,对异种动物、同种属不同个体以及自身不同 B 细胞克隆来说又是抗原性物质,能刺激机体产生抗体,即抗-抗体。根据抗-抗体检测免疫球蛋白的抗原决定簇,可将其分为同种型、同种异型和独特型三种血清型。同种型是指同一种属所有个体免疫球蛋白分子恒定区共有的抗原特异性标志，根据重链和轻链恒定区抗原特异性不同可分五类和两型，某些抗体还有亚类和亚型。五类免疫球蛋白 IgM、IgG、IgA、IgD 和 IgE 中，IgG 有四个亚类，IgA 有两个亚类，两型 κ 型与 λ 型中仅 λ 型发现四个亚型。同种异型是指同一种属某些个体中同一类型免疫球蛋白分子恒定区具有的不同的抗原性标志，为个体型标志。独特型是指同一种属或同一个体不同 B 细胞克隆产生的免疫球蛋白分子可变区特有的抗原特异性标志。

第二节 免疫球蛋白的生物学作用

一、识别并特异性结合抗原，中和毒素和阻止病原体入侵

免疫球蛋白(抗体)分子的主要功能是特异性识别结合抗原，V 区内的超变区是与抗原表位互补结合的区域。在体内，免疫球蛋白通过其 V 区与细菌毒素或病原体结合后，可中和毒素毒性，中和或抑制病原体生长；在补体和吞噬/杀伤细胞参与下，通过其恒定区介导可产生溶菌、调理吞噬和杀伤靶细胞等生物学效应。在体外，免疫球蛋白通过其 V 区与抗原结合后，可引起各种抗原抗体反应。一个完整的 IgG 分子可结合两个抗原决定簇，其结合价为二价。

二、激活补体系统，溶解靶细胞

IgG1～IgG3 和 IgM 与相应抗原结合后，可因构象改变使其位于 CH2/CH3 功能区内的补体 C1q 结合位点暴露，从而激活补体经典途径；IgG4、IgA 的凝聚物可激活补体旁路途径。补体激活可产生溶菌效应和由补体裂解产物 C3b 介导的调理作用。

三、结合细胞，调理吞噬、ADCC 效应和参与 I 型超敏反应

IgG 与相应颗粒性抗原(例如细菌、靶细胞)特异性结合后，通过其 Fc 段与巨噬细胞或中性粒细胞表面高亲和力 IgG 的 Fc 受体结合，促进吞噬细胞对上述颗粒性抗原吞噬的作用，称为调理作用。

IgG 类抗体与肿瘤或病毒感染细胞表面相应抗原表位特异性结合后，可通过其 Fc 段与 NK 细胞表面相应 IgG Fc 受体即 FcγRⅢ(CD16)结合，增强或触发 NK 细胞对靶细胞的杀伤破坏作用，即为抗体依赖性细胞介导的细胞毒作用(antibody dependent cell-mediated cytotoxicity, ADCC)，简称 ADCC 效应(图 15-3)。

IgE 为亲细胞性抗体，可通过其 Fc 段与肥大细胞和嗜碱性粒细胞表面相应 Fc 受体结合，而使细胞致敏。致敏细胞通过表面特异性 IgE 抗体与相应抗原(变应原)结合后，可释放生物活性介质，介导 I 型超敏反应。

四、穿过胎盘和黏膜

IgG 是唯一能够从母体通过胎盘转运到胎儿体内的免疫球蛋白。研究表明，母体内 IgG 类抗体可通过其 Fc 段，选择性地与胎盘母体一侧的滋养层细胞表面的相应受体

(FcRn)结合,进而通过胎盘进入胎儿血液循环中。这些抗体对新生儿抗感染具有重要意义。

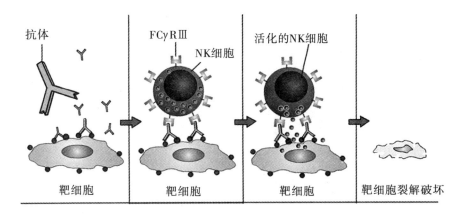

图 15-3 抗体依赖性细胞介导的细胞毒作用(ADCC)示意图

分泌型 IgA 可借助分泌片介导作用穿越呼吸道、消化道等的黏膜上皮细胞,到达黏膜表面,发挥重要的局部抗感染免疫作用。

第三节 五类免疫球蛋白的特性与功能

一、IgG

IgG 主要存在于血液和组织液中,血清中含量最多,占血清 Ig 总量的 75%~80%;血清半衰期最长,约 23 天。IgG 主要由脾和淋巴结中的浆细胞合成分泌,再次体液免疫应答时主要由骨髓中 B 细胞产生,是最主要的抗感染抗体。抗毒素、抗病毒和大多数抗菌抗体均为 IgG。IgG 是唯一能够通过胎盘的抗体,在新生儿抗感染中起重要作用。IgG 在婴儿出生后 3 个月开始合成,3~5 岁接近成人水平,40 岁后逐渐下降。IgG 有四个亚类,其中 IgG1~IgG3 与相应抗原结合后,可激活补体经典途径,IgG4 凝聚物可激活补体旁路途径;IgG 具有亲细胞特性,可通过其 Fc 段与 NK 细胞以及吞噬细胞结合,产生 ADCC 效应和调理作用。另外,IgG 可通过其 Fc 段与葡萄球菌蛋白 A(SPA)结合,借此可纯化抗体或用于免疫学诊断。

二、IgM

IgM 分为膜结合型和血清型两种类型:膜结合型 IgM(mIgM)为单体 IgM,表达于 B 细胞表面,构成 B 细胞抗原受体(BCR)。血清中 IgM 是由五个单体 IgM 通过二硫键和连接链(J 链)相连组成的五聚体(图 15-4),在五类 Ig 中分子量最大,约为 950000,又称巨球蛋白。IgM 不能通过血管壁,主要存在于血液中,约占血清 Ig 总量的 10%,血清半衰期约为 10 天,其抗原结合价>5 价,补体激活能力、促进杀菌与溶菌、调理吞噬及凝集作用等都强于 IgG,具有高效抗感染免疫作用。IgM 是个体发育过程中最早产生的抗体,他们可在胚胎晚期生成,脐带血中 IgM 含量升高,提示胎儿宫内感染;IgM 也是初次体液免疫应答中最早产生的抗体。由于 IgM 出现早、消失快,往往出现在感染早期,所以检查血清中相应 IgM 含量有助于感染性疾病的早期诊断。ABO 天然血型抗体为 IgM,类风湿因子多为 IgM 类抗体。

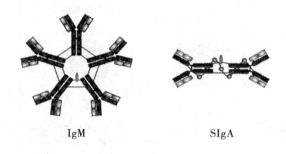

图 15 - 4 血清型 IgM 五聚体、分泌型 IgA 结构示意图

三、IgA

IgA 有血清型和分泌型两种类型:血清型 IgA 主要为单体 IgA(分子量约为 160000),占血清 Ig 总量的 10% ~ 15%,具有一定的抗感染免疫作用,与 IgG 作用相似。分泌型 IgA(SIgA)是由 J 链连接的 IgA 二聚体与一个分泌片借二硫键共价结合组成(图 15 - 4)。

SIgA 主要存在于呼吸道、消化道、泌尿生殖道黏膜表面分泌液中,还有乳汁、唾液和泪液等外分泌液中,是参与黏膜局部免疫的主要抗体。分泌型 IgA 由黏膜下浆细胞分泌转运至黏膜表面。新生儿易患呼吸道、消化道感染性疾病,可能与其自身 SIgA 尚未合成有关。但通过母乳,新生儿可从乳汁中被动获得抗感染所需的 SIgA,因此应大力提倡母乳喂养。

四、IgD

IgD 分为血清型和膜结合型两种类型,二者均以单体形式存在。血清型 IgD 含量低,仅为血清 Ig 总量的 0.3%;其铰链区较长,易被蛋白酶水解,故半衰期短,仅为 3 天,其生物学功能目前还不清楚。膜结合型 IgD(mIgD)作为抗原受体表达于 B 细胞表面,是 B 细胞分化成熟的标志;即成熟 B 细胞同时表达 mIgM 和 mIgD。此种成熟 B 细胞是未曾接受过抗原刺激的 B 细胞,又称为初始 B 细胞。

五、IgE

IgE 是发育过程中最晚出现的 Ig,也是正常人血清中含量最低的 Ig,仅占血清 Ig 总量的 0.02%;但在过敏性疾病或寄生虫感染患者血清中,特异性 IgE 含量显著增高。IgE 分子量约为 190000,含糖量高达 12%。IgE 主要由呼吸道如鼻咽、扁桃体、支气管和胃肠道黏膜固有层中的浆细胞产生,这些部位正是变应原入侵和超敏反应的好发部位。IgE 为亲细胞性抗体,可通过其 CH2/CH3 与肥大细胞、嗜碱性粒细胞表面相应受体结合而使上述细胞致敏,再次与相同抗原相遇时,抗原与细胞上的 IgE 结合,引起细胞脱颗粒而引发 I 型超敏反应。

各类免疫球蛋白的主要理化性质和生物学功能各有特点(表15-1)。

表15-1 人类免疫球蛋白的主要理化性质和生物学功能

理化性质及主要生物学功能	IgM	IgD	IgG	IgA	IgE
分子量	950000	180000	150000	160000	190000
重链	μ	δ	γ	α	ε
亚类	-	-	γ1~γ4	α1、α2	-
C区结构域数	4	3	3	3	4
轻链	κ、λ	κ、λ	κ、λ	κ、λ	κ、λ
亚型	λ1~λ4	λ1~λ4	λ1~λ4	λ1~λ4	λ1~λ4
主要存在形式	五聚体	单体	单体	单体/二聚体	单体
血清中检出时间	胚胎后期	较早	生后3个月	生后4~6个月	较晚
占血清Ig量比例	5%~10%	0.3%	75%~85%	10%~15%	0.02%
血清含量(mg/ml)	0.7~1.7	0.03	9.5~12.5	1.5~2.6	0.0003
半衰期(天)	10	3	23	6	2.5
通过胎盘	-	-	+	-	-
经典途径激活补体	++	-	+	-	-
替代途径激活补体	-	-	+(IgG4)	+	-
结合嗜碱粒细胞/肥大细胞	-	-	-	-	+
结合吞噬细胞/调理作用	-	-	+	+	-
结合SPA	-	-	+	-	-
介导ADCC	-	-	+	±	-
抗菌、抗病毒活性	+	?	+	+	?
黏膜局部免疫	-	-	-	+	-
介导Ⅰ型超敏反应	-	-	-	-	+

第四节 人工制备的抗体

一、多克隆抗体及其应用

用抗原免疫动物后获得的免疫血清(抗血清)为多克隆抗体。在含有多种抗原表位的抗原物质刺激下,体内多种具有相应抗原受体的B细胞克隆被激活,因而可产生多种针对相应不同抗原表位的抗体,这些由不同B细胞克隆产生的抗体混合物称为多克隆抗体(polyclonal antibody,PcAb)。事实上,一般条件下饲养的动物在用某种抗原免疫之前,体内存在的同种型抗体本身就是多克隆的。因此即使选用具有单一抗原表位的抗原免疫动物,所获得抗血清中的抗体仍然是多克隆抗体。简言之,正常动物血清中的抗体均为多克隆抗体。多克隆抗体特异性不高,易出现交叉反应,因此在实际应用中受到了限制。

二、单克隆抗体及其应用

单克隆抗体(monoclonal antibody,McAb)通常是指由单一克隆杂交瘤细胞产生的只识别某一特定抗原表位的同源抗体。杂交瘤细胞是由小鼠B细胞与小鼠骨髓瘤细胞融合而成。此种杂交瘤细胞既有骨髓瘤细胞大量无限增生的特性,又继承了B细胞(浆细胞)合成分泌抗体的能力。将这种融合成功的杂交瘤细胞株体外培养扩增,即可从培养上清液中获得单克隆抗体。

单克隆抗体在结构和组成上高度均一,其类型、抗原结合特异性和亲和力完全相同,此外还具有易于体外大量制备和纯化等优点,因此已广泛应用于医学、生物学各领域。例如:①用McAb代替PcAb能克服交叉反应,提高免疫学试验的特异性和敏感性。②用McAb作为亲和层析柱,可分离纯化含量极低的可溶性抗原如激素、细胞因子和难以纯化的肿瘤抗原等。③制备识别细胞表面特异性标志的McAb,与抗癌药物、毒素或放射性物质耦联,构建生物导弹,用于肿瘤临床治疗。

考点直通车

关于免疫球蛋白和抗体,下列描述正确的是

A. 免疫球蛋白就是抗体,二者具有相同的含义
B. 免疫球蛋白均为抗体,抗体不一定都是免疫球蛋白
C. 免疫球蛋白与抗体不同,二者也不相关
D. 抗体均为免疫球蛋白,而免疫球蛋白不一定均为抗体
E. 抗体和免疫球蛋白只存在于血液和体液中,二者均具有免疫功能

答案与解析:抗体是在抗原刺激下,B细胞分化为浆细胞后所产生的一类能与相应抗原特异性结合并产生免疫效应的球蛋白。免疫球蛋白是指具有抗体活性或化学结构与抗体相似的球蛋白。抗体都是免疫球蛋白,而免疫球蛋白并不一定都是抗体。例如膜表面免疫球蛋白,其化学结构与抗体相似,但它不是抗体,故选D。

小 结

抗体(Ab)是B细胞识别抗原后增殖分化为浆细胞所产生的一类能与相应抗原特异性结合的球蛋白。免疫球蛋白(Ig)是指具有抗体活性或化学结构与抗体相似的球蛋白。抗体都是免疫球蛋白,而免疫球蛋白并不一定都是抗体。免疫球蛋白的基本结构包括由两条相同的长链和两条相同的短链通过链间二硫键连接组成,根据H链结构和抗原性的不同,可将免疫球蛋白分为IgM、IgG、IgA、IgD和IgE五类,每一类免疫球蛋白都有其特有的生物学特性。抗体在机体内发挥重要作用,包括:特异性结合抗原,从而中和病毒和毒素;结合抗原,激活补体系统;结合NK细胞介导ADCC;结合吞噬细胞发挥调理作用;穿过胎盘和黏膜等。单克隆抗体是指由单一克隆杂交瘤细胞产生的只识别某一特定抗原表位的同源抗体,目前已经广泛应用于临床检验和诊断,不久将作为生物导弹大量应用

于导向性治疗。

综合测试

一、选择题（A型题）

1. 免疫球蛋白的基本结构是
   A. 由四条相同的重链组成　　　　　　B. 由二硫键相连的四条肽链组成
   C. 由二硫键相连的二条肽链组成　　　D. 由J键连接的五条肽链组成
   E. 由四条相同的轻链组成
2. 抗体分子的抗原结合部位是
   A. Fab段　　　B. CH1　　　C. 铰链区　　　D. CH2　　　E. Fc段
3. 能与嗜碱性粒细胞结合的Ig是
   A. IgD　　　B. IgA　　　C. IgE　　　D. IgG　　　E. IgM
4. ABO血型系统中，天然的抗-A和抗-B抗体类型属于
   A. IgA　　　B. IgG　　　C. IgD　　　D. IgM　　　E. IgE

二、简答题

1. 简述免疫球蛋白的基本结构及其主要功能。
2. 简述五类免疫球蛋白的特点及其功能。

三、思考题

为什么检测血清中IgM抗体有助于感染性疾病的早期诊断？

（曾令娥）

第十六章　补体系统

> **学习目标**
> (1) 了解补体旁路激活途径、凝集素激活途径。
> (2) 熟悉补体经典激活途径。
> (3) 掌握补体的组成与性质、补体的生物学作用。

补体(complement,C)是存在于正常人和脊椎动物血清及组织液中的一组与免疫有关、经活化后具有酶活性的蛋白质,由30多种可溶性蛋白和膜蛋白组成,又称为补体系统。

第一节　补体系统的组成与性质

补体系统的组成按其生物学功能不同可分为三类,即固有成分、调节蛋白和补体受体。

一、补体系统的组成

(一)补体的固有成分

补体的固有成分指存在于液体中,参与补体激活过程的补体成分,包括以下几种。①经典激活途径的成分,如 C1q、C1r、C1s、C4、C2。②凝集素(lectin)激活途径的成分,如甘露聚糖结合凝集素(MBL)、纤维胶原素(FCN)及 MBL 相关的丝氨酸蛋白酶-1、丝氨酸蛋白酶-2(MASP-1、MASP-2)。③旁路激活途经的成分,如 B 因子、D 因子、备解素(P 因子)。④参与共同末端通路活化的补体成分,如 C3、C5、C6、C7、C8 和 C9。

(二)补体的调节蛋白

补体的调节蛋白是指以可溶性和膜结合两种形式存在于体液中和细胞膜表面的调节控制补体活化的蛋白分子。体液中可溶性补体调节蛋白包括 C1 抑制物(C1INH)、I 因子、C4 结合蛋白(C4bp)、H 因子、S 蛋白和过敏毒素灭活因子等;膜结合调节蛋白包括促衰变因子(DAF)、膜辅助蛋白(MCP)和同源限制因子等。

(三)补体受体

补体受体是指存在于某些细胞表面,能介导补体活性片段或补体调节蛋白发挥生物学效应的受体分子。主要包括:补体受体 1(CR1,即 C3bR/C4bR)、补体受体 2(CR2,即 C3dR/C3dgR)、补体受体 3(CR3,即 iC3bR)、C1q 受体、H 因子受体和 C3a/C5a 受体。

二、补体的命名

补体参与经典激活途径的固有成分,按其被发现的先后分别称为 C1、C2、C3……C9,C1 由 C1q、C1r、C1s 三个亚单位组成;补体系统的其他成分以英文大写字母表示,如 B 因子、D 因子、P 因子、H 因子等;补体调节成分多以其功能命名,如 C1 抑制物、C4 结合蛋白、促衰变因子等;补体活化后的裂解片段,以该成分的符号后面加小写英文字母表示,如 C3a、C3b 等,通常 a 为小片段,b 为大片段,但 C2 被裂解后大片段为 a 片段。具有酶活性的成分或复合物在其符号上画一横线表示,如 $\overline{C4b2a}$;灭活的补体片段,在其符号前面加英文字母 i 表示,如 iC3b 等。

三、补体的性质

补体主要由肝细胞合成,巨噬细胞、肠黏膜上皮细胞和脾细胞等多种细胞也可产生。其化学成分均为糖蛋白,血清中含量相对稳定,约占血清球蛋白总量的 10%。补体成分大多为 β 球蛋白,少数为 γ 或 α 球蛋白,分子量差别甚大(25000 ~ 590000),在血清中以 C3 含量最高。补体性质很不稳定,补体中大部分组分经 56℃ 30 分钟可丧失活性,称为补体灭活;室温下也易失活,0 ~ 10℃ 时其活性只能保持 3 ~ 4 天,故补体应保存在 -20℃ 以下;库存血中的补体几乎无活性。紫外线、机械振荡及乙醇等理化因素也可破坏补体。

第二节 补体系统的激活

在生理条件下,血清中大多数补体成分均以无活性的酶前体形式存在。只有被激活物激活后,才表现出其生物学活性。补体系统的激活有三条途径。①经典途径:由抗原-抗体复合物为激活物,使补体固有成分以 C1、C4、C2、C3、C5 ~ C9 顺序发生酶促级联反应的补体活化途径。②MBL 途径:由血浆中 MBL 直接与多种病原微生物表面的 N-氨基半乳糖或甘露糖残基结合后,使补体固有成分以 MASP-1、MASP-2、C4、C2、C3、C5 ~ C9 顺序发生酶促级联反应的补体活化途径。③旁路途径:在 B 因子、D 因子和 P 因子参与下,直接由微生物等激活 C3,以 C3、C5 ~ C9 顺序发生酶促级联反应的补体活化途径。上述三条途径具有共同的末端效应,即膜攻击复合物(MAC)的形成及其溶解细胞效应。

一、经典激活途径

(一)激活物

经典激活途径是以抗原-抗体复合物为主要激活物,主要是 IgG1、IgG2、IgG3 和 IgM 类抗体与相应抗原形成的免疫复合物(IC)。此外,C 反应蛋白、细菌脂多糖(LPS)和某些病毒蛋白(如 HIV 的 gp120)等也可作为激活物。

(二)激活过程

1. 识别启动阶段 抗原和抗体结合后,抗体发生构象改变,使 Fc 段的补体结合部位暴露,补体 C1 与之结合并被激活,这一过程被称为补体激活的启动或识别。C1 是由 C1q、C1r 和 C1s 分子组成的多聚体复合物。C1q 为六聚体,其每一亚单位的头部是 C1q

与 Ig 结合的部位。当 C1q 的两个或多个球形头部与 IC 中的 IgM 或 IgG Fc 段结合后,即引起 C1q 亚单位的构象改变活化,导致 C1r、C1s 相继活化,形成具有酶活性 $\overline{C1s}$,$\overline{C1s}$ 再依次裂解 C4 与 C2(图 16 - 1)。因 IgG 为单体,只有两个以上的 IgG 分子与抗原结合且邻近才能导致 C1 活化。而 IgM 分子为五聚体,故一个 IgM 分子与抗原结合后即可激活 C1。

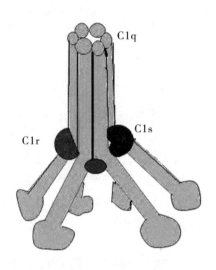

图 16 - 1 C1 分子结构示意图

2. 级联酶促反应阶段 C1 依次裂解 C4、C2,形成 C3 转化酶($\overline{C4b2a}$)和 C5 转化酶($\overline{C4b2a3b}$)的阶段。

C4 和 C2 都是 $\overline{C1s}$ 的底物。$\overline{C1s}$ 裂解 C4 产生 C4a 和 C4b 两个片段,C4b 与靶细胞膜或抗原抗体复合物结合。在 Mg^{2+} 存在的情况下,C2 与细胞膜上的 C4b 结合,继而被 $\overline{C1s}$ 裂解为两个片段,C2a 与 C4b 结合于靶细胞表面,形成 $\overline{C4b2a}$ 复合物,此即经典途径的 C3 转化酶。在 C3 转化酶的作用下,C3 被裂解成 C3a 和 C3b。C3b 与细胞膜上的 $\overline{C4b2a}$ 结合形成 $\overline{C4b2a3b}$ 复合物,此即经典途径 C5 转化酶。补体裂解过程中生成的小分子 C4a、C2b、C3a 释放到液相中,发挥各自的生物学活性。

3. 攻膜复合物形成阶段 形成攻膜复合物(membrane attack complex,MAC),使靶细胞裂解破坏。

$\overline{C4b2a3b}$ 裂解 C5,产生 C5a 和 C5b,前者释放入液相,后者仍结合在细胞表面,并可依次与 C6、C7 结合,所形成的 C5b67 复合物,插入细胞膜脂质双层中,进而与 C8 呈高亲和力结合,形成 C5b678 复合物,该复合物可牢固地附着于细胞表面。附着于细胞表面的 C5b678,可与 12～15 个 C9 分子联结形成 C5b～C9,即膜攻击复合物(MAC)。"多聚 C9"在细胞膜上形成管状跨膜孔道,使电解质从细胞内逸出,水分大量进入,导致细胞膨胀破裂。此外,MAC 插入细胞膜使钙离子也可被动向细胞内弥散,导致细胞死亡(图 16 - 2)。

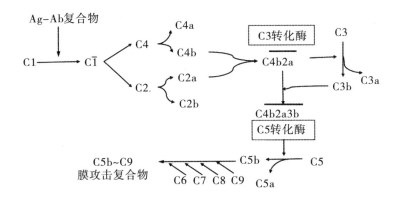

图 16-2 补体经典激活途径示意图

二、旁路激活途经

(一)激活物

旁路途径的激活物质主要是细菌细胞壁成分(脂多糖、肽聚糖、磷壁酸)、酵母多糖和凝聚的 IgA 和 IgG4。

(二)激活过程

不需 C1、C4、C2 参加,C3 首先被激活,然后完成 C5~C9 活化的级联反应,亦称 C3 旁路途径。参与的补体成分还包括 B 因子、D 因子和 P 因子。

1. **C3 转化酶的形成** 经典途径中产生或正常生理情况下自发产生的 C3b,可随机与细胞表面形成共价键。若沉积在自身细胞表面,C3b 可被调节蛋白迅速灭活,并中止后续激活反应,避免自身细胞溶解破坏。当 C3b 与缺乏调节蛋白的微生物(细菌脂多糖)表面结合,则 C3b 可与 B 因子形成稳定的 C3bB。血清中的 D 因子可将结合状态的 B 因子裂解成 Ba 和 Bb。Ba 游离于液相中,Bb 仍与 C3b 结合形成 $\overline{C3bBb}$。$\overline{C3bBb}$ 即是旁路途径的 C3 转化酶,可使 C3 裂解。$\overline{C3bBb}$ 极不稳定,可被迅速降解。血清中的 P 因子可与 $\overline{C3bBb}$ 结合形成 $\overline{C3bBbP}$,使之稳定。

2. **C5 转化酶的形成** $\overline{C3bBb}$ 使 C3 裂解产生 C3a 和 C3b,C3b 与邻近细胞表面上的 $\overline{C3bBb}$ 结合,形成复合物 $\overline{C3bBb3b}$ 或 $\overline{C3bBb3bP}$,此即旁路途径的 C5 转化酶,其功能与经典途径的 C5 转化酶($\overline{C4b2a3b}$)相同,可使 C5 裂解成 C5a 和 C5b。后续 C6~C9 各种成分的活化过程与经典途径相同,形成 MAC,导致靶细胞溶解。

3. **C3b 正反馈途径** 旁路途径活化过程是补体系统重要的放大机制,补体激活中形成的稳定的 $\overline{C3bBb}$ 可使更多的 C3 裂解,产生的 C3b 再沉积与颗粒物质表面,形成更多的 C3 转化酶,可放大起初的激活作用。故 C3b 既是 C3 转化酶作用生成的产物,又是 C3 转化酶的组成部分。此过程形成了旁路途径的正反馈放大机制(图 16-3)。

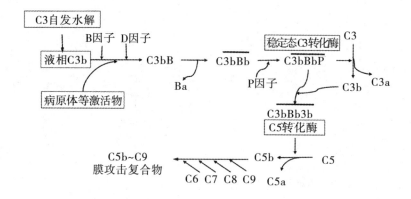

图 16-3　补体旁路激活途径示意图

三、凝集素激活途径

（一）激活物

激活物是存在于病原体表面的甘露糖、岩藻糖残基或乙酰化低聚糖如 N-乙酰葡萄糖胺、N-乙酰半乳糖胺等糖类物质。

（二）激活过程

病原微生物感染早期，体内炎症反应可诱导肝细胞产生急性期蛋白甘露聚糖结合凝集素（MBL）或纤维胶原素（FCN）。MBL 是一种糖蛋白，属于凝集素家族，可与甘露糖、岩藻糖残基结合。纤维胶原素（FCN）由肝细胞、肺和血细胞合成，与乙酰化低聚糖如 N-乙酰葡萄糖胺、N-乙酰半乳糖胺结合。在感染急性期，MBL 含量水平明显提高。MBL 与病原体表面甘露糖、岩藻糖残基或 FCN 与乙酰化低聚糖如 N-乙酰葡萄糖胺、N-乙酰半乳糖胺等形成复合物，再与 MBL 相关的丝氨酸蛋白酶 MASP-1、MASP-2 结合，形成 MBL-MASP-1/MASP-2、FCN-MASP-1/MASP-2 复合物，相继活化 MASP-1、MASP-2。活化的 MASP2 具有与活化的 C1s 相同的生物学活性，可水解 C4 和 C2，继而形成 C3 转化酶，其后续反应同经典途径相同（图 16-4）。

补体的三条激活途径各有差异，但也有共同点，三条激活途径的比较如表 16-1 所示。

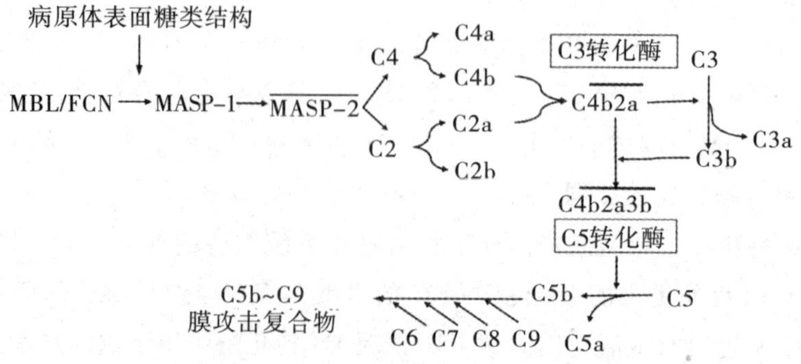

图 16-4　补体凝集素激活途径示意图

表 16-1 三条激活途径的比较

区别点	经典激活途径	凝集素激活途径	旁路激活途径
激活物质	抗原-抗体(IgM/IgG1~IgG3)复合物	病原体表面的甘露糖、岩藻糖、N-乙酰葡萄糖胺、N-乙酰半乳糖胺	脂多糖,酵母多糖,葡聚糖,凝聚的 IgA、IgG4 等
参与补体成分	C1~C9	MBL,FCN,C2~C9	C3,C5~C9,B 因子,D 因子,P 因子
所需离子	Ca^{2+}、Mg^{2+}	Ca^{2+}	Mg^{2+}
C3 转化酶	$\overline{C4b2a}$	$\overline{C4b2a}$	$\overline{C3bBb}$ 或 $\overline{C3bBbP}$
C5 转化酶	$\overline{C4b2a3b}$	$\overline{C4b2a3b}$	$\overline{C3bBb3b}$ 或 $\overline{C3bBb3bP}$
作用	参与特异性体液免疫的效应阶段	参与非特异性免疫,在感染急性期起重要作用	参与非特异性免疫,自身放大,在感染早期发挥作用

第三节　补体系统的生物学作用

一、溶细胞作用

某些微生物表面成分可直接激活补体旁路途径或与急性期蛋白 MBL 等结合激活凝集素途径,若有特异性抗体产生则激活补体经典途径,在微生物表面形成 MAC 而引起细胞溶解死亡。如革兰阴性菌、支原体、含脂蛋白包膜的病毒等对补体都敏感,革兰阳性菌则不敏感。此外,异体红细胞和血小板及自身组织细胞与相应抗体结合后,也可通过经典途径激活补体,出现补体参与的组织细胞溶解破坏等病理现象。

二、调理作用

C3b 和 C4b 称为调理素,他们与细菌及其他颗粒性物质结合,可促进吞噬细胞的吞噬,称为补体的调理作用。C3b、C4b 的氨基端与靶细胞(或免疫复合物)结合,羧基端与带有相应受体的吞噬细胞(中性粒细胞、巨噬细胞等)结合,在靶细胞和吞噬细胞间起桥梁作用,促进微生物与吞噬细胞黏附及被吞噬。这种调理作用在机体抗感染免疫中尤为重要。

三、清除免疫复合物

抗原抗体在体内结合形成的循环免疫复合物,若未被及时清除而沉积在组织中,则可活化补体,造成组织损伤。而补体成分的存在,可减少免疫复合物的产生,溶解已生成的复合物。C3 和 C4 可共价结合到免疫复合物上,阻碍免疫复合物结合形成大网格在组织中沉积。补体激活途径产生的 C3b 嵌入到抗原抗体的网格中,使抗体与抗原分子间亲和力降低,部分抗原抗体分离,导致复合物变小,易于排除或降解。补体还可通过 C3b 或 C4b 使免疫复合物黏附到具有 CR1 和 CR3 的血细胞表面,形成较大的复合物,在肝中被巨噬细胞清除,此称为免疫黏附作用。循环中的红细胞数量大、CR1丰富,因此在清除免疫复合物中起主要作用。

四、炎症递质作用

C3a和C5a亦称过敏毒素,具有炎症介质作用,可与肥大细胞、嗜碱性粒细胞表面上相应受体结合,促使其脱颗粒,释放组胺等血管活性介质,引起血管扩张、毛细血管通透性增加及平滑肌收缩等炎症反应,过敏毒素也可直接与平滑肌上受体结合刺激其收缩。C5a又称中性粒细胞趋化因子,能吸引中性粒细胞,使其向组织炎症部位聚集,加强对病原微生物吞噬,同时增强炎症反应。C2b具有激肽样作用,能增加血管通透性,引起炎症充血。

五、补体与临床疾病

1. **补体缺陷** 补体系统中几乎所有成分都可能出现遗传性缺陷。例如C3缺乏可使患者发生反复严重的细菌感染并常伴肾小球肾炎。

遗传性血管神经性水肿是一种编码C1INH的基因缺陷引起的一种常染色体显性遗传病,为血浆补体调控成分缺陷最常见的病症。患者可出现腹痛、恶心、呕吐或腹泻,若反复发作喉头水肿可引起患者窒息,危及生命。该病的发病机制为:C1INH浓度降低和C1INH功能缺陷使C1激活导致无控制的C1s、C4和C2活化,释放血管活性肽和激肽,缓激肽也同时增加。由于激肽对毛细血管后小静脉的血管舒张效应产生了发作性局限性典型的非凹陷性水肿,发病持续2~3天,之后逐渐消退。可幼年发病,通常在大龄儿童或青春期表现较严重。

补体系统缺陷除遗传性因素外,后天因素也会导致补体含量增多或降低。增高见于某些感染性疾病早期。降低的原因有:①免疫机制激活造成补体消耗,如系统性红斑狼疮活动期、系统性红斑狼疮伴肾病者、急性肾小球肾炎早期等;②补体合成减少或丢失过多,如某些慢性肝病、小儿进行性肾小球肾炎等。

2. **补体的临床检测** 补体的检测包括总补体(CH50)、补体C3、C4、B因子、补体组分裂解产物(C3c、C3d、C3a、C4a、C5a、Ba和C5b~C9复合物等补体裂解片段)、C1抑制物(诊断遗传性血管神经性水肿)等。

考点直通车

关于补体经典激活途径的叙述,下列哪项是错误的

A. 抗原-抗体复合物是其主要激活物

B. C1q分子有六个结合部位,必须与Ig结合后才能激活后续的补体成分

C. C4是C1的底物,C4b很不稳定

D. 激活顺序为C1—C2—C3—C4—C5—C6—C7—C8—C9

E. 最后形成C5b~C9攻膜单位

答案与解析:补体经典途径的激活过程是在抗原-抗体复合物的启动下,首先激活C1,再由活化的C1相继活化C4和C2,形成C3转化酶,由C3转化酶活化C5,之后相继

活化 C6、C7、C8、C9，最后形成 C5b～C9 攻膜单位，引起靶细胞溶解破坏。激活顺序为：C1—C4—C2—C3—C5—C6—C7—C8—C9，故选 D。

小　结

补体是存在于人和脊椎动物血清与组织液中的一组与免疫有关、经活化后具有酶活性的蛋白质，又称补体系统。补体系统由固有成分、调节蛋白和补体受体三类成分组成。在生理条件下，血清中大多数补体成分均以无活性的酶前体形式存在，只有被激活物激活后，才表现出其生物学活性。补体系统的激活有三条途径：经典途径、凝集素途径和旁路途径，三条途径具有共同的末端效应，即膜攻击复合物（MAC）的形成及其溶解细胞效应。在抗感染的早期，抗体未大量出现之前，凝集素途径和旁路途径发挥重要的免疫作用，在抗感染后期及特异性免疫应答启动阶段，经典途径发挥重要作用。补体系统的主要生物学作用包括溶解细胞作用，调理作用，清除免疫复合物、炎症介质作用和参与特异性免疫应答等。

综合测试

一、选择题（A 型题）

1. 下列补体成分中没有参与旁路途径激活的是
   A. C1、C2 和 C4　　B. C3　　C. C5　　D. C8　　E. C6 和 C7
2. 血清中含量最多的补体成分是
   A. C1　　B. C2　　C. C3　　D. C4　　E. C5
3. 具有过敏毒素作用的补体片段是
   A. C3b 和 C4b　　B. C2 和 C4　　C. C1s　　D. C5b～C9　　E. C3a 和 C5a
4. 与遗传性血管神经性水肿发生密切相关的原因是
   A. B 因子缺陷　　　　　　B. 肝硬化导致补体合成减少　　C. C3 缺乏
   D. C1INH 缺陷　　　　　　E. C4 缺乏

二、简答题

1. 简述补体的生物学作用有哪些。
2. 简述补体的经典激活途径与旁路途径有哪些不同。

三、思考题

为什么给严重烧伤伴感染患者输入血清时，用的是新鲜血清而不是库存血清？

（曾令娥）

第十七章　主要组织相容性复合体

学习目标

(1) 了解人类白细胞抗原(HLA)在医学上的意义。
(2) 熟悉HLA的遗传特征。
(3) 掌握主要组织相容性复合体(MHC)的概念、HLA的分布与功能。

第一节　主要组织相容性复合体的概念及基因组成

一、概念

(一)主要组织相容性抗原

在人或同种不同品系的动物个体间进行组织器官移植时,会出现排斥反应。经研究证明其诱因是存在于供体和受体组织细胞表面的同种异型抗原导致的免疫反应,这种代表个体特异性的引起排斥反应的同种异型抗原称为移植抗原或组织相容性抗原。能引起快而强的排斥反应的移植抗原称为主要组织相容性抗原(或MHC分子)。引起慢而弱的排斥反应的移植抗原称为次要组织相容性抗原。人的主要组织相容性抗原因为首先在人外周血白细胞表面发现,故被命名为人类白细胞抗原(human leucocyte antigen,HLA)。

(二)主要组织相容性复合体(MHC)

编码主要组织相容性抗原的基因是染色体上一组紧密连锁的基因群,称为主要组织相容性复合体(major histocompatibility complex,MHC)。从鱼到人类都存在结构功能相似的MHC,但命名不同,如人MHC的命名为HLA复合体、小鼠MHC为H-2复合体,绵羊MHC为OLA,家兔MHC为RLA。MHC是目前已知的多态性最丰富的基因系统,不仅与移植排斥反应有关,更重要的是与机体免疫应答、免疫调节及某些病理状态的产生密切相关。

二、HLA复合体结构

HLA复合体位于第6号染色体短臂上,共有224个基因座位,其中128个为功能性基因,其余为伪基因。根据基因位点及其编码产物的结构与功能不同,HLA复合体分为三个基因区,从着丝点一侧起依次为Ⅱ类、Ⅲ类和Ⅰ类基因区,见图17-1。

(1) Ⅰ类基因区:包括多个等位基因位点,内含经典HLA-A、HLA-B、HLA-C基因座位及非经典 HLA-E、HLA-F、HLA-G、HLA-H 等基因座位,编码 HLA-I 类分子重链。

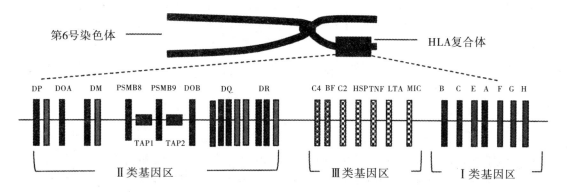

图 17-1　人类 HLA 复合体结构示意图

(2) Ⅱ类基因区:主要包括经典的 HLA-DP、HLA-DQ、HLA-DR 亚区和介于 HLA-DP、HLA-DQ 亚区之间的 HLA-TAP、HLA-PAMB、HLA-DO、HLA-DM 等亚区,每个亚区又包括两个或两个以上的功能基因座位,如 PAMB 基因为蛋白酶体 β 亚单位基因,包括 PSMB8 和 PSMB9 两个基因。Ⅱ类基因区编码产物与抗原提呈有关。

(3) Ⅲ类基因区:Ⅲ类基因区位于Ⅰ类与Ⅱ类基因区之间。其中与免疫功能相关的基因有 C4A、C4B、C2、Bf 基因、肿瘤坏死因子(TNF)基因、LTA、LTB 基因和热休克蛋白 70(HSP70)基因,分别编码 C4、C2、B 因子、TNF-α、TNF-β 和 HSP70 分子。还有 MHC-Ⅰ类相关基因(MIC),编码产物 MICA/B 分子在乳腺癌、卵巢癌、胃癌、结肠癌等上皮肿瘤细胞表面高表达,可被 NK 细胞识别。大多数Ⅲ类基因产物合成后分泌到体液中去,参与免疫应答及炎症反应。

三、HLA 复合体遗传特征

(一) 单元型遗传

HLA 复合体在同一条染色体上的等位基因组合称为 HLA 单元型(haplotype,又称单倍型),体细胞中一对同源染色体上 HLA 单元型的组合称为 HLA 基因型(genotype)。单元型遗传是指同一染色体上等位基因极少发生同源染色体交换,通常 HLA 单元型作为一个完整的遗传单位由亲代传给子代。因此,子女的 HLA 基因型中,一个单元型与父亲相同,另一个与母亲相同。而子代同胞间 HLA 基因型完全相同的概率为 25%,完全不相同的概率亦为 25%,一个单元型相同的概率为 50%。这一特性可用于器官移植的供者选择及法医学的亲子鉴定。

(二) 多态性

HLA 多态性(polymorphism)是指在随机婚配的群体中,同一基因位点可存在两个或两个以上的等位基因,可能编码两种以上的基因产物的现象。HLA 多态性主要取决于经典 HLA 复合体多等位基因和共显性表达等遗传特征。

1. **复等位基因**　在一个群体中,位于一对同源染色体上同一对应基因座位上出现多个等位基因的遗传特征。HLA 复合体的每一基因座均有众多的复等位基因是 HLA 高度多态性的主要原因。HLA复合体是多位点的共显性复等位基因系统,具有高度多态性,主要体现在经典的Ⅰ、Ⅱ类基因。多态性给同种移植时选择供体造成极大困难,但HLA复合体的高度多态性保证了种群对各种病原体合适的免疫应答,以保证群体的延续及维持其稳定性。

2. 共显性遗传　HLA复合体为共显性遗传,即等位基因彼此无显性与隐性的区别,在杂合状态时,两种基因能同时编码基因产物的遗传方式,这就大大增加了HLA抗原系统的复杂性和多样性。

(三)连锁不平衡

连锁不平衡(linkage disequilibrium)是指群体中单元型基因非随机分布的现象。某些基因经常在一起出现,其单元型频率比理论值高,而另一些基因又较少一起出现。其产生原因尚不清楚,目前研究发现连锁不平衡与某些疾病的发生有一定相关性。

第二节　HLA的分布与功能

HLA分子为HLA复合体编码的产物。经典HLA-Ⅰ类基因,编码HLA-Ⅰ类分子重链(α链),每条α链分别与一个β2微球蛋白结合,共同组成HLA-Ⅰ类分子。非经典的HLA-E、G基因编码HLA-E、G分子的α链,与β2微球蛋白组成非经典的HLA分子。HLA-E分子则在母胎耐受中发挥重要作用。

Ⅱ类基因区经典的HLA-DP、HLA-DQ、HLA-DR亚区产物为HLA-DP、HLA-DQ、HLA-DR分子,统称为HLA-Ⅱ类分子,其主要功能是提呈外源性抗原。编码抗原加工相关转运体(TAP),基因编码TAP分子表达于内质网上,参与转运内源性抗原至内质网腔。PAMB基因即PSMB8和PSMB9,分别编码蛋白酶体β亚单位8和β亚单位9。DM基因编码DM分子α、β链,协助外源性抗原肽与HLA-Ⅱ类分子结合,参与外源性抗原的提呈。

一、HLA-Ⅰ类抗原

(一)结构

HLA-Ⅰ类分子是由MHC-Ⅰ类基因编码的α链与第15号染色体编码的β2微球蛋白(β2m)非共价结合的糖蛋白。

α链由胞外区、跨膜区和胞内区组成。胞外区可进一步分为α1、α2和α3三个功能区。α1、α2共同构成抗原结合槽,可结合抗原肽;β2m与α3功能区连接,其功能为有助于Ⅰ类抗原的表达和稳定性,α3为T细胞CD8分子的识别部位。胞质区负责向胞内传递信息(图17-2)。

(二)分布

HLA-Ⅰ类分子可表达于人体几乎所有有核细胞表面及血小板表面,但神经细胞、成熟红细胞和滋养层细胞表面尚未检出。HLA-Ⅰ类分子也可出现在血清、尿液、唾液、精液及乳汁等体液中,称为可溶性HLA-Ⅰ类分子。

(三)主要功能

1. 参与对抗原的处理与提呈　在抗原提呈细胞内,HLA-Ⅰ类分子通过抗原肽结合槽与内源性抗原肽结合,形成抗原肽-HLA-Ⅰ类分子复合物,经转运表达于 APC 表面,可被 $CD8^+$ T 细胞识别,启动适应性免疫应答。

2. 参与 T 细胞发育　经典的 HLA-Ⅰ类分子通过胸腺中的阳性与阴性选择参与 T 细胞发育。

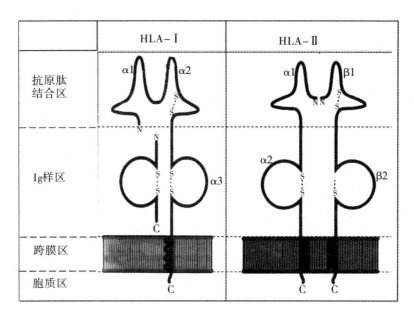

图 17-2　HLA 分子结构示意图

(1)阳性选择:胸腺皮质中的双阳性 T 细胞与胸腺上皮细胞表面 MHC-Ⅰ类分子以适度亲和力结合,分化为 CD8 单阳性 T 细胞,反之则发生凋亡而被清除。

(2)阴性选择:进入胸腺髓质的单阳性 T 细胞与胸腺巨噬细胞表面自身抗原肽-MHC 分子复合物结合,即发生凋亡。由此,自身反应性 T 细胞被清除,从而建立中枢性免疫耐受。

3. 制约免疫细胞间的相互作用(MHC 限制性)　免疫应答过程中 Th 与 APC、Th 与 B、CTL 与靶细胞之间作用时,只有当作用双方的 MHC 分子一致时,免疫应答才能发生,这一现象称为 MHC 限制性。CTL 与靶细胞之间相互作用受 MHC-Ⅰ类分子限制。

4. 诱导移植排斥反应　在同种异型基因组织器官移植或输血中,移植物或血细胞上的 HLA-Ⅰ类分子可在受者体内诱导产生相应的效应 T 细胞(CTL),从而攻击移植物或血细胞发生排斥反应。

二、HLA-Ⅱ类抗原

(一)结构

HLA-Ⅱ类分子是由 MHC-Ⅱ类基因编码的 α 链和 β 链非共价连接的糖蛋白。α 链和 β 链均由胞外区、跨膜区和胞内区组成,胞外区各含两个功能区 α1、α2 和

β1、β2。α1、β1 共同构成抗原结合槽,可结合抗原肽;α2 与 β2 具有 Ig 恒定区样结构,β2 结构域为 T 细胞 CD4 分子的识别部位。胞质区负责将信息向胞内传递(图 17-2)。

(二)分布

HLA-Ⅱ类分子主要分布在专职抗原提呈细胞、胸腺上皮细胞和某些活化 T 细胞表面,也可在体液中出现可溶性 HLA-Ⅱ类分子。

(三)主要功能

1. 参与对抗原的处理与提呈　在抗原提呈细胞内,HLA-Ⅱ类分子通过抗原肽结合槽与外源性抗原肽结合,形成抗原肽-HLA-Ⅱ类分子复合物,经转运表达于 APC 表面,可被 $CD4^+$ T 细胞识别,启动适应性免疫应答。

2. 参与 T 细胞发育　经典的 HLA-Ⅱ类分子通过胸腺中的阳性与阴性选择参与 T 细胞发育。①阳性选择:胸腺皮质的双阳性 T 细胞与胸腺上皮细胞表面 MHC-Ⅱ类分子以适度亲和力结合,分别分化为 CD4 单阳性 T 细胞,反之则发生凋亡而被清除。②阴性选择:进入胸腺髓质的单阳性 T 细胞与胸腺巨噬细胞表面自身抗原肽-MHC 分子复合物结合,即发生凋亡。由此,自身反应性 T 细胞被清除,从而建立中枢性免疫耐受。

3. 制约免疫细胞间的相互作用(MHC 限制性)　免疫应答过程中 Th 与 APC、Th 与 B 细胞之间相互作用受 MHC-Ⅱ类分子限制,即 $CD4^+$ T 细胞只能识别自身 APC 表面 HLA-Ⅱ类分子提呈的抗原肽。

4. 引发移植排斥反应　在同种异型基因组织器官移植或输血中,移植物所带 HLA-Ⅱ类分子可在受者体内诱导产生相应的抗体和特异的 T 细胞(Th1),从而攻击移植物细胞发生排斥反应。

第三节　HLA 在医学上的意义

一、HLA 与器官移植的关系

器官移植是近代医学重要的治疗手段之一。同种异体器官或组织移植物的存活率高低与供、受者间的 HLA 抗原是否匹配及匹配程度密切相关,且 HLA-Ⅱ类抗原的配合比 HLA-Ⅰ类抗原更为重要。HLA 各位点基因配合的重要性依次为 HLA-DR、HLA-B、HLA-A。由于单元型遗传特性,通常器官移植存活率由高到低的顺序是:同卵双生 > 同胞 > 亲属 > 无亲缘关系者。

二、HLA 与疾病相关性

研究发现,某些疾病的发生与一些特殊型别的 HLA 相关。例如,强直性脊柱炎患者中 90% 以上带有 HLA-B27;发作性睡眠患者几乎均有 HLA-DR2 抗原;HLA-DR3 和 HLA-DR4 与胰岛素依赖型糖尿病相关。与 HLA 有关的疾病大多是发病机制不明并伴有免疫功能异常和有遗传倾向的疾病。研究 HLA 与疾病的相关性有助于对某些疾病进行诊断、预测及预后判断。

HLA-Ⅰ/HLA-Ⅱ类分子的表达异常与某些疾病的发生相关联。研究发现,许多肿瘤细胞表面 HLA-Ⅰ类抗原缺失或密度降低,或 HLA 特异性改变,使 CTL 不能对其识别,从而逃避了 CTL 对肿瘤细胞的杀伤,促进肿瘤的生长与转移。Graves 病患者的甲状腺上皮细胞、1 型糖尿病患者的胰岛 β 细胞等均有 HLA-Ⅱ类抗原异常表达,其机制可能是自身细胞异常表达Ⅱ类抗原,将自身抗原递呈给自身反应性 T 细胞,启动了自身免疫应答。

三、HLA 与法医学的关系

HLA 有高度多态性,无血缘关系的人群中表型完全相同的极为罕见。因 HLA 为单元型遗传,亲代与子代之间必有一个单元型相同,每个人拥有的 HLA 基因型终身不变,因此 HLA 基因分型技术在法医学和亲子鉴定中应用广泛。

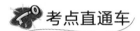

下列与强直性脊柱炎的发病相关的是
A. HLA-B27　　　　B. HLA-DR2　　　　C. HLA-DR3
D. HLA-DR4　　　　E. HLA-E

答案与解析:强直性脊柱炎患者中 90% 以上带有 HLA-B27;HLA-DR2 抗原与发作性睡眠病相关;HLA-DR3 和 HLA-DR4 与胰岛素依赖型糖尿病相关;HLA-E 分子与母胎耐受有关,故选 A。

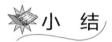

MHC 是位于脊椎动物某一染色体上一组紧密连锁的高度多态性的基因群,其产物(如人类的 HLA)参与移植排斥反应和 T 细胞的分化发育,而且在免疫应答过程中和免疫调节中发挥重要作用。HLA 基因的遗传表现为单元型遗传、多态性和连锁不平衡的特征,在器官移植、法医学鉴定上具有极高应用价值。越来越多的研究证实,特定类型的 HLA 可作为某些疾病的遗传标志而具有重要诊断价值。

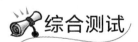

一、选择题(A 型题)

1. 在抗原识别过程中,与 HLA-Ⅱ类分子识别的是
   A. CD4　　B. CD8　　C. CD2　　D. CD28　　E. CD30
2. HLA 复合体位于第几号染色体短臂上
   A. 2　　B. 4　　C. 6　　D. 8　　E. 10
3. 在抗原识别过程中,与 HLA-Ⅰ类分子识别的是
   A. CD2　　B. CD8　　C. CD4　　D. CD28　　E. CD30
4. 细胞膜上没有 HLA 分布的血细胞是

A. 嗜酸性粒细胞 B. 单核细胞 C. 成熟红细胞
D. 淋巴细胞 E. 嗜碱性粒细胞

二、简答题

1. 简述 HLA 的主要功能有哪些。
2. 简述 HLA 有哪些遗传特征。

三、思考题

为什么肿瘤细胞不容易被 CTL 细胞识别清除？

（曾令城）

第十八章　免疫应答

> **学习目标**
> (1) 了解免疫耐受。
> (2) 熟悉免疫应答的概念和基本过程。
> (3) 掌握体液免疫和细胞免疫的基本过程与效应、抗体产生的一般规律。

第一节　免疫应答的概念和基本过程

一、免疫应答的概念

免疫应答是机体接受抗原刺激后，免疫活性细胞识别抗原，自身活化、增殖、分化并产生一系列免疫效应的过程。免疫应答既可以清除体内的抗原性异物，维持机体内环境的相对稳定，也可以造成机体的病理性损伤。

二、免疫应答的类型

免疫应答按照应答作用的方式，分为固有免疫和适应性免疫。固有免疫又称为天然防御功能或非特异性免疫，适应性免疫又称为获得性免疫或特异性免疫。

按照参与的免疫活性细胞及效应，免疫应答可分为 B 细胞介导的体液免疫应答和 T 细胞介导的细胞免疫应答。

按照免疫应答发生时与抗原接触的次数，免疫应答分为初次应答和再次应答。

按照发生免疫反应的结果，免疫应答分为正免疫应答和负免疫应答（免疫耐受）。

按照免疫反应对机体是否造成损伤，免疫应答分为正常免疫应答和异常免疫应答（如超敏反应及自身免疫性疾病）。

三、免疫应答的基本过程

免疫应答过程可分为三个阶段：即抗原提呈与识别阶段，免疫细胞活化、增殖、分化阶段和效应阶段。

(一) 抗原提呈与识别阶段

抗原提呈与识别阶段指抗原提呈细胞（APC）提呈抗原和抗原特异性淋巴细胞识别抗原阶段。APC 通过吞噬、吞饮或受体（IgG FcR、C3bR）介导的胞吞作用，摄取、处理、加工抗原，使之与 MHC 分子结合成抗原肽 - MHC 复合物，表达于细胞表面，然后由 MHC

将抗原提呈给 T 细胞。T 细胞通过 TCR 识别表达在 APC 或靶细胞上的抗原肽 – MHC 复合物，B 细胞通过 BCR 识别游离抗原，进而启动活化。

(二) 免疫细胞活化、增殖、分化阶段

免疫细胞活化、增殖、分化阶段指抗原特异性淋巴细胞受相应抗原刺激后活化、增殖、分化的阶段。此阶段包括 T、B 细胞膜受体交联、活化信号的转导、细胞增殖与分化以及生物活性介质的合成与释放等。在此阶段，T、B 细胞经活化、增殖、分化形成效应细胞（致敏 T 细胞和浆细胞），也有部分细胞中途停止分化，形成记忆细胞（Tm 或 Bm）。记忆细胞遇到相同抗原再次刺激后，可迅速增殖、分化为效应细胞，产生免疫效应。

(三) 效应阶段

效应阶段指效应细胞产生和分泌效应分子，效应细胞及效应分子产生免疫效应的阶段。此阶段包括浆细胞合成、分泌抗体，效应 T 细胞释放淋巴因子；效应 T 细胞（CTL）和效应分子（抗体和淋巴因子）发挥对抗原物质的排斥与清除作用。在此阶段，除效应细胞和效应分子外，还必须有非特异性免疫细胞和分子的参与。非特异性免疫与特异性免疫的细胞和分子相互协作、共同完成机体清除抗原性异物的功能。

四、免疫应答的特点

(一) 特异性

特异性即免疫应答具有针对性，只能对刺激机体免疫系统发生免疫应答的抗原物质产生免疫效应，而不能对其他抗原产生免疫反应。

(二) 记忆性

记忆性即免疫系统对抗原的特点具有记忆性，当同一抗原性异物再次进入机体时，机体免疫系统的记忆细胞可迅速产生更强而持久的免疫应答。

(三) 放大性

放大性即机体的免疫系统对抗原的刺激所发生的免疫应答在一定条件下可以放大，即使少量的抗原进入也可引起全身性的免疫应答。

(四) MHC 限制性

T 细胞受体在识别 APC、靶细胞上的 MHC 分子所提呈的抗原肽时，同时也要识别 MHC 分子类型，这一现象称为 MHC 限制性。如 $CD4^+$ T 细胞识别 MHC – II 类分子，而 $CD8^+$ T 细胞识别 MHC – I 类分子，之后才能获得抗原信息而活化。

第二节 体液免疫

机体的特异性体液免疫应答主要由 B 细胞介导。B 细胞表面的抗原受体 BCR 可识别游离抗原。B 细胞受相应抗原刺激后，可活化、增殖、分化为浆细胞，后者分泌抗体，介导特异性免疫效应。

参与体液免疫应答的细胞主要包括 APC/$CD4^+$ Th 细胞和 B 细胞。此外，中性粒细胞、巨噬细胞、补体等也可参与体液免疫应答的效应过程。

TD 抗原和 TI 抗原均可诱发体液免疫应答。TI 抗原可直接激活 B 细胞,产生抗体;而 TD 抗原刺激 B 细胞产生抗体依赖于 Th 细胞的辅助。

一、B 细胞对 TD-Ag 的免疫应答

(一) 抗原提呈与识别阶段

绝大多数蛋白质抗原为 TD 抗原,如微生物、血细胞、血清蛋白等。B 细胞表面的 BCR 可识别抗原,并与之结合构成 B 细胞活化的第一信号;B 细胞通过非特异性胞饮或表面抗原受体的介导作用摄入抗原,将其加工、处理成抗原肽-MHC-Ⅱ类分子复合物,并转移至细胞表面,然后将抗原提呈给 $CD4^+$ Th 细胞,供其识别。此外,其他 APC 如 Mφ、DC 细胞也摄取、加工、处理抗原,将抗原提呈给 $CD4^+$ Th 细胞。$CD4^+$ Th 细胞识别 B 细胞或其他 APC 表达的抗原肽-MHC-Ⅱ类分子复合物后,启动活化。

(二) B 细胞活化、增殖、分化阶段

B 细胞活化、增殖、分化需要 Th 细胞的辅助。Th 细胞至少以两种方式辅助 B 细胞,即 Th 细胞与 B 细胞直接接触,向 B 细胞提供第二活化信号及 Th 细胞产生的细胞因子促进 B 细胞增殖与抗体的形成。B 细胞通过 TCR 识别抗原产生的第一信号,经 Igα、Igβ 将信号转移至胞内;B 细胞表面的 CD40 与活化 Th 细胞表面的 CD40L 结合,构成活化的第二信号。在双信号刺激下,B 细胞活化,表达多种细胞因子受体。在效应 Th2 细胞分泌的 IL-4、IL-5、IL-6、IL-10 等细胞因子作用下,增殖、分化为浆细胞,也有部分细胞形成记忆细胞(Bm)。

(三) 效应阶段

B 细胞在分化过程中因受不同细胞因子作用,故可产生不同类型抗体的浆细胞。浆细胞产生、分泌抗体,抗体可直接对病毒或外毒素发挥中和作用,但抗体并不具有独立杀伤和清除抗原的作用。因此,体液免疫应答的最终效应是通过借助机体的其他免疫细胞或分子的协同作用实现的。如抗原抗体反应激活补体,引起细胞溶解;表达 IgG Fc 段受体的吞噬细胞及 NK 细胞介导 ADCC 效应,杀伤结合有 IgG 的靶细胞。

(四) 抗体产生的一般规律

1. 初次应答(primary response)　初次应答是机体初次接受抗原刺激所发生的免疫应答(图 18-1)。抗体产生的特点是:①需要的潜伏期长(5~10 天);②抗体浓度低;③在体内持续的时间短;④先产生 IgM,后出现 IgG,主要为 IgM;⑤抗体亲和力低。

2. 再次应答(secondary response)　再次应答又称回忆应答,是机体再次接受相同抗原刺激所发生的免疫应答(图 18-1)。抗体产生的特点是:①需要的潜伏期短(1~3 天);②抗体浓度高;③在体内持续的时间长;④先产生 IgM,后出现 IgG,主要为 IgG;⑤抗体亲和力高。再次应答的强弱不仅与抗原刺激强度有关,也取决于两次接触抗原的间隔时间,间隔时间短,因体内存留抗体可识别排除新进入的相应抗原,故应答弱,若间隔时间太长,因体内记忆细胞已经减少,故应答亦弱。

初次和再次应答抗体产生的规律在医学上具有重要意义:①制订最佳免疫方案。在预防接种时进行多次接种可使机体反复发生再次应答,在短时间内产生大量 IgG。②检测 IgM 作为传染病的早期诊断或宫内感染诊断。③根据抗体效价增长(一般为 4 倍)进

行追溯诊断。

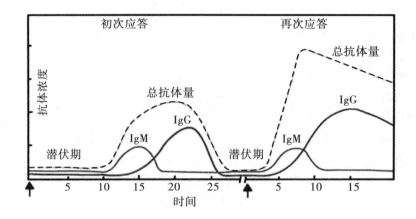

图 18-1　抗体产生的规律

二、B 细胞对 TI-Ag 的免疫应答

少数抗原物质如某些细菌多糖、多聚蛋白质及脂多糖等，不需 Th 细胞辅助，可单独刺激 B 细胞产生抗体，这类抗原称为胸腺非依赖性抗原，即 TI 抗原。TI 抗原可分成两大类：TI-1 抗原和 TI-2 抗原。

TI-1 抗原如细菌脂多糖，含有 B 细胞丝裂原和重复细胞表位，能刺激不成熟的 B 细胞活化。在高浓度时，这类抗原可多克隆地诱导 B 细胞活化；在低浓度时，只能通过与 BCR 结合，特异性激活 B 细胞。

TI-2 抗原如荚膜多糖、聚合鞭毛素，它们具有多个重复出现的 B 细胞表位，只能激活成熟的 B 细胞。

B 细胞受 TI-1 抗原或 TI-2 抗原激活后，可增殖、分化为浆细胞，产生 IgM 类抗体，但 TI-1 抗原不能诱导 Ig 类别转换及记忆细胞形成。

第三节　细胞免疫

机体的特异性细胞免疫应答主要由 T 细胞介导。T 细胞表面具有抗原识别受体（TCR），经相应抗原激发后可活化、增殖、分化为效应 T 细胞，后者直接或通过分泌细胞因子介导特异性免疫效应。

参与细胞免疫应答的免疫细胞主要包括抗原提呈细胞（APC）、$CD4^+$ Th 细胞及 $CD8^+$ CTL 细胞。此外，巨噬细胞、NK 细胞等也参与细胞免疫应答的效应过程。

一、抗原提呈与识别阶段

诱导细胞免疫应答的抗原多为 TD 抗原。介导细胞免疫应答的 T 细胞（Th、CTL）只能识别 APC 或靶细胞表面表达的特定的抗原肽-MHC 分子复合物，T 细胞对抗原肽的识别受 MHC 分子的限制，即 MHC 限制性。

(一)外源性抗原的提呈与识别

外源性抗原指来源于细胞外的抗原物质,如细胞外感染的微生物或被吞噬的细胞等。

外源性抗原进入细胞后,首先被 APC 摄入胞内形成内体,内体与溶酶体融合成内体溶酶体。在内体和溶酶体的酸性环境下,抗原被蛋白水解酶降解为 10～17 个氨基酸的多肽,并与内质网合成的 MHC-Ⅱ类分子结合成抗原肽-MHC-Ⅱ类分子复合物,表达于 APC 表面,并被提呈给 $CD4^+$ Th 细胞,供其识别。

$CD4^+$ Th 细胞通过 TCR 识别 APC 表面表达的抗原肽-MHC-Ⅱ类分子后启动活化。

(二)内源性抗原的提呈与识别

内源性抗原指在细胞内合成的抗原,如病毒感染细胞合成的病毒蛋白和肿瘤细胞合成的肿瘤抗原等。

内源性抗原在胞质内被蛋白酶降解为 8～10 个氨基酸的多肽,经转移至内质网中,与新合成的 MHC-Ⅰ类分子结合成抗原肽-MHC-Ⅰ类分子复合物,表达于靶细胞表面,然后被提呈给 $CD8^+$ CTL 细胞,供其识别。$CD8^+$ CTL 细胞通过识别靶细胞表面的抗原肽-MHC-Ⅰ类分子后,启动活化。

二、T 细胞活化、增殖、分化阶段

T 细胞活化需要有双信号刺激。第一信号来自 TCR 与抗原肽-MHC 分子复合物的结合;第二信号来自 APC 或靶细胞上的协同刺激分子与 T 细胞表面的相应受体的结合。如只有第一信号,缺乏第二信号,T 细胞不但不能活化、表现功能,而且会导致凋亡或被诱导成无功能状态。

介导细胞免疫应答的主要细胞为 $CD4^+$ Th 细胞和 $CD8^+$ CTL 细胞。$CD4^+$ Th 细胞通过 TCR 与 APC 表面的抗原肽-MHC-Ⅱ类分子结合,经 CD3 传递第一信号;APC 表面的协同刺激分子 B7 与 $CD4^+$ Th 细胞上的相应受体 CD28 结合,经 CD28 传递第二信号。在双信号的刺激下,$CD4^+$ Th 细胞活化并产生各种细胞因子,与此同时,APC 也可活化、释放 IL-1 等细胞因子。在活化 Th 和活化 APC 产生的细胞因子的作用下,$CD4^+$ Th 细胞进一步增殖、分化成效应 T 细胞:Th1 细胞和 Th2 细胞。Th1 细胞产生和分泌 IL-2、IFN-γ、TNF-β 等细胞因子介导细胞免疫应答的效应过程;而 Th2 细胞通过分泌 IL-4、IL-5、IL-6、IL-10 等增强抗体介导的体液免疫应答。

$CD8^+$ CTL 细胞的活化也需要双信号,即 TCR 与靶细胞上的抗原肽-MHC-Ⅰ类分子复合物的结合及 CD28 与靶细胞上 B7 的结合。$CD8^+$ CTL 细胞激活后,在 $CD4^+$ Th 细胞分泌的细胞因子作用下,可增殖、分化为效应 CTL 细胞。

三、效应阶段

参与效应阶段的细胞主要是效应 Th1 细胞和效应 CTL 细胞,二者作用各异。

(一)效应 Th1 细胞的作用

效应 Th1 细胞再次接受相同抗原刺激后,可释放 IL-2、IFN-γ、TNF-β、GM-CSF 等细胞因子,刺激骨髓产生新的巨噬细胞,并使局部组织血管内皮细胞黏附分子表达增加,吸引吞噬细胞黏附于其表面,进而导致以淋巴细胞和单核巨噬细胞浸润为主的组织炎症反应,又称迟发型超敏反应。

(二) 效应 CTL 细胞的作用

效应 CTL 细胞对靶细胞具有特异性杀伤作用。当效应 CTL 细胞识别抗原活化后,可排出胞质颗粒,释放穿孔素和颗粒酶。穿孔素的作用与补体的膜攻击复合物类似,在 Ca^{2+} 存在下,它能嵌入靶细胞膜中,聚合成跨膜通道,使大量离子和水分子进入细胞,造成细胞溶解。颗粒酶主要为丝氨酸蛋白酶,它单独不能发挥作用,只有当穿孔素在靶细胞形成孔道后,才能进入细胞,活化胞内核酸酶,裂解 DNA,导致靶细胞的程序性死亡,又称为细胞凋亡(apoptosis)。

此外,活化后的 CTL 还可表达或释放 FasL,与靶细胞上的受体 Fas 结合后,启动致死信号,活化丝氨酸蛋白酶,亦可导致靶细胞凋亡。

效应 CTL 细胞的杀伤作用特点是:①特异性杀伤作用;②具有 MHC 限制性;③可连续杀伤多个靶细胞。

第四节 免疫耐受

免疫耐受(immune tolerance)是指机体对抗原刺激表现的一种特异性不应答现象,属于负免疫应答的范畴。引起免疫耐受的抗原称为耐受原。耐受原可以来自异己抗原,也可以是自身抗原。针对自身抗原的免疫耐受称为自身耐受。

免疫耐受与免疫缺陷或药物引起的免疫抑制不同,其作用具有特异性,只对特定的抗原不应答,对其他抗原仍能进行正常应答,而后者则无抗原特异性,对各种抗原均呈不应答或应答减弱。

免疫耐受与免疫应答一样,是机体免疫功能的重要组成部分。对自身抗原的耐受在维持自身稳定,避免自身免疫疾病的发生中具有重要意义。

一、诱发免疫耐受的条件

诱发免疫耐受取决于抗原和抗体两方面的因素。

(一) 抗原方面

1. 抗原的物理性状　颗粒性抗原如细胞、细菌等多为免疫原,易诱导免疫应答;而小分子可溶性抗原如血清蛋白、脂多糖等多为耐受原,易诱导免疫耐受。

2. 抗原剂量　一般而言,抗原剂量适宜容易诱导免疫应答,剂量太低或太高均易引起免疫耐受。小剂量抗原引起的耐受称为低带耐受;大剂量抗原引起的耐受称为高带耐受。

3. 抗原免疫途径　根据不同途径注入抗原后诱发免疫耐受难易程度的差异,按易于引起耐受排序为:静脉注射>腹腔注射>皮下或肌内注射。此外,口服抗原,有时可诱导胃肠道局部黏膜出现免疫应答,而诱导全身免疫耐受,此种现象称为耐受分离(split tolerance)。

4. 抗原决定簇特点　用鸡卵溶菌酶(HEL)免疫小鼠可诱导免疫耐受。若去除 N 端 3 个氨基酸,可诱导抗体产生,这是因为 HEL N 端氨基酸构成的抗原决定簇能诱导免疫耐受,去除 3 个氨基酸后其决定簇结构发生改变所致。

(二)机体方面

1. 免疫状态 机体的免疫细胞发育程度与免疫耐受的建立密切相关。胚胎期或新生儿期由于免疫细胞未成熟,较易诱发耐受;成年期免疫细胞已发育成熟,不易建立免疫耐受。在医学实践中,常采用幼龄动物进行耐受试验。若诱导成年机体免疫耐受,则需要与其他免疫抑制措施如全身淋巴组织照射、应用免疫抑制药物等联合应用,才能取得满意的效果。

2. 种属和品系 动物的种属和品系对建立免疫耐受也有一定影响,如大鼠和小鼠,无论在胚胎期还是新生期均可诱导免疫耐受,但兔、有蹄类和灵长类只在胚胎期才能建立耐受。

二、产生免疫耐受的机制

免疫耐受可分为中枢耐受和外周耐受两种类型。中枢耐受是指 T、B 细胞在发育过程中接触自身抗原所形成的耐受,此种耐受持续终身。外周耐受是指 T、B 细胞已发育成熟或具有功能后对自身抗原和异己抗原产生的耐受。此种耐受往往由某些诱导因素引起,随着诱导因素的消失,耐受可逐步解除。两类耐受的形成机制不尽相同,分述如下。

(一)中枢耐受

在中枢免疫器官发育的 T 细胞和 B 细胞可与其微环境基质细胞接触,通过巨噬细胞、树突状细胞作用,针对基质细胞表面自身抗原的自身应答性淋巴细胞引发阴性选择,导致克隆消除。但中枢免疫器官基质细胞只表达体内各组织细胞的共同自身抗原,并不表达体内外周器官的组织特异性抗原,因此针对外周器官组织特异性抗原的自身应答性淋巴细胞克隆未被消除,他们是机体发生自身免疫病的物质基础。

(二)外周耐受

1. 克隆不应答 具体如下。

(1)绝大多数外周组织特异性抗原浓度太低,不足以活化相应的自身应答性 T、B 细胞。

(2)有些表达组织特异性抗原的细胞因不表达 B7 和 CD40,在无炎症情况下,APC 亦不能活化,故自身应答性淋巴细胞只能识别抗原产生的第一信号,不产生第二信号,从而使细胞内信号被中断,细胞不能充分活化,致克隆不应答状态。

(3)体内也有一些组织特异性自身抗原虽能活化自身应答性淋巴细胞,但正常情况下,其只与自身应答性淋巴细胞并存,不引起自身免疫病,称为免疫忽视。如免疫隔离部位表达的组织特异性抗原因无机会活化自身应答性 T 细胞克隆,使之处于免疫忽视状态。

2. 缺乏 Th 细胞的辅助作用 TD 抗原刺激 B 细胞产生抗体需 Th 细胞的辅助,若缺乏 Th 细胞的作用,B 细胞则不能活化。体内某些组织特异性抗原可被自身应答性 B 细胞识别,但自身应答性 Th 细胞不活化,因此,B 细胞处于免疫忽视状态。在感染时,Th 细胞经旁路途径,可辅助自身应答性 B 细胞产生抗体,致自身免疫病。

3. T_s 细胞(抑制性 T 细胞)的作用 动物实验证明,耐受动物体内存在 T_s 细胞。将耐受动物 T 细胞转输给同品系正常动物后,可使后者获得耐受性。一般认为,T_s 细胞是通过释放抑制性细胞因子,抑制 Th 细胞和 CTL 细胞功能,引发免疫耐受。

三、免疫耐受与临床

免疫耐受在临床上的意义是多方面的。维持正常生理免疫耐受可避免自身免疫病的发生,而对病原体或肿瘤细胞发生免疫耐受,又可导致感染迁徙及肿瘤的发生。临床上在防治某些疾病如过敏、自身免疫病及异体移植时,常常需建立或恢复免疫耐受,而对慢性感染和肿瘤患者则应采取打破免疫耐受的措施。

(一) 建立或恢复免疫耐受

建立免疫耐受可从抑制特异性免疫应答及拮抗免疫原两方面入手,目前常用的方法包括以下几种。

1. 口服免疫原　在小鼠实验性变态反应性脑脊髓膜炎和非肥胖性糖尿病模型中,通过口服碱性髓壳蛋白或胰岛素可缓解病情。

2. 静脉注射抗原　静脉注射非聚合抗原可诱导免疫耐受。在器官移植前,给受者输入表达同种异型抗原的供者血细胞,可延长移植器官的存活时间。

3. 移植骨髓及胸腺　对某些自身免疫病如系统性红斑狼疮(SLE)或同种异型器官移植前,移植同种异型骨髓或胚胎胸腺,建立或恢复免疫耐受,可缓解自身免疫病及延长移植物存活时间。

4. 减敏疗法　在 I 型超敏反应中,对已查明但又难以避免再接触的变应原如花粉、尘螨等,采取小剂量、间隔较长时间、反复多次皮下注射相应变应原的方法,诱导 IgG 型抗体的产生,抑制 IgE 的产生,以达到防治过敏的目的。

(二) 打破免疫耐受

目前采取的打破免疫耐受的主要措施有以下几种。

1. 免疫原及免疫应答分子的作用　一般肿瘤细胞表达的肿瘤特异性抗原及肿瘤相关抗原密度低。MHC 分子、B7、CD40 下调,不足以活化免疫细胞。应用由肿瘤特异性抗原及肿瘤相关抗原重组蛋白制备的肿瘤多肽疫苗及对肿瘤细胞转染 MHC、B7 或 CD40 基因,可诱导抗肿瘤免疫。

2. 合理使用细胞因子及其抗体　许多细胞因子有抗感染和抗肿瘤的作用。如 IFN-α 对病毒性肝炎、疱疹性角膜炎、带状疱疹、慢性宫颈炎有较好疗效;用 IFN-α 与 IL-2 治疗恶性肿瘤疗效确切。

3. 其他免疫增强剂的作用　转移因子、免疫核糖核酸、卡介苗、短小棒状杆菌、左旋咪唑等增强剂可通过不同方式增强机体的免疫功能,在临床上被广泛用于感染和肿瘤治疗。

考点直通车

下列关于免疫应答的叙述,错误的是

A. 需经抗原诱导产生

B. 分为体液和细胞免疫应答两种类型

C. 其结局对机体总是有益的

D. 主要在外周免疫器官中发生

E. 有多种细胞及分子参与

答案与解析：免疫应答是机体接受抗原刺激后,免疫活性细胞识别抗原,自身活化、增殖、分化并产生一系列免疫效应的过程。其发生主要是在外周免疫器官中,尤其是淋巴结中;有多种细胞及细胞因子参与;根据参与的主要细胞和效应不同分为体液免疫和细胞免疫两个类型;免疫应答的结局并不是总对机体有益,有时机体识别清除抗原的同时也会引发超敏反应,造成机体功能性甚至器质性损伤,故选C。

小 结

免疫应答是机体接受抗原刺激后,免疫细胞对抗原产生的一系列免疫反应的总称,即机体免疫系统识别和清除抗原性异物的反应。免疫应答按照应答方式不同,分为固有免疫和适应性免疫。固有免疫又称为天然防御功能或非特异性免疫,适应性免疫又称为获得性免疫或特异性免疫。

按照参与的免疫活性细胞及效应不同,可分为B细胞介导的体液免疫应答和T细胞介导的细胞免疫应答。按照免疫应答发生时与抗原接触的次数,分为初次应答和再次应答。按照发生免疫反应的结果,分为正免疫应答和负免疫应答(免疫耐受)。按照免疫反应对机体是否造成损伤,分为正常免疫应答和异常免疫应答(如超敏反应及自身免疫性疾病)。

综合测试

一、选择题(A型题)

1. 机体受外源性抗原刺激后,发生免疫应答的部位主要是
   A. 胸腺　　　B. 淋巴结　　　C. 外周血　　　D. 脾脏　　　E. 骨髓
2. 机体最容易建立免疫耐受的时期是
   A. 胚胎期　　B. 幼儿期　　　C. 青春期　　　D. 中年期　　E. 老年期
3. 作为辅助传染病的早期诊断或宫内感染诊断的抗体类型是
   A. IgA　　　　B. IgD　　　　C. IgE　　　　D. IgM　　　　E. IgG
4. 通过释放穿孔素杀伤靶细胞的免疫细胞是
   A. B细胞　　B. 单核细胞　　C. CTL　　　　D. Th细胞　　E. 肥大细胞

二、简答题

1. 免疫应答的特点有哪些?
2. 简述初次应答和再次应答的特点。

三、思考题

为什么在接种疫苗时,要对机体进行多次接种?

(王 茹)

第十九章　超敏反应

> **学习目标**
> (1) 了解Ⅱ型超敏反应、Ⅲ型超敏反应、Ⅳ型超敏反应的发生机制。
> (2) 熟悉Ⅰ型超敏反应的发生机制和防治原则。
> (3) 掌握Ⅰ型超敏反应、Ⅱ型超敏反应、Ⅲ型超敏反应和Ⅳ型超敏反应所致的常见疾病。

在免疫应答过程中造成机体病理性损害(包括生理功能紊乱或组织细胞损伤)的现象,称为超敏反应(hypersensitivity),又称变态反应(allergic reaction),临床上通常称为过敏反应(anaphylaxis)。引起超敏反应的抗原称为变应原(allergen)或过敏原。根据超敏反应发生机制和临床特点的不同,将其分为四型,即Ⅰ型超敏反应、Ⅱ型超敏反应、Ⅲ型超敏反应、Ⅳ型超敏反应。

第一节　Ⅰ型超敏反应

Ⅰ型超敏反应(type Ⅰ hypersensitivity)因其发生迅速,故又称为速发型超敏反应。临床主要表现是以毛细血管扩张、通透性增加、平滑肌收缩、腺体分泌增加、局部嗜酸性粒细胞浸润为主的炎症反应。

一、参与Ⅰ型超敏反应的主要成分

(一)变应原

(1) 吸入性变应原:如花粉、尘螨、真菌菌丝及孢子、动物皮毛等。
(2) 食物性变应原:如奶、蛋、鱼虾、蟹贝等食物蛋白或多肽类物质。
(3) 接触性过敏原:如某些药物(青霉素、磺胺药、普鲁卡因等)、昆虫毒液和化学物质等。
(4) 某些酶类物质:如尘螨中的半胱氨酸蛋白、细菌的某些酶类物质等。

(二)IgE 及其受体

(1) 变应原:刺激机体产生特异性 IgE 是引起Ⅰ型超敏反应的主要因素,并存在着明显的个体差异,某些个体易对变应原刺激产生 IgE。
(2) IgE 受体:现已证明有两种能与 IgE Fc 特异性结合的受体,即 FcεRⅠ和 FcεRⅡ。FcεRⅠ为高亲和性受体,FcεRⅡ为低亲和性受体。前者对 IgE 的亲和力比后者高 1000 倍。FcεRⅠ在肥大细胞和嗜碱性粒细胞高表达,在嗜酸性粒细胞、朗格汉斯细胞、单核细胞、血小板上低表达。FcεRⅡ即CD23分子,分布比较广泛,可表达于B细胞、活化T细胞、单核-巨噬细胞、树突状细胞、血小板等。变应原-IgE复合物可通过Fc段与这些细胞表面的FcεRⅡ结合,调节免疫应答的强度。

（3）参与Ⅰ型超敏反应的主要细胞包括以下两种。①肥大细胞和嗜碱性粒细胞:肥大细胞和嗜碱性粒细胞在形态学上极为相似,均来源于骨髓髓样干细胞。两类细胞表面均表达高亲和力的FcεRⅠ,胞质中含有嗜碱性颗粒,储存肝素、白三烯、组胺和嗜酸性粒细胞趋化因子等生物活性介质。②嗜酸性粒细胞:来源于骨髓髓样干细胞,血液循环中仅有少量存在。在嗜酸性粒细胞趋化因子作用下,被吸引到超敏反应的发生部位,并在IL-5等作用下活化。活化后胞质内嗜酸性颗粒脱出,释放一系列生物活性介质,如组胺酶和芳基硫酸脂酶等,可灭活肥大细胞和嗜碱性粒细胞释放的组胺和白三烯,对Ⅰ型超敏反应起到一定的负反馈调节作用;具有毒性作用的颗粒蛋白和酶,如嗜酸性粒细胞阳离子蛋白、碱性蛋白、神经毒素、过氧化物酶、胶原酶等,可杀伤寄生虫和病原微生物,也可引起组织细胞损伤。

二、Ⅰ型超敏反应的发生机制

变应原刺激机体产生IgE,IgE与肥大细胞或嗜碱性粒细胞表面FcεRⅠ结合,使机体处于致敏状态。致敏机体再次接触相同变应原时,变应原与肥大细胞或嗜碱性粒细胞表面IgE结合,引起细胞释放和新合成生物活性介质,引起以毛细血管扩张、通透性增加、平滑肌收缩和腺体分泌增加为主的生理功能紊乱。整个过程可分为两个阶段,即致敏阶段、激发和效应阶段(图19-1)。

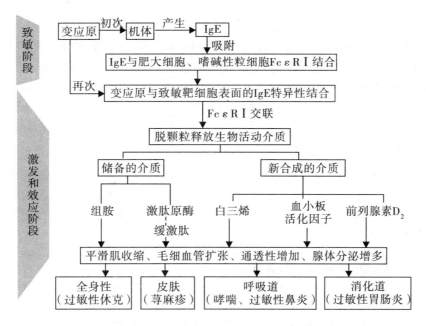

图19-1　Ⅰ型超敏反应的发生机制

(一)致敏阶段

过敏原刺激机体产生 IgE，IgE 通过 Fc 段与肥大细胞或嗜碱性粒细胞表面 FcεR I 结合，而使机体处于对该过敏原的致敏状态。表面结合有 IgE 的肥大细胞和嗜碱性粒细胞，称为致敏肥大细胞和致敏嗜碱性粒细胞。此致敏状态可维持数月或更长时间，若长期不接触相应过敏原，致敏状态会逐渐消失。

(二)激发和效应阶段

致敏机体再次接触相同过敏原时，过敏原与致敏肥大细胞或致敏嗜碱性粒细胞表面 2 个或 2 个以上相邻的 IgE 结合，引起 FcεR I 交联，引起细胞生物活性介质释放。

肥大细胞和嗜碱性粒细胞活化后释放的生物活性介质包括两类，即预先形成储存于嗜碱性颗粒内的介质和细胞活化后新合成的介质。

1. 预先形成储存于嗜碱性颗粒内的介质　①组胺：通过与组胺受体结合发挥作用，可引起毛细血管扩张和通透性增大、外分泌腺分泌增多、平滑肌收缩等。其作用短暂，很快被血浆中或嗜酸性粒细胞释放的组胺酶灭活。②激肽原酶：可将血浆中激肽原变成具有生物活性的激肽和缓激肽，其中缓激肽能刺激平滑肌(主要是支气管平滑肌)缓慢收缩，引起支气管痉挛；使毛细血管扩张、通透性增大；吸引嗜酸性粒细胞、中性粒细胞等向局部趋化。还可引起疼痛，是参与晚期反应的重要介质。③嗜酸性粒细胞趋化因子：为低分子量多肽，当超敏反应发生时，能迅速将嗜酸性粒细胞趋化至病变部位。

2. 新合成的介质　新合成的介质主要是细胞膜磷脂代谢产物。①前列腺素 D_2 (PGD_2)：是花生四烯酸经环氧合酶途径形成的介质，其主要作用是刺激支气管平滑肌收缩，使血管扩张和通透性增加。②白三烯(LT)：是花生四烯酸经脂合酶途径形成的介质，主要引起晚期反应。其主要作用是使支气管平滑肌强烈而持久地收缩，其强度比组胺强 100～1000 倍，且效应持续时间长。③血小板活化因子(PAF)：主要参与晚期反应，可凝聚和活化血小板使之释放活性胺类(组胺、5-羟色胺等)，增强和扩大 I 型超敏反应。

各种生物活性介质作用于效应组织和靶器官，引起局部或全身性的过敏反应，造成以生理功能紊乱为主的病理改变。其效应为：①平滑肌痉挛，主要是气管、支气管、胃肠道平滑肌痉挛；②小血管扩张，毛细血管通透性增加，血浆外渗，引起局部水肿及以嗜酸性粒细胞浸润为主的炎症；③黏膜腺体分泌增加。

I 型超敏反应发生的主要特征是：①发生迅速、消失快(可在接受抗原刺激后数秒至数分钟内发生，多在数分钟至数小时内消失)；②既可发生在局部，也可发生于全身；③主要由 IgE 介导，没有补体参与，一般只引起生理功能改变，通常不损伤组织细胞；④具有明显个体差异和遗传倾向。

三、I 型超敏反应常见疾病

(一)过敏性休克

过敏性休克为全身过敏性反应，主要症状是血压下降、循环衰竭，若未能及时救治，病情会迅速恶化，从虚脱、意识丧失到最后死亡，全程只需 16 分钟至 2 小时或更短。除此之外，还有喉头水肿及肝、脾血窦内嗜酸性粒细胞增高等病变。

药物过敏性休克以青霉素过敏最为常见。此外，头孢菌素、链霉素、普鲁卡因、免疫血清(如破伤风抗毒素、白喉抗毒素)等也可引起。青霉素为半抗原,无免疫原性,但其降解产物(青霉噻唑醛酸或青霉烯酸)与体内组织蛋白结合后获得免疫原性,成为完全抗原,可刺激机体产生特异性IgE,使肥大细胞和嗜碱性粒细胞致敏。当机体再次接触青霉素时,可导致过敏性休克的发生。因此,在使用青霉素制剂时应新鲜配制,放置2小时后不宜使用。临床发现少数人在初次注射青霉素时也可发生过敏性休克,这可能是因其曾经通过各种方式接触过青霉素药物,如使用被青霉素污染的注射器等医疗器械或吸入空气中青霉菌孢子等,从而使机体处于致敏状态。因此,为防止药物的过敏性休克,应首先询问过敏史,且在注射前必须做皮试。

(二)呼吸道过敏反应

临床常见的呼吸道过敏反应是过敏性鼻炎和过敏性哮喘,常因吸入花粉、真菌、尘螨和动物毛屑等过敏原引起,常呈季节性发作和暴发性发作。过敏性鼻炎是由于吸入过敏原,阻留于鼻腔,由鼻黏膜中的肥大细胞释放过敏介质引起;过敏性哮喘也常因吸入过敏原后发作,临床有早期和晚期反应两种类型,前者发生快,消失也快;后者发生慢,持续时间长,同时局部出现以嗜酸性粒细胞和中性粒细胞浸润为主的炎症反应。

(三)胃肠道过敏反应

胃肠道过敏反应多因食入过敏原引起。食物性过敏原绝大多数是一些可抵抗消化酶作用的多肽、蛋白质或食品防腐剂类药品等。如进食鱼、虾、蟹、蛋、奶等食物后可发生过敏性胃肠炎,患者出现恶心、呕吐、腹痛和腹泻等症状,严重者也可发生过敏性休克。其原因可能与胃肠道黏膜表面SIgA含量明显减少和蛋白水解酶缺乏有关。许多食物过敏患者可伴有针对相应过敏原的皮肤过敏反应。

(四)皮肤过敏反应

皮肤过敏反应主要包括特应性皮炎(湿疹)、荨麻疹和血管神经性水肿。湿疹是以渗出为主的早期皮损,好发于颈、腕等部位,出现红斑、丘疹、水疱,伴有奇痒,并常出现风团;荨麻疹以皮肤发红或发白、瘙痒、水肿为特征;血管神经性水肿除上述症状外,还有更为广泛的皮下和黏膜下水肿。这些皮肤过敏反应可由药物、食物、肠道寄生虫等引起,也可由冷、热、光照等物理刺激引起。

四、I型超敏反应的防治原则

(一)寻找过敏原,避免接触

预防I型超敏反应最有效的方法是通过询问过敏史和皮肤试验查明过敏原,避免与之再次接触。皮肤试验是将容易引起过敏反应的可疑过敏原按合适比例稀释后,取0.1ml于前臂内侧皮内注射,15~20分钟后观察结果。若皮肤出现直径大于1cm的红晕,为阳性结果。对于皮试阳性者应避免再接触,若经皮试阳性又必须使用的药物可行脱敏疗法。

(二)脱敏治疗

1. 异种免疫血清脱敏疗法　如破伤风抗毒素皮试阳性但又必须使用时,可采用小剂量、短间隔(20~30分钟)多次注射的方法进行脱敏,然后将剩余破伤风抗毒素一次性注射,可避免过敏反应的发生。其机制可能是短间隔、小剂量多次注射过敏原,可使体内致敏细胞分期、分批释放少量的生物活性介质,不足以引起明显临床反应,并逐渐耗竭活性介质,达到暂时解除致敏状态。再注射大量过敏原,此时多不会发生明显过敏反应。但此种脱敏是暂时性的,经一定时间后机体又可重新致敏。

2. 特异性过敏原脱敏疗法　有些患者对花粉、尘螨等过敏,虽已查明过敏原而难以避免接触,可将过敏原长间隔(一周)、小剂量、反复多次皮下注射进行脱敏治疗。其原理可能是:改变过敏原进入机体的途径,促进产生特异性 IgG,与 IgE 竞争性与过敏原结合,阻断或减少肥大细胞和嗜碱性粒细胞脱颗粒,从而抑制过敏反应的发生。

(三) 药物防治

某些药物能选择性地阻断或干扰过敏反应发生过程中的某个环节,从而阻止或减轻超敏反应的发生。

1. 抑制活性介质合成与释放的药物　①阿司匹林可抑制环氧合酶,阻断前列腺素等介质生成。②色甘酸二钠可稳定细胞膜,阻止致敏细胞脱颗粒。③肾上腺素、异丙肾上腺素和前列腺素 E 可通过激活腺苷酸环化酶促进 cAMP 合成;甲基黄嘌呤和氨茶碱可通过抑制磷酸二酯酶阻止 cAMP 分解,细胞内 cAMP 浓度增高可抑制致敏细胞脱颗粒。

2. 生物活性介质拮抗药　组胺拮抗剂(如苯海拉明、扑尔敏、异丙嗪等)可与组胺竞争效应器官细胞膜上的组胺受体(H_1),阻止组胺发挥作用;阿司匹林拮抗缓激肽作用;赛庚啶为组胺 H_1 受体和 5-羟色胺受体拮抗药;多根皮苷酊磷酸盐则对白三烯有拮抗作用。

3. 改善效应器官反应性的药物　肾上腺素可使外周毛细血管收缩,使血压升高,为抢救过敏性休克时的首选药。葡萄糖酸钙、氯化钙、维生素 C 等可降低毛细血管通透性,减轻皮肤与黏膜的炎症反应。

第二节　II 型超敏反应

II 型超敏反应(type II hypersensitivity)是指细胞膜表面抗原(包括细胞表面固有抗原或细胞表面结合抗原)与相应抗体(IgG 或 IgM)结合后,在补体、吞噬细胞和 NK 细胞参与下,导致的靶细胞溶解或组织损伤,故又称为细胞溶解型或细胞毒型超敏反应。

一、诱发 II 型超敏反应的抗原特点

参与反应的抗原为细胞表面抗原,包括细胞表面固有抗原、细胞表面结合抗原和异嗜性抗原等。

1. 细胞膜表面固有抗原　此种抗原有 ABO 血型抗原、Rh 血型抗原和 HLA 抗原、感染或理化因素致变的自身抗原等。

2. 细胞膜表面结合抗原　正常组织细胞表面吸附的药物抗原或抗原抗体复合物等。

3. 异嗜性抗原　如链球菌胞壁的 M 蛋白为肾小球基底膜、心脏瓣膜、关节组织的交叉抗原等。

二、Ⅱ型超敏反应的发生机制

靶细胞与相应抗体(IgG 和 IgM)结合,通过激活补体、调理吞噬及 ADCC 效应杀伤靶细胞。机体内靶细胞与相应抗体结合后,通过以下方式损伤靶细胞(图 19 - 2)。

1. 激活补体　抗体与靶细胞特异性结合后,通过经典途径活化补体,直接溶解靶细胞;通过补体裂解产物 C3b、C4b、iC3b 介导的免疫调理和黏附作用,促进吞噬细胞杀伤靶细胞。

2. 调理吞噬　抗体与靶细胞特异性结合后,其 Fc 段与效应细胞(巨噬细胞、中性粒细胞)表面存在的 Fc 受体结合,通过调理吞噬作用,破坏靶细胞。

3. ADCC 效应　抗体与靶细胞特异性结合后,其 Fc 段与效应细胞(NK 细胞、巨噬细胞、中性粒细胞)表面存在的 Fc 受体结合,发生 ADCC 效应。

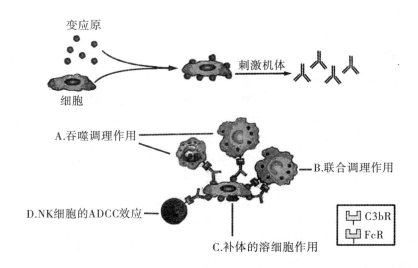

图 19 - 2　Ⅱ型超敏反应造成细胞损伤的各种方式

三、Ⅱ型超敏反应常见疾病

Ⅱ型超敏反应常见疾病有输血反应、新生儿溶血症、药物过敏性血细胞减少症及抗受体类疾病等。

(一) ABO 血型系统的异型输血

输血反应可发生于任何一次的异型输血。在自然界人类肠道菌群中富含 A、B 抗原,因此在外界 A、B 抗原作用下,使不含该抗原的机体产生抗 - A 或抗 - B 抗体,即 A 型血的血清中含抗 - B 抗体;B 型血的血清中含抗 - A 抗体;O 型血的血清中含抗 - A 和抗 - B 抗体;AB 型血的血清中不含抗 - A 和抗 - B 抗体。因此,在 ABO 异型输血导致的输血反应中,同时存在着受者血清抗体引起的溶供者红细胞作用和供者血清抗体溶受者红细胞作用。

(二) Rh 血型系统的异型输血

输血反应仅发生于 Rh⁻ 血型,接受 Rh⁺ 血液的再次输血。由于 Rh⁻ 者血清中不存在抗 - Rh 血型抗体,只有接受 Rh 抗原刺激后才产生抗 - Rh 抗体。

(三) 新生儿溶血症

新生儿溶血症主要发生于母子血型不合的胎儿或新生儿。多发生在 Rh⁻ 母亲的再次妊娠,也可发生于少数 O 型血母亲的任何胎次妊娠。

1. 母子 Rh 血型不合的胎儿/新生儿溶血症　多发生于 Rh⁻ 母亲的再次妊娠。由于 Rh⁻ 母亲在未接受 Rh 抗原刺激之前,不会产生抗 - Rh 抗体,在初次孕有 Rh⁺ 胎儿过程中,胎儿的 Rh 抗原一般不能进入母体,不会使母体产生抗 - Rh 抗体,因此,通常初次妊娠不会引起胎儿/新生儿溶血症。但在分娩时因胎盘剥离等原因,可使胎儿血液返流进母体,胎儿红细胞可在母体内停留较长时间,细胞上 Rh 抗原刺激母体产生抗 - Rh 抗体(属于 IgG 型抗体)。当母亲再次妊娠而且胎儿为 Rh⁺ 血型时,母体内的抗 - Rh 抗体可通过胎盘进入胎儿体内,导致胎儿/新生儿溶血症,甚至还可导致胎儿严重溶血而流产。为了预防再次妊娠时发生胎儿/新生儿溶血症,可在产妇初次分娩后 72 小时内注射抗 - Rh 抗体,能封闭进入母体内的 Rh⁺ 红细胞的 Rh 抗原和清除 Rh⁺ 红细胞,避免经再次刺激产生抗 - Rh 抗体。如果母子 Rh 血型不合,同时伴有母子 ABO 血型不合,胎儿异型红细胞在分娩时进入母体后,胎儿红细胞会被母体抗 ABO 抗体及时清除,Rh 抗原不能再次刺激母体产生抗 - Rh 抗体,则在再次妊娠时也不发生胎儿/新生儿溶血症。

2. 母子 ABO 血型不合　多发生于 O 型血母亲孕有 A/B 型血的胎儿。少数 O 型血母亲可存在抗 - A、抗 - B 的 IgG 类抗体。当 O 型血母亲孕 A/B 型血胎儿时,母体抗 - A、抗 - B 的 IgG 类抗体通过胎盘进入胎儿体内,引起胎儿溶血症。由于除红细胞外的其他组织中也存在 A、B 型抗原物质,抗体与红细胞外的血型抗原结合,减少了对胎儿红细胞的影响,故一般胎儿溶血症状较轻。但目前该型胎儿溶血症的预防,尚无有效办法。

(四) 免疫性血细胞减少症

1. 药物过敏性血细胞减少症　药物性半抗原(如青霉素、磺胺、安替比林、奎尼丁和非那西汀等)进入血液,与血细胞膜成分结合成为完全抗原,刺激机体产生抗药物抗体。该抗体与结合于细胞膜表面的药物结合,或与药物结合形成抗原 - 抗体复合物后,再通过抗体的 Fc 段与含有 FcγR 的血细胞结合,使血细胞溶解。可产生药物性溶血性贫血、粒细胞减少症和血小板减少性紫癜等。

2. 自身免疫性溶血性贫血　甲基多巴、吲哚美辛等药物或某些病毒(流感病毒、EB 病毒等)感染,引起红细胞膜抗原性改变,刺激产生自身抗体溶解红细胞,导致贫血。

(五) 抗基底膜型肾小球肾炎和风湿性心肌炎

A 族溶血型链球菌的 M 蛋白与人类肾小球基底膜存在异嗜性抗原,其感染后产生的抗 - M 蛋白抗体,可与肾小球基底膜结合,导致肾小球病变。某些 A 族溶血性链球菌的蛋白抗原与人类心肌细胞存在异嗜性抗原,其感染后产生的抗体可与心肌细胞发生交叉反应,导致风湿性心肌炎。

(六) 肺出血 - 肾炎综合征(goodpasture syndrome)

肺泡基底膜与肾小球基底膜之间存在共同抗原。此病的可能机制是病毒(如 A2 型流感病毒)感染或吸入某些有机溶剂造成肺组织损伤,导致肺泡基底膜抗原性改变,产生针对肺基底膜抗原的自身 IgG 类抗体,该抗体同时与肺泡基底膜和肾小球基底膜结合,引起肺出血-肾炎综合征。

(七)抗受体类疾病

由于某种原因,机体产生抗自身受体抗体,抗体与受体结合而引起抗受体类疾病。根据抗体与受体结合的部位不同,可分为类配体样作用或配体拮抗作用。这类疾病属于特殊的Ⅱ型超敏反应,但最终也会通过典型的Ⅱ型超敏反应引起靶细胞的损伤。

1. 类配体样作用　抗受体内影像(受体与配体结合部位)抗体与受体结合后,出现类配体样刺激作用。如 Graves 病,该病患者产生了抗甲状腺刺激素(TSH)受体的自身抗体(IgG 型)与甲状腺细胞表面 TSH 受体结合,刺激甲状腺细胞合成和分泌甲状腺素,引起甲状腺功能亢进。

2. 配体拮抗作用　抗受体抗体与受体结合后能阻断配体与受体的结合,产生配体拮抗作用。如重症肌无力患者产生抗乙酰胆碱受体的自身抗体,该抗体与乙酰胆碱受体结合后,阻断了乙酰胆碱与受体的结合,导致神经肌肉传导障碍;胰岛素抗性糖尿病患者产生了抗胰岛素受体抗体,抗体与受体结合后,阻断了胰岛素与受体的结合,使胰岛素失去相应作用,引起血糖升高。

第三节　Ⅲ型超敏反应

Ⅲ型超敏反应(type Ⅲ hypersensitivity)是由中等大小的免疫复合物(immune complex,IC)沉积于毛细血管基底膜(或局部组织),通过激活补体,并在中性粒细胞、血小板和嗜碱性粒细胞参与下,引起以局部充血水肿、组织坏死和中性粒细胞浸润为主的血管周围炎症或局部组织损伤性炎症,故又称为免疫复合物型超敏反应或血管周围炎型超敏反应。

一、诱发Ⅲ型超敏反应的抗原特点

诱发Ⅲ型超敏反应的抗原特点主要为可溶性抗原。可溶性免疫复合物(抗原抗体复合物)沉积于血管壁基底膜或组织,是导致Ⅲ型超敏反应的动因。

二、Ⅲ型超敏反应的发生机制

Ⅲ型超敏反应是免疫复合物沉积于血管基底膜或局部组织引起的以中性粒细胞浸润为主的血管周围炎症和局部组织炎症,其发生机制具体如下。

(一)免疫复合物的形成与沉积

可溶性抗原刺激机体产生 IgG、IgM 或 IgA 类抗体,两者结合形成免疫复合物。通常情况下,免疫复合物的形成有利于吞噬细胞对抗原性异物的吞噬清除。但在某些情况下,如血液循环中抗原稍多于抗体(二者相对比例)时,形成中等大小的免疫复合物,可透过血管壁内皮层,沉积于血管基底膜。另外,促进免疫复合物沉积的因素也与血流动力学有关。①血管通透性增加:免疫复合物可激活补体,产生过敏毒素(C3a、C5a),使肥大细胞、嗜碱性粒细胞和血小板释放血管活性介质,引起血管扩张,使内皮细胞间隙增大,促进免疫复合物沉积。②血管内高压或形成涡流：肾小球和关节滑膜等处的毛细血管内压较高（约为其他部位毛细血管内压的4倍），并且血流缓慢；动脉交叉口、脉络丛和眼睫状体等处易产生涡流。血管内高压和形成涡流均有助于免疫复合物的沉积。如果免疫复合物沉积于局部组织，也可引起局部组织的Ⅲ型超敏反应。

（二）免疫复合物沉积引起的组织损伤

免疫复合物沉积于血管基底膜或局部组织，通过经典途径激活补体系统和直接激活血小板引起局部组织损伤。①由补体介导的免疫复合物周围组织细胞损伤；②补体激活过程中产生的过敏毒素（C3a和C5a）和C3b，使肥大细胞、嗜碱性粒细胞和血小板释放血管活性介质，引起血管扩张，血管通透性增大，导致局部组织水肿；③C3a和C5a趋化中性粒细胞至免疫复合物沉积部位，中性粒细胞在吞噬免疫复合物的同时，释放溶酶体酶，引起局部组织损伤；④抗原抗体复合物通过IgG的Fc段与血小板表面FcγR结合，使血小板活化，激活凝血系统，在局部形成微小血栓，使局部组织缺血坏死。总之，在免疫复合物沉积的局部引起局部水肿、组织缺血、出血、坏死，并以中性粒细胞浸润为主的炎性反应灶为Ⅲ型超敏反应的主要病变特征。

三、Ⅲ型超敏反应的常见疾病

Ⅲ型超敏反应的常见疾病有类Arthus反应、血清病、免疫复合物型肾小球肾炎及类风湿关节炎等。

（一）局部免疫复合物病

局部免疫复合物病属于局部组织免疫复合物沉积引起的局部Ⅲ型超敏反应。

1. Arthus反应　Arthus反应是指1903年由Arthus发现的一种实验性局部Ⅲ型超敏反应。他给家兔多次皮下注射马血清，几周后，再次注射马血清时，在注射局部出现剧烈炎症反应（红肿、出血和坏死等）。

2. 类Arthus反应　类Arthus反应是人类局部免疫复合物病。如胰岛素依赖型糖尿病患者局部反复注射胰岛素后，体内可产生相应抗体，若再次注射胰岛素时，可在注射局部出现红肿、出血和坏死等局部炎症反应。长期或大量吸入植物性或动物性蛋白质及真菌孢子，可引起变态反应性肺炎或间质性肺炎，也属于类Arthus反应。

（二）全身性免疫复合物病

全身性免疫复合物病是指循环免疫复合物沉积于血管基底膜而引起的Ⅲ型超敏反应。

1. 血清病　初次大量注射抗毒素（马血清）后1~2周发生。主要症状是发热、皮疹、淋巴结肿大、关节肿痛和一过性蛋白尿等。这是由于患者大量注射抗毒素，在体内产生了相应抗体后，抗毒素尚未完全清除时，形成免疫复合物沉积于血管基底膜所致。血清病具有自限性，停止注射抗毒素后，症状可自行消退。此外，大剂量青霉素、磺胺等药物也可引起血清病样反应。

2. 免疫复合物型肾小球肾炎　一般发生于A族溶血性链球菌感染后2~3周。其原因是链球菌在体内繁殖，并分泌大量蛋白性物质，刺激机体产生相应抗体，抗体与相应抗原结合形成循环免疫复合物，沉积在肾小球基底膜所致。此病也可发生于其他病原微生物如葡萄球菌、肺炎双球菌、乙型肝炎病毒或疟原虫等感染后。

3. 类风湿关节炎(rheumatoid arthritis,RA)　RA 可能与病毒或支原体的持续感染有关,但病因尚未完全查明。目前认为,在病毒或支原体持续感染的情况下,机体产生变性 IgG,自身变性 IgG 刺激机体产生相应抗体(主要为 IgM 型抗体),即类风湿因子(rheumatoid factor,RF)。类风湿因子与自身变性 IgG 结合形成免疫复合物,沉积于小关节滑膜处,引起类风湿关节炎。

4. 系统性红斑狼疮(systemic lupus erythematosus,SLE)　患者体内出现多种抗自身成分抗体,如抗核抗体(核酸和核蛋白抗体),自身抗体与自身成分结合形成免疫复合物,沉积在全身多处血管基底膜,导致组织损伤,表现为全身多器官病变。

第四节　Ⅳ型超敏反应

Ⅳ型超敏反应(type Ⅳ hypersensitivity)是抗原诱导细胞免疫应答对机体造成的病理性损伤。该反应发生迟缓,一般在接触抗原 24~48 小时出现,48~72 小时达高峰,故又称为迟发型超敏反应(delayed type hypersensitivity,DTH)。临床表现为以单个核细胞(巨噬细胞、淋巴细胞)浸润和组织细胞变性、坏死为主要特征的炎症反应。

一、诱发Ⅳ型超敏反应的抗原特点

诱发Ⅳ型超敏反应的抗原特点主要为胞内寄生病原体、自身细胞表面修饰抗原或细胞表面结合抗原。引起Ⅳ型超敏反应的抗原主要是能激活机体细胞免疫应答的抗原成分,主要有胞内寄生病原体(如结核杆菌、麻风杆菌、病毒、某些寄生虫和真菌等)、某些化学物质(油漆、染料、塑料、农药、化妆品或磺胺药等)、引起细胞表面抗原改变或构成细胞表面的结合抗原、肿瘤抗原等;另外,超抗原也可激发 T 细胞多克隆活化,引起Ⅳ型超敏反应。

二、Ⅳ型超敏反应的发生机制

Ⅳ型超敏反应产生机制即为细胞免疫应答的发生机制。抗原诱导的细胞免疫应答在清除抗原的同时,一般都引起自身细胞的损伤,亦即发生Ⅳ型超敏反应。例如,在清除胞内寄生微生物感染时,首先通过 CTL 细胞杀伤被感染细胞。因此,细胞免疫应答的发生机制即为Ⅳ型超敏反应的产生机制。

三、Ⅳ型超敏反应的常见疾病

(一)感染性迟发型超敏反应

胞内寄生病原体(胞内寄生菌、病毒、某些寄生虫、真菌等)感染细胞,引起被感染细胞的包膜抗原性改变或表达病原体抗原,激发机体的细胞免疫应答。致敏 T 细胞与被感染细胞表面的相应抗原结合,杀伤被感染细胞,引起组织细胞损伤,如肺结核。结核菌素试验也属于Ⅳ型超敏反应。

(二)接触性迟发型超敏反应

接触性迟发型超敏反应主要为接触性皮炎,通常由于接触油漆、染料、农药、化妆品和某些药物等小分子半抗原物质引起。小分子的半抗原与皮肤角质蛋白、胶原蛋白或细胞其他成分结合成为完全抗原,刺激机体产生致敏淋巴细胞,当机体再次接触相应抗原时,即诱发 DTH,导致局部皮肤红肿、皮疹、水疱,严重者可出现剥脱性皮炎。

(三)移植排斥反应

机体在进行异体器官移植时发生的移植排斥反应属于Ⅳ型超敏反应。经过配型,HLA 相似程度越大,则移植成活率越高,反之,越容易发生移植排斥反应。

机体对抗原产生的免疫应答并不是独立的,只是以某一型超敏反应为主,各型超敏反应的特点比较如表 19-1 所示。

表 19-1　各型超敏反应的比较

	Ⅰ型超敏反应	Ⅱ型超敏反应	Ⅲ型超敏反应	Ⅳ型超敏反应
抗体	IgE	IgG、IgM	IgG、IgM	无
补体	无	有	有	无
细胞	肥大、嗜碱(嗜酸)	单核细胞	中性粒、肥大、嗜碱、血小板	Th1、CTL、单核
代表疾病	过敏性休克(药物、血清);皮肤过敏反应(荨麻疹、湿疹、血管神经性水肿);呼吸道过敏反应、消化道过敏反应	输血反应、新生儿溶血症、自身免疫性溶贫、药物过敏性血细胞减少症	Arthus 反应、血清病、免疫复合物型肾炎、系统性红斑狼疮、类风湿关节炎	接触性皮炎

考点直通车

不属于Ⅰ型超敏反应特点的是

A. 主要由 IgE 介导

B. 通常引起功能紊乱,但不造成组织细胞损伤

C. 具有明显的个体差异和遗传背景

D. 反应发生迟缓,反应高峰在再次接触抗原后的 48～72 小时

E. 具有遗传倾向

答案与解析:Ⅰ型超敏反应的特点为反应快,通常在接触抗原后数分钟甚至数十秒钟之内即可发生,所以又称为速发型超敏反应;有明显个体差异和遗传倾向;由抗体 IgE 介导;反应结果不造成组织细胞损伤,只引起机体功能紊乱,故选 D。

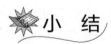

小　结

机体免疫应答过程中对机体造成病理性损害(包括生理功能紊乱或组织细胞损害)的现象称为超敏反应,临床上通常称为过敏反应。把引起超敏反应的抗原称为变应原或过敏原。根据超敏反应的发生机制和临床特点,将其分为四型,即Ⅰ型超敏反应、Ⅱ型超

敏反应、Ⅲ型超敏反应、Ⅳ型超敏反应。

Ⅰ型超敏反应因其发生迅速,故又称为速发型超敏反应。临床主要表现是以毛细血管扩张、通透性增加、平滑肌收缩,腺体分泌增加,局部嗜酸性粒细胞浸润为主的炎症反应。Ⅰ型超敏反应常见疾病:过敏性休克、支气管哮喘、过敏性鼻炎、过敏性肠炎、荨麻疹等。Ⅰ型超敏反应的防治原则:寻找变应原、避免接触。

Ⅱ型超敏反应是指细胞膜表面抗原与相应抗体(IgG 或 IgM)结合后,在补体、吞噬细胞和 NK 细胞参与下,导致的靶细胞溶解或组织损伤,故又称为细胞溶解型或细胞毒型超敏反应。Ⅱ型超敏反应常见疾病:输血反应、胎儿/新生儿溶血症、药物过敏性血细胞减少症、抗受体病等。

Ⅲ型超敏反应是由中等大小免疫复合物沉积于毛细血管基底膜(或局部组织),通过激活补体,并在中性粒细胞、血小板和嗜碱性粒细胞参与下,引起以局部充血水肿、组织坏死和中性粒细胞浸润为主要特征的血管壁炎症或局部组织损伤性炎症,故又称为免疫复合物型超敏反应或血管周围炎型超敏反应。Ⅲ型超敏反应的常见疾病:类 Arthus 反应、血清病、免疫复合物型肾小球肾炎、类风湿关节炎等。

Ⅳ型超敏反应是抗原诱导细胞免疫应答对机体造成的病理性损伤。该反应发生迟缓,一般在接触抗原 24~48 小时出现,48~72 小时达高峰,故又称为迟发型超敏反应。临床表现以单个核细胞(巨噬细胞、淋巴细胞)浸润和组织细胞变性、坏死为主要特征的炎症反应。Ⅳ型超敏反应的常见疾病:感染性迟发型超敏反应、接触性迟发型超敏反应和移植排斥反应。

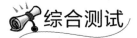

综合测试

一、选择题(A 型题)

1. 下列属于Ⅱ型超敏反应的疾病是
   A. 荨麻疹   B. Arthus 反应   C. Graves 病   D. SLE   E. 接触性皮炎
2. 介导Ⅰ型超敏反应的抗体是
   A. IgG   B. IgA   C. IgM   D. IgE   E. IgD
3. 介导Ⅳ型超敏反应的是
   A. 致敏 T 细胞   B. IgD   C. IgE   D. IgM   E. IgG
4. Ⅰ型超敏反应的防治原则不包括下列哪项
   A. 询问过敏史   B. 过敏原皮试   C. 必要时采用脱敏疗法
   D. 过敏性休克首选肾上腺素   E. 及时使用抗生素

二、简答题

1. 简述Ⅰ型超敏反应的发生机制。
2. 简述Ⅰ~Ⅳ型超敏反应的临床常见病。

三、思考题

为什么糖尿病患者注射胰岛素时不在同一部位反复注射,而要经常更换注射部位?

(王　茹)

第二十章 免疫学应用

> **学习目标**
> (1) 了解抗原-抗体反应的原理和特点、免疫细胞检测术、免疫治疗。
> (2) 熟悉抗原-抗体反应的常用检测方法、人工自动免疫与人工被动免疫常用的生物制剂。
> (3) 掌握直接凝集反应、间接凝集反应和 ELISA 双抗体夹心法。

第一节 免疫学检测

免疫学检测技术是运用免疫学反应原理和技术进行的试验方法,即用已知抗原检测相应抗体或用已知抗体检测相应抗原的试验方法,另外还包括机体免疫系统状态与功能的检测方法。

免疫学检测技术包括体外法和体内法。体外法所用的抗体通常是血清,所以在体外进行的抗原抗体检测试验又称为血清学试验。

一、抗原-抗体反应的原理与特点

(一) 抗原-抗体反应原理

抗原-抗体反应试验是根据抗原与相应抗体相遇能发生特异性结合,并在一定条件下出现可见反应现象的原理而设计的。

(二) 体外抗原-抗体反应的特点

1. **特异性** 抗原与抗体的结合具有高度特异性,二者的结合是抗原分子表位与抗体分子独特型部位的互补性结合,具有严格的特异性。

2. **可逆性** 抗原与抗体的结合牢固而又可逆,二者以非共价键结合,起主要作用的为多种非共价键结合力,包括疏水作用、氢键、范德华力和电荷引力。只有当抗原与抗体分子能充分接近时,这些作用力才能发挥作用。其牢固程度即亲和力的大小,主要与二者相互结合部位空间构象的互补程度有关,互补程度越高,亲和力就越大。另外,也受环境条件的影响,例如适宜的温度、酸碱度、离子强度等能促进抗原与抗体分子的紧密接触,增加分子间引力,增强分子间的相互结合。同样,不适宜的反应环境也能使抗原与抗体的结合分离,例如较强的酸性环境可使其解离。

3. **比例性** 抗原-抗体反应的可见性与二者比例有关。抗体单体分子与抗原表位的结合价为 2 价,多聚体抗体如 IgM、SIgA 理论结合价分别为 10 价和 4 价,当二者比例适合时,一个抗体分子同时与两个甚至多个抗原分子的相同抗原表位结合,形成较大的免疫复合物,才能出现可见反应。当二者比例过大或过小时,都不易出现可见反应。

4. 阶段性　抗原-抗体反应分为两个阶段。①抗原与抗体发生特异性结合的阶段:此阶段反应快,仅需几秒至几分钟,但不出现可见反应;②可见反应阶段:抗原-抗体复合物在环境因素(如电解质、pH、温度等)的影响下,进一步交联和聚集,表现为凝集、沉淀等可见的反应,此阶段反应较慢,往往需要数分钟甚至数小时。

二、抗原-抗体反应的检测方法

(一)凝集反应

凝集反应是指颗粒性抗原与相应抗体结合而发生的颗粒凝集现象。参与凝集反应的抗原称为凝集原,抗体称为凝集素。

1. 直接凝集反应　直接凝集反应是指颗粒表面固有抗原(如细胞表面抗原、细菌表面抗原等)直接与相应抗体结合而出现的颗粒凝集现象(图20-1)。其试验方法有:用于定性检测的玻片凝集试验,如ABO血型鉴定、细菌鉴定试验等;用于定量检测的试管凝集试验,如肥达反应试验等。

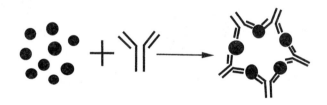

图20-1　直接凝集反应

2. 间接凝集反应　间接凝集反应是指将可溶性抗原吸附于颗粒载体(如红细胞、乳胶颗粒等)表面,成为免疫微球,再与相应抗体结合而出现的免疫微球颗粒凝集现象(图20-2),如类风湿因子试验等。

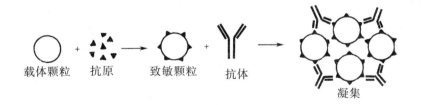

图20-2　间接凝集反应

3. 间接凝集抑制试验　如早孕试验:将待检尿液与定量的抗绒毛膜促性腺激素抗体(抗-HCG)混合,然后加入吸附有HCG的乳胶颗粒,如果待检尿液中含HCG,则与相应抗体结合,占去了抗体与抗原结合的部位,则不能再与吸附于乳胶颗粒上的HCG结合,从而不能引起颗粒凝集,为阳性;如果待检尿液中不含HCG,不与相应抗体结合,则抗体与后加入的吸附于乳胶颗粒上的HCG结合,则引起颗粒凝集,为阴性(图20-3)。

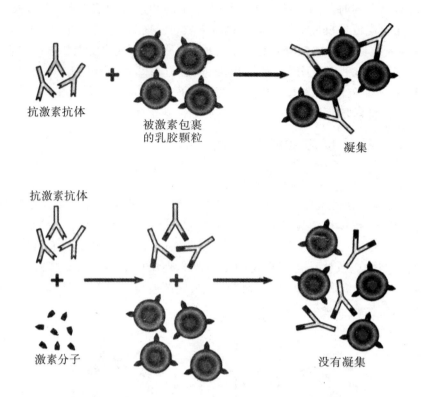

图 20-3 间接凝集抑制试验

(二)沉淀反应

沉淀反应是指可溶性抗原与相应抗体结合而发生的免疫复合物沉淀现象。

1. **环状沉淀** 将可溶性抗原和相应抗体先后加入环状沉淀管内,并使二者保持明显界限,在交界处抗原与抗体相遇而结合,逐渐形成免疫复合物聚集,即可出现沿试管壁形成的沉淀环。

2. **单向琼脂扩散法** 将琼脂液加热100℃溶解,并冷却至50℃左右时,加入已知抗体(或抗原)混匀,然后制板打孔。在孔中加入待测抗原(或待测抗体)溶液,抗原(或抗体)沿着加样孔向琼脂中扩散,与均匀分布于琼脂板中的抗体(或抗原)结合,即可形成肉眼可见的免疫复合物沉淀环(图20-4),可做抗原或抗体的定量检测。

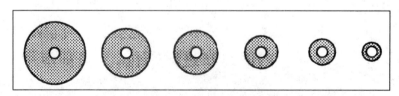

图 20-4 单向琼脂扩散试验

3. **双向琼脂扩散法** 琼脂在 PBS 缓冲液中加热100℃溶解后,制成琼脂板,在琼脂板上对应打两个孔,在孔中分别对应加入抗原或抗体溶液,二者在琼脂中扩散相遇,即可形成肉眼可见的免疫复合物沉淀线,可做抗原或抗体的定性鉴定。

4. 对流电泳　对流电泳是双向琼脂扩散与电泳技术相结合的方法。将琼脂用 pH8.6 的缓冲液溶解后制板,在琼脂板上对应打两个孔,在孔中分别加入抗原和抗体溶液。将相对浓度较高的抗原(或抗体)孔放在正极侧进行电泳,即可在较短的时间内形成肉眼可见的免疫复合物沉淀线。

5. 火箭电泳　火箭电泳是单向琼脂扩散与电泳技术相结合的方法。将抗体(或抗原)加入琼脂溶液中混匀制板,在琼脂板一端打孔,加入抗原(或抗体),将打孔端置于负极侧。抗原(或抗体)在电场作用下向正极泳动,与均匀分布于琼脂板内的抗体(或抗原)相遇,则形成火箭状沉淀峰。依据沉淀峰的长短,定量测定抗原(或抗体)含量。

6. 免疫电泳　免疫电泳是先通过电泳将抗原分离,再进行抗体扩散的方法,这样可以较完整地定性分析抗原抗体相对应组分的含量。方法是先将待测抗原系统在琼脂板上电泳,将抗原组分分成不同的区带,然后在与电泳方向平行的下方(或上方)挖一长条小槽,加入相应的抗血清,进行抗体扩散。抗体与相应区带的抗原成分结合形成沉淀线。

7. 免疫印迹技术(immunoblotting technology)　免疫印迹技术是将凝胶电泳的高分辨力同固相免疫测定相结合的抗原 – 抗体检测法。基本方法是:先将复杂的待检混合抗原在分离胶中分离成不同分子量的抗原区带,然后通过电泳将其印迹到 PVDF 膜(PVDF 膜能与蛋白非特异性结合,印膜后须用无关蛋白如脱脂牛奶封膜),再用特异性抗体来鉴定混合物中的单个抗原成分。

8. 免疫比浊　在定量的抗体中分别加入对应抗原,经一定时间作用后,形成免疫复合物。用浊度计测定反应液体的浊度,可定量测定抗原含量。

(三)免疫标记技术

免疫标记技术(immunolabeling techniques)是指用荧光素、酶、放射性核素或电子致密物质等标记抗体或抗原的抗原 – 抗体反应。此技术具有特异、敏感、快速、定性或定量甚至定位、结果易于观察等优点。它不仅可以检测液相抗原,而且还可以检测固相抗原,是目前应用最广泛的免疫学检验技术。

1. 免疫荧光技术(immunofluorescence techniques)　免疫荧光技术是用荧光素标记抗体与待测抗原反应,通过荧光显微镜观察,进行抗原定性或定位的一种试验检测方法。

(1)直接荧光法:用荧光素直接标记特异性抗体,将荧光标记抗体加于待检抗原标本(如组织切片、细胞涂片等)中,作用一定时间后,洗去未结合的抗体,在荧光显微镜下观察荧光情况,定性或定位检测标本中的抗原(图 20 – 5)。

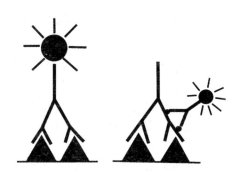

图 20 – 5　直接荧光技术与间接荧光技术示意图

(2)间接荧光法:用荧光素标记抗-抗体(二抗)。将特异性抗体加于待检抗原标本中,作用一定时间后,洗去未结合的抗体,再加荧光素标记的二抗,冲洗后,在荧光显微镜下观察荧光情况,定性或定位检测标本中的抗原(图20-5)。

2. 免疫酶技术(immunoenzymatic techniques) 免疫酶技术是将抗原-抗体反应与酶促反应的特异性、高效性相结合,通过酶促底物反应后出现变色产物结果而设计的一类检测方法。本试验可定性、定量、定位,是一种特异、敏感、简便、无须特殊设备的微量测定技术,最低检测水平可达 ng/L 含量,甚至达到 pg/L 含量。

酶联免疫吸附试验(enzyme-linked immunosorbent assay,ELISA)是免疫酶技术中应用最广的试验。其基本方法是用酶标记抗体(或抗原)形成酶结合物,将抗原(或抗体)吸附于固相载体表面,使抗原抗体反应在固相表面进行,加入底物后,被固定于固相表面的酶发生酶促反应,产生有色产物,通过测定有色产物的多少,定量检测被检抗原(或抗体)的含量。ELISA 的方法很多,以下简介几种基本方法。

(1)双抗体夹心法:用酶标记特异性抗体,用于检测含有多个相同和不同抗原表位的大分子抗原。将已知抗体包被在固相载体表面,加入待测抗原,洗涤后加入酶标抗体,再洗涤后加底物显色(图20-6)。

(2)抗原竞争法:用酶标记已知抗原,检测标本中小分子抗原。包被已知抗体,将酶标抗原和待测抗原按比例混合后加入,洗涤后加底物显色。其原理是酶标抗原和待测抗原竞争性地与抗体结合,最后产生的显色产物越多,则待测抗原的含量就越少。

(3)间接法:用酶标记二抗,检测标本中未知抗体。包被已知抗原,加入待测血清,洗涤后加酶标二抗,再洗涤后加底物显色。

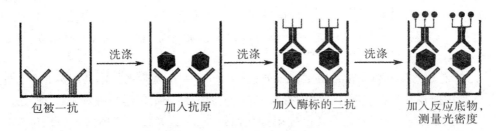

图20-6 双抗体夹心法

3. 放射免疫测定(radioimmunoassay,RIA) 放射免疫测定是用放射性核素标记抗原或抗体进行免疫学检测的技术。将抗原-抗体的特异性反应与放射性核素检测高度敏感性相结合,使免疫学检测敏感度达到 pg/ml 水平。

4. 化学发光免疫分析(chemiluminescence immunoassay,CLIA) 化学发光免疫分析是用化学发光物质(如鲁米诺)标记抗原或抗体进行免疫学检测的技术。化学发光物质在反应剂(如过氧化氢)激发下,生成激发态中间体,当激发态中间体回到稳定的基态时发射出光子,用自动发光分析仪接收光信号,通过测定光子的产量,检测待测抗原或抗体的含量。

5. 免疫金标技术(immunogold labeling technique) 免疫金标技术是用金、银作为标记物的免疫检测技术。胶体金属于多相不均匀体系,随着其集聚颗粒的大小、颜色呈现由橙黄色、橘红色到紫红色的不同表现。用胶体金标记抗体(或抗原),抗原与抗体结合,引起胶体金聚集而显色,可用于定性或半定量的快速免疫检测。常用的如用于检测 HIV 抗体的渗滤法检测试剂、妊娠检测试剂等。

三、免疫细胞检测技术

免疫细胞检测技术主要包括免疫细胞数量和功能测定。采集的标本,患者多为外周血,实验动物还可取胸腺、脾和淋巴结等。

(一)淋巴细胞的分离及类型鉴定

用密度梯度离心沉淀、玻璃和尼龙毛吸附法、磁珠分离法、流式细胞术等分离鉴定淋巴细胞。

(二)免疫细胞功能测定

1. 淋巴细胞增殖试验　PHA、ConA、抗 - CD3 抗体能非特异性活化 T 细胞,引起 T 细胞增殖;PWM 能非特异性活化 T、B 细胞,引起 T、B 细胞增殖。抗原能特异性活化相应 T、B 细胞克隆,引起相应 T、B 细胞克隆增殖。可用以下方法检测淋巴细胞的增殖活性。①^{3}H - TdR(氚 - 胸腺嘧啶核苷)掺入法:细胞在 DNA 合成时利用 TdR 而使^{3}H 掺入,细胞增殖水平越高,掺入的^{3}H 越多,放射活性就越强。用液体闪烁仪测定放射活性,放射活性与细胞增殖呈正相关。②MTT 法:MTT 为一种噻唑盐,作为细胞内线粒体琥珀酸脱氢酶的底物参与反应。在细胞培养终止前数小时加入 MTT,在细胞内线粒体琥珀酸脱氢酶作用下,形成紫蓝色甲臜颗粒并沉积于细胞内或细胞周围,在培养终止时加入盐酸异丙醇或二甲基亚砜使甲臜颗粒溶解,可用酶标仪测定 OD 值,甲臜生成量与细胞增殖水平呈正相关。

2. 细胞毒试验　细胞毒试验主要检测杀伤细胞(如 CTL、NK 细胞)对靶细胞的杀伤作用。①^{51}Cr 释放法:Na$_2$^{51}CrO$_4$(铬酸钠)能进入到增值的细胞内,将^{51}Cr 标记的靶细胞与杀伤细胞混合培养一定时间,最后用液体闪烁仪测定上清液的放射活性。放射活性越高,说明杀伤细胞对靶细胞的杀伤活性越强。②乳酸脱氢酶释放法:将靶细胞与杀伤细胞混合培养,靶细胞的细胞膜受损释放乳酸脱氢酶,用分光光度仪测定培养上清液的乳酸脱氢酶含量(OD 值)。乳酸脱氢酶含量与杀伤细胞对靶细胞的杀伤活性呈正相关。

四、机体免疫功能测定

(1)耳肿试验:为测定细胞免疫功能的方法。耳肿试验(ear swelling test,EST)是指用半抗原二硝基氟苯(DNFB)涂于皮肤后,可与皮肤组织结合,引起机体产生Ⅳ型超敏反应,因此,可用其监测细胞免疫应答功能。先用 DNFB 涂于小鼠皮肤致敏,致敏后第 4 天,用 DNFB 分别涂于耳郭皮肤双面进行攻击。攻击前和攻击后 24 小时,测量耳厚程度,计算耳肿值。耳肿值越大,说明动物的细胞免疫反应就越强。

(2)溶血空斑试验:为测定体液免疫功能法。溶血空斑试验是指用 SBRC 免疫小鼠后,取其脾脏制成脾细胞悬液,将 SBRC 和脾细胞悬液混合加入到冷却至 45 ~ 48℃的琼脂液中,倾注平皿,然后加入一定量的补体,经 37℃温育后,在琼脂层中由于抗体形成细胞可释放抗体,并与其周围的 SRBC 结合,在补体参与下导致抗体形成细胞周围的 SRBC

溶解,形成一个以抗体形成细胞为中心、肉眼可见的圆形透明溶血区,称为溶血空斑。本法参与的抗体主要是 IgM,每个空斑表示一个抗体生成细胞,空斑大小与细胞产生抗体量的多少呈正相关。

(3)染料排除试验:为非特异性免疫功能测定法,将染料(如刚果红)注入机体,会被体内的吞噬细胞吞噬清除。因此,在注射染料一定时间后采血,测血清中的染料剩余量,即可反映吞噬细胞的吞噬能力。

第二节 免疫学防治

随着免疫学理论与技术的迅速发展,免疫学防治技术已从预防和控制传染性疾病,扩展到非传染性疾病,如肿瘤、自身免疫病、免疫缺陷等的免疫预防与治疗。现代免疫学的应用,开创了更多、更有效的免疫生物疗法,以提高人类健康水平,防治人类疾病的发生。

免疫防治方法包括特异性免疫防治和非特异性免疫防治。特异性免疫防治主要包括主动免疫和被动免疫。主动免疫是机体接受抗原刺激而获得的免疫力,维持时间较长(数月至数年);被动免疫则是给机体输注免疫应答产物而获得的免疫力,维持时间较短(2~3周)。二者都可通过人工或天然方式获得,临床上应用较多的是人工主动免疫和人工被动免疫,二者各有特点(表20-1)。

表20-1 人工主动免疫和人工被动免疫的主要区别

项目	人工主动免疫	人工被动免疫
接种物质	抗原:疫苗、类毒素	抗体:抗毒素、丙种球蛋白
生效时间	慢,2~3周	立即
维持时间	长,数月至数年	短,2~3周
用途	主要用于预防	治疗或紧急预防

一、人工主动免疫

人工主动免疫(artificial active immunization)是应用人工方法给机体注入疫苗等抗原性物质,使机体主动产生抗体或致敏淋巴细胞,从而建立特异性免疫力,是预防感染的重要措施。

(一)人工主动免疫生物制剂

人工主动免疫生物制剂包括疫苗、类毒素等抗原类物质。它们的基本特征是毒力减低或消失,抗原性仍保持(即病原体及其毒性产物经处理后,毒力减低或消失,但仍保留原有的抗原性)。疫苗(vaccine)是指病原体变异或经灭活后,毒力减低或消失、抗原性保持,或者制备有效亚单位抗原,或者选择带有相同抗原的低毒或无毒生物,接种机体后能预防相应感染性疾病的生物制品。

1. 减毒活疫苗(live-attenuated vaccine) 减毒活疫苗是指将病原体在培养基或敏感细胞中反复传代,使其毒力减低或消失,但仍保留免疫原性制成的活疫苗(表20-2),常用的有卡介苗、麻疹疫苗、脊髓灰质炎疫苗等。减毒活疫苗的优点是用量少,免疫效果好,一般只需接种一次。活疫苗可刺激机体产生体液免疫应答和细胞免疫应答。减毒活疫苗的缺点是在免疫力差的个别机体可引发感染,毒力有可能恢复,不太安全,不易保存。

2. 灭活疫苗(inactivated vaccine) 灭活疫苗即死疫苗,是选用免疫原性强的病原体,用理化方法灭活后制成的疫苗(表20-2),常用的有伤寒疫苗、百日咳疫苗等。灭活疫苗接种主要诱导机体产生抗体,一般不引起细胞免疫应答。其优点是易于保存,不会出现毒力恢复的情况,相对安全;缺点是注射量大,免疫效果较差,常需要多次的接种。

表20-2 灭活疫苗和减毒活疫苗的特性比较

特性	死疫苗	活疫苗
性状	死	活
接种次数和剂量	多(2~3次),大	少(1次),小
途径	皮下	皮下、自然感染途径等
效果	弱,维持时间短	强,维持时间长
稳定性	稳定、易保存	不稳定、不易保存
安全性	安全	毒力"返祖"
机制	体液免疫	体液、细胞、局部免疫
常用疫苗	霍乱、伤寒、狂犬病	卡介苗、麻疹、脊髓灰质炎

3. 类毒素(toxoid) 类毒素是将外毒素经0.3%~0.4%甲醛处理使其失去毒性而保留抗原性所制成的生物制剂。常用的有破伤风类毒素、白喉类毒素等,接种后可诱导机体产生相应抗毒素。

4. 新型疫苗 近年来,随着免疫学、生物技术、生物化学及分子微生物学技术的发展,促进了多种新型疫苗的研制和应用。①亚单位疫苗(subunit vaccine):提取病原生物有效抗原组分制成的疫苗称亚单位疫苗,如乙型肝炎病毒的表面抗原制成的亚单位乙型肝炎疫苗。亚单位疫苗可减少无效抗原组分所致的不良反应。②结合疫苗(conjugate vaccine):是将细菌荚膜多糖与蛋白质偶联的疫苗。多糖抗原为TI-Ag,缺乏T细胞表位,只能刺激B细胞产生IgM。细菌荚膜多糖与蛋白质载体偶联,由蛋白质提供T细胞表位,而成为TD-Ag。结合疫苗能引起T、B细胞的联合识别,可诱导机体产生IgG类抗体。③合成肽疫苗(synthetic peptide vaccine):又称抗原肽疫苗,是根据有效抗原成分的氨基酸序列,设计合成的抗原性多肽,结合适当的载体,再加入佐剂(脂质体)制成的疫苗。④基因工程疫苗:基因工程疫苗是以基因重组技术所制备的疫苗,又称重组疫苗,包括重组抗原疫苗、重组载体疫苗和核酸疫苗。

(二)疫苗的基本要求

疫苗、类毒素的发展趋势是增强免疫效果、简化接种程序、提高预防接种效益。对疫苗、类毒素的基本要求包括有效性、安全性和实用性。

(三)人工主动免疫的应用

疫苗的发展和应用不是仅限于传染病领域,而是已扩展到许多非传染病领域。并且,它既包括预防性制剂,也包括了极有发展前途的治疗性制剂。

1. **抗感染** 临床已证实,根据某些特定传染病的疫情监测和人群免疫状况分析,有计划地进行疫苗接种,可以预防相应传染病,最终达到控制甚至消灭相应传染病的目的。但是,有不少传染病如疟疾等仍缺乏有效疫苗。新发现的传染病,如艾滋病、埃博拉出血热及严重急性呼吸综合征(SARS)等病原种类不断增多;某些病原体(如 HBV、HCV 等)携带者,病原体不易被彻底清除等。因此,抗感染仍是未来疫苗研制的首要任务。

2. **抗肿瘤** 利用肿瘤疫苗进行主动免疫治疗肿瘤,已在临床获得一定疗效。例如,给肿瘤细胞导入 HLA、B7 等基因制备的瘤苗,可促进 T 细胞活化。某些肿瘤的发生与病毒感染密切相关,相应病毒的疫苗可用于肿瘤的免疫预防,如 EB 病毒疫苗可预防鼻咽癌,宫颈癌的有关预防性疫苗已经开始应用于临床。

3. **防止免疫病理损伤** 某些慢性感染导致的免疫病理损伤与免疫应答的类型有关,通过调整免疫应答有可能防止或减轻病理损伤。如在Ⅰ型超敏反应中,皮下多次注射小剂量变应原,通过逐渐消耗过敏介质或通过诱导 IFN-γ 及 TGF-β 产生,降低 IgE 抗体应答性超敏反应;通过诱导 IgG 类抗体产生,可达到临时或长期脱敏的目的。

4. **计划生育** 避孕疫苗中促绒毛膜性腺激素(HCG)亚单位疫苗,已在临床试验,初步证明安全、有效,并且具有可逆性。如用 HCG-β 亚单位疫苗免疫人体,可刺激机体产生抗-HCG,可切断黄体营养而终止妊娠。另外,也可用精子表面的酶或膜抗原制成精子表面抗原疫苗等,用于计划生育。

(四)我国计划免疫程序

计划免疫(planed immunization)是根据某些特定传染病的疫情监测和人群免疫状况分析,有计划地进行疫苗接种,预防相应传染病,最终达到控制乃至消灭相应传染病,确保儿童健康成长而采取的重要措施。

(五)人工主动免疫注意事项

1. **接种对象** 疫苗的预防接种对象为易感人群,即无特异性免疫力,但与某些病原生物接触机会多、疾病及并发症危害大的流行地区的人群。婴幼儿和老年人常常是大多数感染性疾病的易感人群。

2. **接种剂量、次数和间隔时间** 活疫苗能在体内繁殖,一般只接种一次;死疫苗通常接种量大,要种 2~3 次,每次间隔 7~8 天;类毒素接种 2 次,因其吸收缓慢,产生免疫力需时稍长,故间隔 4~6 周。

3. **接种途径** 活疫苗选用皮内注射、皮上划痕或模拟自然感染途径接种,如脊髓灰质炎疫苗以口服为佳,麻疹、流感、腮腺炎疫苗以雾化吸入为好;死疫苗多为皮下注射;类毒素采用肌内注射。

4. **活疫苗的接种** 卡介苗、麻疹疫苗、脊髓灰质炎疫苗等活疫苗接种时需要注意:①疫苗属外来物质,具有抗原性,当与免疫球蛋白相遇时会发生抗原-抗体反应,降低疫苗的效果,故注射 γ 球蛋白后,至少要间隔 6 周以上才能接种疫苗;而接种完疫苗后,至少 2 周后方可注射 γ 球蛋白。②脊髓灰质炎疫苗为口服使用,不能用热水送服、不应在哺乳时服用,应在冬、春季节服用。③当两种活疫苗一起注射时(如卡介苗和麻疹疫苗)一般不会产生不良反应,若未能同时接种,最好间隔4周以上,以免影响效果。

5. 禁忌证　凡高热、严重心血管疾病、急性传染病、恶性肿瘤、肾病、活动性结核、活动性风湿病、甲亢、糖尿病、免疫缺陷病及使用免疫抑制剂者,均不宜接种疫苗,以免引起病情恶化。为防止流产或早产,孕妇应暂缓接种。

二、人工被动免疫

人工被动免疫(artificial passive immunization)是用人工方法直接给机体注入含特异性抗体的免疫血清或细胞因子等免疫效应性制剂,以治疗或紧急预防感染的措施。因这些免疫物质并非机体自身产生,缺乏主动补充的来源,故维持时间短暂,一般为2~3周。

(一)人工被动免疫生物制剂

1. 抗毒素(antitoxin)　抗毒素是用细菌类毒素免疫动物(如马)后,获得免疫血清,并经分离纯化制成。免疫血清中含有具有中和相应外毒素的IgG类抗体,主要用于治疗和紧急预防外毒素所致疾病,如白喉、破伤风、肉毒中毒等。

2. γ球蛋白　γ球蛋白包括人血浆γ球蛋白和胎盘γ球蛋白。前者是从正常人血浆提取的γ球蛋白,含IgG和IgM;后者则是从健康孕产胎盘血液中提取的γ球蛋白,主要含IgG。肌内注射剂主要用于甲型肝炎、脊髓灰质炎、麻疹等病毒性疾病的预防;静脉注射剂主要用于原发性和继发性免疫缺陷病的治疗。

3. 特异性Ig　特异性Ig是从临床患某种感染性疾病痊愈后或健康人接种疫苗后含有针对某种病原微生物高效价抗体的血浆制备而成。特异性Ig用于预防和治疗相应病原微生物感染,如HBV-Ig,用于乙型肝炎病毒感染。

4. 抗病毒或抗菌免疫血清　抗病毒或抗菌免疫血清是用细菌或病毒免疫机体获得的免疫血清,如抗狂犬病免疫血清、抗乙型脑炎免疫血清等,临床预防效果显著。2003年,有人曾尝试用SARS患者恢复期血清治疗SARS也取得了一定疗效。

5. 抗淋巴细胞抗体　抗淋巴细胞抗体是用人外周血淋巴细胞作为抗原,免疫动物后获得的针对人淋巴细胞表面抗原的抗体。注入人体后,在补体等的参与下,可使淋巴细胞溶解,可用于延长移植物存活时间和某些自身免疫病(如系统性红斑狼疮、类风湿关节炎等)的防治。

(二)人工被动免疫注意事项

1. 注意防止超敏反应　动物免疫血清对人来说是异种蛋白,使用时应注意Ⅰ型超敏反应的发生。使用前应做皮试,如阳性可使用脱敏疗法。在注射γ球蛋白时亦应注意观察。

2. 注意早期和足量　只有在外毒素尚未与组织细胞结合前使用抗毒素,才能发挥中和毒素作用。若外毒素已与组织细胞结合,抗毒素就不能再起中和毒素的作用,故应在早期使用。因为外毒素毒性强烈,只要有少量残留,都会引起严重病变,所以必须足量使用。

3. 不滥用γ球蛋白　多次注射γ球蛋白,由于存在同种异型抗原性,也会引起超敏反应。

三、免疫治疗

按照免疫学原理,针对疾病发生机制,人为地调整机体免疫功能,以达到治疗目的所采取的措施,称为免疫治疗(immunotherapy)。对于疾病的治疗而言,只有固有免疫是远远不够的,最终战胜疾病仍然需要适应性免疫的参与。

(一)分子治疗

分子治疗包括抗原(疫苗)、抗体、细胞因子及其拮抗剂为基础的免疫治疗。

1. 抗原为基础的免疫治疗 针对机体异常的免疫状态,人工给予抗原以增强免疫应答或者诱导免疫耐受,达到治疗疾病的目的,称为抗原为基础的免疫治疗。诱导免疫应答可用于治疗感染、肿瘤等;诱导免疫耐受可用于自身免疫病和超敏反应的治疗,防止移植排斥反应。目前,用于治疗疾病为目的的治疗性疫苗已在研究中。

2. 抗体为基础的免疫治疗 以抗体为基础的免疫治疗包括多克隆抗体、单克隆抗体及基因工程抗体的应用。

(1)多克隆抗体:多克隆抗体主要包括用抗原(如细菌类毒素、病毒、人T细胞等)免疫动物获得的免疫血清以及从人血浆或血清中提取的免疫球蛋白。抗毒素血清已广泛用于治疗和紧急预防细菌外毒素所致疾病,如白喉抗毒素、破伤风抗毒素等;人免疫球蛋白制剂主要用于治疗丙种球蛋白缺乏症,预防麻疹、甲型肝炎和脊髓灰质炎等;抗淋巴细胞丙种球蛋白主要用于器官移植受者,阻止移植排斥反应的发生,延长移植物存活时间,也用于治疗某些自身免疫病,如肾小球肾炎、系统性红斑狼疮、重症肌无力及类风湿关节炎等疾病。

(2)单克隆抗体:单克隆抗体具有结构高度均一、纯度高、特异性强、效价高、少或无血清交叉反应等优点,已广泛应用于生命科学研究的各个领域。

(3)基因工程抗体及其导向治疗:基因工程抗体是通过 DNA 重组技术和蛋白质工程技术,在基因水平对 Ig 进行切割、拼接或修饰,重新组装成新型的抗体分子。

经改造后基因工程抗体可以具有更佳的生物学活性、免疫原性低、分子小、穿透力强、易进入局部,且对各种水解酶的抵抗力增强等优点。尤其如单链抗体、双价抗体、双特异性抗体等相关导向疗法已得到迅速发展。目前,一些单克隆抗体或基因工程抗体已用于肿瘤、感染、自身免疫病、超敏反应性疾病等的治疗。

3. 细胞因子及其拮抗剂为基础的免疫治疗 重组细胞因子治疗:利用基因工程技术生产的重组细胞因子为临床应用奠定了基础。目前已有多种细胞因子类药物用于感染、肿瘤、造血障碍等疾病的治疗。

(1)细胞因子阻断和拮抗疗法:该疗法是通过抑制细胞因子产生或阻断细胞因子与其相应受体结合或结合受体后阻断信号转导过程,使细胞因子的病理性作用难以发挥,适用于自身免疫病、移植排斥、感染性休克等的治疗。

(2)细胞因子基因疗法:是将细胞因子或其受体基因通过一定技术方法导入体内,使其在体内持续表达并发挥治疗效应。目前已有 IL-2、IL-12 等多项细胞因子基因疗法试用于临床,治疗恶性肿瘤、感染、自身免疫性疾病等。

(二)细胞治疗

细胞治疗包括细胞疫苗和免疫细胞为基础的免疫治疗。

1. 细胞疫苗为基础的免疫治疗　肿瘤细胞型瘤苗是目前研究最多、使用时间最长的细胞疫苗,其优越性在于自体肿瘤细胞包容了所有自身肿瘤抗原,免疫机体可诱发较强的免疫效应。

2. 免疫细胞为基础的免疫治疗　免疫细胞为基础的免疫治疗是指给机体输入自体或异体造血细胞、免疫细胞等,以激活或增强机体的免疫应答。例如:将自体免疫细胞经体外激活、增殖后回输给患者,直接杀伤肿瘤或激发机体抗肿瘤免疫效应,适合于该疗法的免疫效应细胞包括 CTL、NK 细胞、淋巴因子激活的杀伤细胞(LAK)和肿瘤浸润性淋巴细胞(TIL)等。

(三)免疫调节剂治疗

免疫调节剂治疗包括生物应答调节剂和免疫抑制剂等。通常将可非特异性促进或抑制免疫功能的制剂称为免疫调节剂,包括生物应答调节剂和非特异性免疫抑制剂等。

1. 生物应答调节剂　生物应答调节剂是指具有非特异性促进或调节免疫功能的制剂,通常对免疫功能正常者无影响,而对免疫功能异常,特别是免疫功能低下者有促进或调节作用。其制剂包括治疗性疫苗、细胞因子和微生物及其产物等,已广泛应用于肿瘤、感染、自身免疫病、免疫缺陷病等的免疫治疗。如:①卡介苗(BCG)具有很强的非特异性免疫刺激作用,目前已用于某些肿瘤的辅助治疗。②胞壁酰二肽具有非特异性抗感染和抗肿瘤作用,现已制成肿瘤疫苗用于临床。

2. 免疫因子　转移因子(transfer factor)是由致敏的淋巴细胞经反复冻融后获得的产物,包括游离氨基酸、核酸和多肽等,无种属特异性,可将供者的细胞免疫活性转移给受者,目前已试用于治疗一些细胞免疫功能低下的疾病,例如乙型肝炎及真菌感染、系统性红斑狼疮、恶性肿瘤、免疫缺陷病等。例如:胸腺肽(包括胸腺素、胸腺生成素等)对胸腺内 T 细胞的发育有辅助作用,因其无种属特异性,故常用于治疗细胞免疫功能低下的患者,如病毒感染、肿瘤等。

3. 化学合成制剂　化学合成制剂最常用的为左旋咪唑,能激活吞噬细胞的吞噬功能,促进 T 细胞产生 IL-2 等细胞因子,增强 NK 细胞的活性,对免疫功能低下的机体具有较好的免疫增强作用,用于人肠癌术后的长期治疗效果显著;西咪替丁为组胺拮抗剂,可通过阻止组胺对抑制性 T 细胞的活化作用而增强机体的免疫功能。

4. 中药及其制剂　许多中药具有促进免疫作用,并已广泛应用于免疫性疾病的防治之中。

(四)免疫抑制剂

1. 微生物制剂　具有免疫抑制效应的微生物制剂主要为真菌代谢产物,如环孢素 A 和 FK-506。它们的临床应用对器官移植的发展具有重大意义。

2. 化学合成药物　具有免疫抑制效应的化学合成药物主要有烷化剂、抗代谢物类药及糖皮质激素等。

3. 中药及其制剂　雷公藤对细胞免疫和体液免疫均具有明显的抑制作用,其提取物雷公藤多苷已用于治疗肾炎、系统性红斑狼疮(SLE)、类风湿关节炎以及移植排斥反应等。

考点直通车

免疫酶技术中的酶结合物是指
A. 酶标记抗原　　　B. 酶标记抗体　　　C. 酶标记抗原或抗体
D. 酶与底物的结合　　　E. 结合在固相载体上的酶

答案与解析：酶结合物是指用酶标记后的抗原或抗体,故选 C。

小　结

免疫学检测技术是运用免疫学反应原理和技术进行的试验方法,即用已知抗原检测相应抗体或用已知抗体检测相应抗原的试验方法,它还包括机体免疫系统状态与功能的检测方法。

抗原抗体反应试验是根据抗原与相应抗体相遇发生特异性结合,并且在一定条件下出现可见反应的原理而设计的。依据抗原的性质、出现结果的现象和参与的成分不同,将抗原－抗体反应分为凝集反应、沉淀反应、补体参与的抗原－抗体反应、免疫标记技术等。依据抗原存在的状态不同,又可分为液相抗原－抗体反应和固相抗原－抗体反应。抗原－抗体反应的检测方法常用有:凝集反应(直接凝集反应、间接凝集反应、间接凝集抑制反应);沉淀反应(环状沉淀、双向琼脂扩散法、单向琼脂扩散法、对流电泳、火箭电泳、免疫电泳、免疫印迹技术、免疫比浊);免疫标记技术(免疫荧光技术、免疫酶技术、放射免疫测定、化学发光免疫分析、免疫金标技术)。

免疫细胞检测技术主要包括免疫细胞数量和功能测定。采集的标本,多为患者外周血,实验动物还可取胸腺、脾和淋巴结等。

免疫防治方法包括特异性免疫防治和非特异性免疫防治。特异性免疫防治主要包括主动免疫和被动免疫。主动免疫是机体接受抗原刺激而获得的免疫力,维持时间较长(数月至数年);被动免疫则是给机体输注免疫应答产物而获得的免疫力,维持时间较短(2~3 周)。

综合测试

一、选择题(A 型题)

1. 下列不属于体外抗原－抗体反应特点的是
   A. 特异性　　B. 比例性　　C. 可逆性　　D. 阶段性　　E. 可见性
2. 下列哪项不是人工主动免疫的特点
   A. 给机体注入的是抗原物质　　　　　　B. 免疫作用发生慢,需 2~3 周
   C. 免疫维持时间长,达数月至数年　　　D. 可用于紧急预防或治疗
   E. 孕妇应暂缓接种
3. 活疫苗的特点不包括

A. 一般只需要接种一次 B. 不容易保存 C. 免疫效果好
D. 注射剂量大 E. 存在毒力恢复可能,不太安全
4. 人免疫球蛋白制剂的使用目的不包括
A. 治疗丙种球蛋白缺乏症 B. 紧急预防麻疹
C. 紧急预防甲型肝炎 D. 紧急预防脊髓灰质炎
E. 预防移植排斥反应

二、简答题
1. 抗原-抗体反应的特点及常见的抗原-抗体反应有哪些？
2. 简述人工自动免疫与人工被动免疫的区别。

三、思考题
为什么免疫缺陷病及使用免疫抑制剂者均不宜接种疫苗？

（王　茹）

第三篇 人体寄生虫学

第二十一章 人体寄生虫学概述

学习目标

(1) 了解寄生虫的分类、寄生虫与宿主的相互作用。
(2) 熟悉寄生虫病的流行环节与防治原则。
(3) 掌握寄生虫、宿主、终宿主、中间宿主、保虫宿主、生活史的概念。
(4) 培养学生积极预防寄生虫感染的意识。

人体寄生虫学(human parasitology)是研究与人类健康有关的寄生虫的形态结构、生活史、致病作用、实验室诊断、流行规律与防治措施的科学。

第一节 寄生现象、寄生虫、宿主、生活史

一、寄生现象

生物体在进化过程中为了有效摄取食物和躲避天敌以适应生活环境,从而出现了由自由生活转为寄生生活的现象。因此,各种生物之间彼此相互联系,相互依存,就建立了暂时的或永久的生态关系。根据两种生物之间相互依赖程度和利害关系,可分为三种基本类型。

1. 共栖　共栖指两种生物生活在一起,形成生态上的恒定关系,其中一方受益,另一方既不受益也不受害。
2. 互利共生　互利共生指两种生物生活在一起,双方相互依存,共同受益。
3. 寄生　寄生指两种生物生活在一起,经过长期共同进化和相互适应,一种生物依赖另一生物而生存,一方受益,另一方受害,受害一方为受益方提供营养物质和居住场所。

二、寄生虫和宿主

寄生虫(parasite)是指营寄生生活的多细胞无脊椎低等动物和单细胞原生动物。被寄生虫寄生的生物称为宿主(host),寄生在人体的寄生虫称为人体寄生虫。

(一)寄生虫的分类

(1)根据寄生部位不同可分为:①体内寄生虫,如华支睾吸虫,寄生于肝胆管内;②体

外寄生虫,如蚤,寄生于体表。

(2) 根据寄生时间不同可分为:①长期寄生虫,如钩虫,生活史中长期营寄生生活;②暂时性寄生虫,如蚊,吸血时暂时侵扰宿主。

(3) 根据与宿主的关系可分为:①专性寄生虫,生活史中至少有一个发育阶段营寄生生活,是人体寄生虫的重要组成部分。如疟原虫必须在人体内和蚊体内寄生才能完成其生活史。②兼性寄生虫,可寄生,也可营自生生活,如粪类圆线虫。③偶然寄生虫,因偶然机会侵入非正常宿主体内而营寄生生活,如某些蝇蛆偶然寄生人体,引起蝇蛆病。④机会致病寄生虫,在宿主体内通常处于隐性感染状态,当宿主免疫功能低下时出现异常增殖并致病,如刚地弓形虫。

(二) **宿主的类型**

根据寄生虫不同发育阶段对宿主需求不同,可将宿主分为以下类别。

1. **中间宿主** 中间宿主是指寄生虫的幼虫或无性生殖阶段所寄生的宿主。若有两个及两个以上的中间宿主,按其寄生的先后顺序分为第一中间宿主、第二中间宿主等,以此类推。如卫氏并殖吸虫的第一中间宿主为某些种类的淡水螺,第二中间宿主是溪蟹、蝲蛄。

2. **终宿主** 终宿主是指寄生虫的成虫或有性生殖阶段所寄生的宿主,如人是华支睾吸虫的终宿主。

3. **保虫宿主或储存宿主** 某些蠕虫成虫或原虫的某一发育阶段既可寄生于人,又可寄生于某种脊椎动物,后者在一定条件下可将其体内的寄生虫传播给人,在流行病学上,将其称为保虫宿主或储存宿主,是人类寄生虫病的重要传染源。例如血吸虫成虫可以寄生于牛,牛即为该虫的保虫宿主或储存宿主。

三、生活史

寄生虫的生活史是指寄生虫完成一代生长、发育和繁殖的全过程及其所需的外界环境条件。寄生虫的生活史繁简不一,具有多样性,按照生活史中是否需要转换宿主,可将其分为直接型和间接型两类。有些寄生虫生活史仅有无性生殖,如阴道毛滴虫等。有些寄生虫生活史仅有有性生殖,如蛔虫等。还有些寄生虫生活史既有有性生殖,又有无性生殖,即有性生殖与无性生殖交替进行才能完成一代发育,称为世代交替,如疟原虫。寄生虫生活史中能感染人体的发育阶段称为感染阶段。例如人只有误食含有肺吸虫囊蚴的溪蟹或蝲蛄才会被感染,所以囊蚴是肺吸虫的感染阶段。

第二节 寄生虫与宿主的相互作用

在寄生关系建立的同时,寄生虫与宿主之间的相互作用相应而生。寄生虫侵入宿主后,对宿主造成不同程度的损害,同时宿主对寄生虫也产生不同程度的防御性作用。寄生虫与宿主之间损害与抗损害的斗争贯穿于寄生虫感染的全过程。

一、寄生虫对宿主的致病作用

(一)夺取营养

寄生虫寄生于宿主时,需要从宿主获取营养物质,以满足其生长、发育、繁殖的各种需求,同时也导致宿主营养损耗,抵抗力下降,如蛔虫大量寄生造成儿童发育障碍等。

(二)机械性损伤

寄生虫在侵入宿主及在宿主体内移行、定居、发育和繁殖的过程中对宿主的组织器官可造成破坏、压迫或阻塞等机械性损害,例如血吸虫的尾蚴侵入人体皮肤时造成局部皮肤的损伤。

(三)毒性与免疫损伤

寄生虫的分泌物、排泄物、代谢产物、死亡虫体或虫卵崩解物均可作为毒物或抗原物质对宿主产生毒性作用或诱发超敏反应,引起宿主局部或全身症状。例如,有些蜱的涎液具有神经毒性,叮咬后可致宿主肌肉麻痹,甚至瘫痪。

二、宿主对寄生虫的影响

(一)宿主对寄生虫的免疫作用

宿主对寄生虫感染产生的防御反应包括固有免疫和适应性免疫。

1. *固有免疫* 固有免疫也称为非特异性免疫或先天性免疫,如皮肤、黏膜和胎盘对寄生虫侵入的屏障作用,消化液的化学作用,血液和组织中的吞噬细胞、补体系统等的防御作用。

2. *适应性免疫* 适应性免疫也称为特异性免疫或获得性免疫,指寄生虫侵入人体后,寄生虫虫体、虫卵及其代谢产物都能激发宿主产生相应免疫应答,对寄生虫有清除或杀伤作用,对同种寄生虫的再感染可产生一定的抵抗力,可分为两型。

(1)消除性免疫:宿主能完全清除体内的寄生虫,并对再感染产生完全的抵抗力。

(2)非消除性免疫:是寄生虫感染的常见免疫类型。①带虫免疫:大多数寄生虫感染可引起宿主对再感染产生一定程度的免疫力,该免疫力对体内原有的寄生虫不能完全清除,维持在一个低水平,临床表现为不完全免疫。一旦药物清除体内残余寄生虫后,宿主已获得的免疫力便随之消失,例如疟原虫感染诱发的获得性免疫状态。②伴随免疫:有某些蠕虫,活的成虫可使宿主产生获得性免疫,这种免疫力对体内原有的成虫不产生影响,可以存活下去,但对再感染时入侵的幼虫有一定抵抗力,这种活动性感染与免疫力并存的获得性免疫状态称为伴随免疫,例如血吸虫感染可形成伴随免疫。

(二)宿主对寄生虫作用的结果

(1)宿主完全清除体内的寄生虫,并获得抵御再感染的免疫力,但这种情况比较罕见。

(2)宿主清除大部分或未能完全清除体内寄生虫,但对再感染产生相对的抵抗力,结果造成宿主的慢性感染或成为带虫者,大多数寄生虫感染属于此类型。

(3)宿主的免疫力极弱,不能有效控制寄生虫在体内的生长、繁殖,表现出明显的临床症状和病理变化,引起寄生虫病,严重病例可造成不良后果或死亡。

第三节 寄生虫病的流行与防治原则

一、寄生虫病流行的基本环节

寄生虫病能在一定地区流行,必须具备传染源、传播途径、易感人群三个基本环节。

(1)传染源:指感染了寄生虫的人和动物,包括患者、带虫者和保虫宿主(家畜、家养动物及野生动物)。

(2)传播途径:指寄生虫从传染源排出,借助某些途径,传播到易感宿主的过程。寄生虫侵入人体的途径和方式主要有经口感染、经皮肤感染、经媒介昆虫感染、经胎盘感染、经接触感染、经输血感染及自体感染。

(3)易感人群:是指对某种寄生虫缺乏免疫力或免疫力低下的人群。一般来说,人对人体寄生虫普遍易感。

二、寄生虫病的防治原则

(1)控制或消灭传染源:在流行区普查、普治患者和带虫者,查治或适当处理保虫宿主。在非流行区监测和控制来自流行区的流动人口,以控制传染源的输入和扩散。

(2)切断传播途径:针对各种寄生虫病的不同传播途径,采取综合措施,加强粪便和水源管理,注意环境和个人卫生。控制或杀灭中间宿主和媒介节肢动物是切断寄生虫病传播途径的重要手段。

(3)保护易感人群:加强健康教育,改善生产条件,改变不良的生活习惯,必要时给予预防性用药,降低人群感染机会。

考点直通车

人体寄生虫的传染源包括

A. 所有的家畜　　　　　　　　　B. 仅有患者和带虫者

C. 患者、带虫者、感染的动物　　　D. 所有的野生动物

E. 医学节肢动物

答案与解析:非寄生虫感染性家畜、野生动物或医学节肢动物不会引起人类感染寄生虫,而感染寄生虫的动物可作为传染源引起人类寄生虫感染。所以,作为人体寄生虫传染源的除了患者和带虫者,还有感染的动物,故选C。

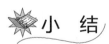

小　结

寄生虫是指营寄生生活的多细胞无脊椎低等动物和单细胞原生动物。被寄生虫寄生的生物称为宿主。根据寄生虫与宿主的关系,可将寄生虫分为专性寄生虫、兼性寄生虫、偶然寄生虫、机会致病寄生虫。根据寄生虫不同发育阶段对宿主的要求,可将宿主分为中间宿主、终宿主和保虫宿主。

寄生虫与宿主的相互作用,一方面表现为寄生虫对宿主的致病作用,包括夺取营养、机械损伤、毒性与免疫损伤;另一方面表现为宿主对寄生虫的免疫作用。寄生虫感染的免疫分为固有免疫和适应性免疫。适应性免疫分为消除性免疫和非消除性免疫,其中消除性免疫分为带虫免疫和伴随免疫。

寄生虫病的流行必须具备传染源、传播途径、易感人群三个基本环节。寄生虫侵入人体的途径和方式主要有经口、经皮肤、经媒介昆虫、经胎盘、经接触、经输血及自体感染。寄生虫病防治的基本原则是要制订包括控制或消灭传染源、切断传播途径和保护易感人群的综合性防治措施。

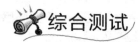

综合测试

一、选择题(A型题)

1. 寄生虫的感染阶段是指
   A. 幼虫阶段　　　　　　B. 成虫阶段　　　　　　C. 虫卵阶段
   D. 童虫阶段　　　　　　E. 能感染人体的阶段
2. 寄生虫的幼虫阶段寄生的宿主属于
   A. 终宿主　　　　　　　B. 中间宿主　　　　　　C. 保虫宿主
   D. 储存宿主　　　　　　E. 以上都不是
3. 有些寄生虫生活史既有有性生殖,又有无性生殖,并且交替进行才能完成一代发育,称为
   A. 配子生殖　　　　　　B. 两性生殖　　　　　　C. 混合增殖
   D. 世代交替　　　　　　E. 无性或有性生殖
4. 寄生虫侵入人体的途径和方式不包括
   A. 经口感染　　　　　　B. 经飞沫传播　　　　　C. 经皮肤感染
   D. 经输血感染　　　　　E. 经媒介昆虫感染

二、简答题

1. 简述寄生虫病的流行环节。
2. 简述寄生虫对宿主的致病作用。

三、思考题

如何有效控制某一地区流行的寄生虫病?

(熊天擎)

第二十二章　常见人体寄生虫

> **学习目标**
> (1)了解医学节肢动物的主要特征与分类、对人体的危害。
> (2)熟悉绦虫纲、原虫纲寄生虫的形态结构、生活史和致病性。
> (3)掌握蛔虫、钩虫、丝虫、蛲虫的形态结构、生活史和致病性。

第一节　线　虫

线虫属于线形动物门的线虫纲,种类繁多,广泛分布于水和土壤中。成虫多呈线状或圆柱形,左右对称,体表光滑不分节。绝大多数虫种为雌雄异体。雌虫大于雄虫,雌虫尾端多尖直,雄虫尾端多向腹面卷曲或呈伞状膨大,虫体头部顶端有口孔或口囊。寄生于人体的多数线虫雌虫具有结构相同的两套生殖管道,属于双管型。雄虫生殖系统为单管型。雄虫尾端具有1个或1对角质交合刺。线虫的基本发育阶段分为虫卵、幼虫和成虫三个阶段。根据线虫生活史中是否需要中间宿主,可将其分为两大类:土源性线虫和生物源性线虫。常见寄生于人体且危害较大的线虫主要有蛔虫、钩虫、鞭虫、蛲虫、旋毛虫和丝虫等。

一、似蚓蛔线虫

似蚓蛔线虫简称蛔虫,是最常见的人体寄生虫之一。成虫寄生于人体小肠,引起蛔虫病。

(一)形态

1. 成虫　虫体呈长圆柱形,形似蚯蚓。活体淡粉色或微黄色,死后呈灰白色。体表有细横纹,两侧有明显侧白线。口孔位于虫体顶端,周围有三个排列成"品"字形的唇瓣。雌虫长20~35cm,有的可达49cm,直径为3~6mm,尾端尖直。生殖器官为双管型。雄虫较小,长15~31cm,直径为2~4mm,尾端向腹面卷曲,有一对镰刀状交合刺(图22-1)。

2. 虫卵　虫卵有受精卵和未受精卵。受精蛔虫卵呈宽椭圆形,大小为(45~75)μm×(35~50)μm。卵壳厚而透明,卵壳表面有一层凹凸不平的蛋白质膜,被胆汁染成棕黄色。卵壳内含有一个大而圆的卵细胞,卵细胞两端与卵壳之间常见新月形间隙,随着卵细胞分裂发育,间隙消失。未受精蛔虫卵多呈长椭圆形,大小为(88~94)μm×(39~44)μm。壳质层与蛋白质膜均较受精蛔虫卵薄,无蛔甙层。卵壳内充满大小不等的折光性颗粒。蛔虫卵的蛋白质膜有时可脱落,此时卵壳无色透明(图22-2)。

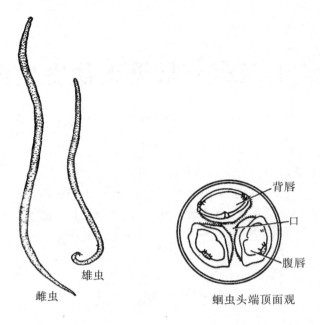

图 22-1 蛔虫成虫及唇瓣

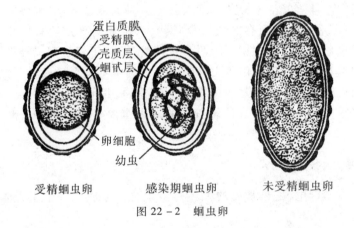

图 22-2 蛔虫卵

(二)生活史

成虫寄生于人体小肠,空肠为多,回肠次之,以肠内半消化物为食。雌、雄虫交配后,雌虫产卵,一条雌虫每天产卵量可达24万个。

1. 在外界的发育 虫卵随宿主粪便排出体外,污染环境。受精蛔虫卵在外界温暖(21~30℃)、潮湿、隐蔽、氧气充分的土壤中,约经2周发育为幼虫,成为第1期含蚴卵;再经1周,幼虫蜕皮1次,成为第2期含蚴卵,为蛔虫感染阶段。

2. 在人体内的发育 人因误食了感染期虫卵污染的蔬菜、水果等而被感染。虫卵在胃液、胰液及幼虫分泌的孵化液作用下,卵壳消化,在小肠孵出幼虫,然后钻入肠黏膜及黏膜下层小静脉和淋巴管,进入门静脉,经肝、下腔静脉、右心到达肺,穿破肺泡毛细血管进入肺泡,在此发育2周,蜕皮2次。然后,幼虫沿支气管、气管上行至咽部,随吞咽经食管、胃再次进入小肠,在小肠内经第4次蜕皮,成为童虫,再经数周发育为成虫(图22-

3)。从感染期蛔虫卵进入人体至雌虫产卵需经历 60～75 天。成虫寿命一般为 1 年左右。

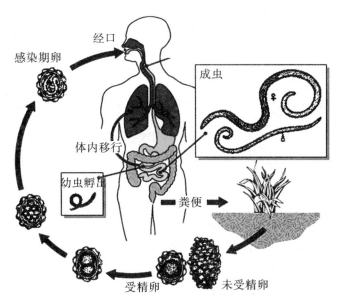

图 22-3 蛔虫生活史

(三)致病性

1. **幼虫的致病性** 幼虫在人体的移行过程中,对人体造成的机械性损伤、幼虫蜕皮等产生的抗原性异物可造成肺部出血、水肿、超敏反应。患者出现发热、咳嗽、气促、痰中带血及血中嗜酸性粒细胞增多等,即蛔蚴性肺炎。大量感染者,其幼虫可侵入脑、肝、脾、胰腺、肾和脊髓等,引起异位病变。

2. **成虫的致病性** ①夺取营养和消化道症状:成虫寄生于人体小肠,以小肠内半消化物为食,不但夺取宿主大量营养,而且损伤肠黏膜,还可导致肠黏膜的炎性病变,患者常出现间歇性脐周疼痛、厌食、恶心、呕吐、消化不良、腹泻或便秘等消化道症状。重度感染的儿童可出现发育障碍。②超敏反应:虫体的分泌物、代谢产物及死亡后的分解产物均可诱发Ⅰ型超敏反应,表现为荨麻疹、皮肤瘙痒、血管神经性水肿、哮喘及结膜炎等,也可出现失眠、磨牙、惊厥等神经症状。③并发症:蛔虫成虫有窜扰、钻孔习性。蛔虫可钻入开口于肠壁的各种管道,引起胆道蛔虫症、阑尾炎、胰腺炎等。若寄生虫体多,大量蛔虫扭结成团状或条索状,阻塞肠道,可引起肠梗阻,严重的可引起肠坏死、肠穿孔及急性腹膜炎等。其中,胆道蛔虫症是最常见并发症之一。

(四)辅助检查

1. **病原检查** 自患者粪便中检获虫卵,或吐出、排出的成虫均可确诊。蛔虫的产卵量大,一般用粪便直接涂片法检查虫卵就可取得较好的效果,1 张涂片的检出率可达 80%,3 张涂片的检出率可达 95%。

2. **其他检查** 常见并发症的诊断,例如胆道蛔虫症,做十二指肠引流可查见蛔虫卵,B超、X线检查可辅助诊断。X线检查还可见蛔虫性肠梗阻中呈团状或条索状的虫体阴影。

(五)防治原则

蛔虫病的防治应当采取综合措施。①药物驱虫,控制传染源:对患者、带虫者进行驱虫治疗,常用驱虫药有阿苯达唑、甲苯达唑和噻嘧啶。②加强粪便管理,切断传播途径:实施粪便无害化处理,控制环境污染。消灭苍蝇、蟑螂,减少传播途径和感染机会。③加强健康教育,提高防病意识:注意饮食卫生和个人卫生,养成良好的卫生习惯,饭前、便后洗手,不生食未洗净的蔬菜和瓜果,防止食入感染期虫卵。

二、十二指肠钩口线虫与美洲板口线虫

钩虫(hookworm)寄生于人体小肠,引起钩虫病,是我国五大寄生虫病之一。在我国,寄生于人体的钩虫主要有十二指肠钩口线虫(简称为十二指肠钩虫)和美洲板口线虫(简称为美洲钩虫)。

(一)形态

1. 成虫　虫体细长略弯曲,长约1cm,活时肉红色、半透明,死后灰白色。虫体前端较细,略向背侧弯曲,有1个发达的角质口囊,呈圆形或椭圆形,口囊位于腹侧缘。十二指肠钩虫有一对钩齿,而美洲钩虫则是一对板齿,是附着于宿主肠壁的器官(图22-4)。口囊两侧有1对头腺,能合成和分泌抗凝素,可抑制宿主肠黏膜损伤处血液凝固。雌虫比雄虫略大,尾端尖直,呈圆锥状。雄虫尾端膨大形成膜质交合伞,内有肌肉性状辐肋支持,根据辐肋形状不同可做虫种鉴定。交合伞内还有两根细长可收缩的交合刺(表22-1)。

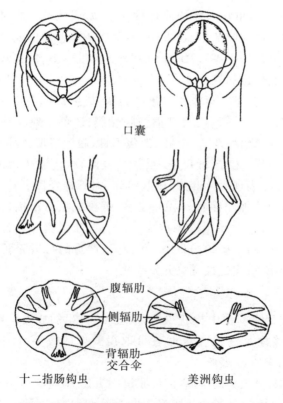

图22-4　两种钩虫成虫口囊及交合伞、交合刺

表 22-1　十二指肠钩虫与美洲钩虫成虫鉴别要点

鉴别要点	十二指肠钩虫	美洲钩虫
大小(mm)	♀(10~13)×0.6 ♂(8~11)×(0.4~0.5)	♀(9~11)×0.4 ♂(7~9)×0.3
体形	前端与尾端向背弯曲,呈"C"形	前端向背、尾端向腹弯曲,呈"S"形
口囊	腹侧前缘2对钩齿	腹侧前缘1对半月形板齿
交合伞形状	略呈圆形	扁圆或扇形
交合伞背辐肋分支	远端分两支,每支又分3小支	基部分两支,每支又分2小支
交合刺	2根,长鬃状,末端分开	1根,末端形成倒钩与另一根末端合并
阴门	体中部略后	体中部略前
尾刺	有	无

2. **虫卵**　两种钩虫虫卵形态相似,呈椭圆形,两端钝圆。卵壳薄,单层无色透明,卵内常含有2~4个卵细胞,卵壳与卵细胞之间有明显空隙。在便秘者粪便内或粪便放置过久,卵内细胞可继续分裂为桑葚状。

(二)生活史

十二指肠钩虫和美洲钩虫的生活史基本相同(图22-5)。成虫寄生于人体小肠上段,以空肠多见,借助口囊内钩齿或板齿咬附于肠黏膜上,以宿主的血液、淋巴液、肠黏膜和脱落的上皮细胞为食。

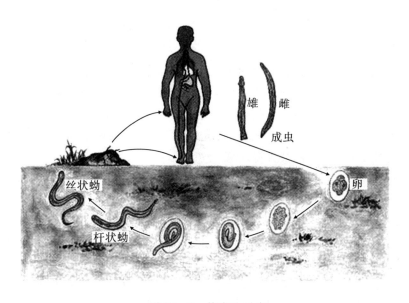

图22-5　钩虫生活史

1. **在外界的发育**　两性虫体交配后,雌虫产受精卵,虫卵随粪便排出体外,在适宜的温度(25~30℃)和湿度(相对湿度60%~80%)下,隐蔽、含氧充分的疏松土壤中,约经

24小时,卵内细胞即可发育为第1期杆状蚴,并破壳孵出,此期杆状蚴以细菌和有机物为食。48小时后,经第1次蜕皮发育为第2期杆状蚴。再经5~6天,第2次蜕皮,发育为丝状蚴,丝状蚴为其感染阶段。

2. 在人体内的发育　土壤中丝状蚴能沿着植物的茎或枝向上爬行到离地面数十厘米的植物上。丝状蚴有明显的向温性和向湿性,当人体皮肤或黏膜接触土壤时,丝状蚴借助机械穿刺作用及分泌酶的化学作用,经毛囊、汗腺、皮肤破损处主动钻入皮肤,30~60分钟后,多数幼虫进入皮下组织并在其内移行。24小时后侵入小静脉或淋巴管,随血流经右心至肺部,穿破肺部的毛细血管到达肺泡,再沿支气管、气管上行至咽部,一部分幼虫随痰吐出,大部分幼虫随着人的吞咽动作,经食管、胃进入小肠,再经第3次和第4次蜕皮并发育为成虫。自感染期蚴侵入人体至成虫交配产卵需5~8周。成虫寿命平均为3年。

钩虫主要是经皮肤感染,但也可经口感染,如十二指肠钩虫的感染期蚴被误食后,如果未被胃酸杀死,则可直接在肠腔内发育为成虫。

(三)致病性

1. 幼虫的致病性　幼虫的致病性主要是钩蚴侵入皮肤和体内移行造成对宿主的损害。

(1)钩蚴性皮炎:人赤手或赤足接触污染的土壤、蔬菜等,丝状蚴可经皮肤侵入,引起钩蚴性皮炎,俗称"粪毒"或"地痒疹"。在侵入皮肤之初有局部针刺、奇痒和烧灼感,继而可见充血斑点或丘疹,1~2天内会出现红肿及水疱。多发生于手指或足趾间皮肤较薄处。

(2)钩蚴性肺炎:感染后1周左右,钩蚴随血流进入肺泡,引起肺部炎症反应、出血等。患者出现咽痒、咳嗽、咳痰、痰中带血及畏寒发热等全身症状。

2. 成虫的致病性　具体如下。

(1)消化道症状:成虫以口囊咬附于肠黏膜,造成肠壁散在性出血点和小溃疡,深度可达黏膜下层或肌层。患者早期表现为食欲亢进、易饿、乏力,继而出现上腹不适或隐痛、消化不良、恶心、呕吐、腹泻及大便隐血阳性等。

少数患者出现喜食生米、煤渣、泥土等,此现象称为"异嗜症",可能与体内铁缺乏有关,给患者补充铁剂后,症状常会自行消失。

(2)贫血:钩虫的主要危害是成虫吸血,使患者长期处于慢性失血状态。铁和蛋白质不断丢失,从而导致小细胞低色素性贫血。

钩虫引起贫血的原因:①成虫以钩齿或板齿咬附肠黏膜,吸取血液;②在吸血的同时,虫体头腺分泌抗凝素,阻止血液凝固,造成黏膜伤口渗血;③虫体经常更换咬附和吸血部位,造成新旧伤口同时渗血;④钩虫吸血的同时,又将吸入的血液不断从肛门排出。

(3)婴儿钩虫病:婴儿感染钩虫的途径主要是使用被钩蚴污染的尿布、内衣、内裤等经皮肤感染。也可能是母体孕期感染后,钩虫经胎盘或乳汁感染婴儿。患儿表现为急性便血性腹泻、严重贫血、肝脾大、发育障碍等,甚至死亡。

(四)实验室检查

1. 病原检查　在粪便标本中查出钩虫卵即可诊断。常用方法有生理盐水直接涂片法、饱和盐水浮聚法,后者是诊断钩虫病感染的首选方法。

2. 其他检查　血常规结果显示贫血及嗜酸性粒细胞增多,是诊断钩虫性贫血的依据之一。

(五)防治原则

对钩虫病采用综合性防治措施:①在流行区进行普查普治,对症治疗。治疗钩蚴性皮炎可用局部热敷法,持续热敷10分钟,也可在皮炎处涂擦15%噻苯达唑软膏,连用两天。适当纠正贫血等症状后,再驱虫治疗,常用药物有阿苯达唑和甲苯达唑。②加强粪便管理,使用无害化粪便施肥。③开展健康教育,加强个人防护,改良耕作方法,减少皮肤接触疫土的机会。

三、蠕形住肠线虫

蠕形住肠线虫(enterobius vermicularis)俗称蛲虫,主要寄生于回盲部,引起蛲虫病。儿童感染较为普遍。

(一)形态

1. 成虫　虫体细小,呈线头状,乳白色。头端角皮膨隆,形成头翼。咽管末端膨大呈球形,称为咽管球。雌虫较大,尾端长而尖直,形似针状。雄虫尾端向腹面卷曲(图22-6)。

2. 虫卵　虫卵两侧不对称,一侧较平,一侧稍凸。卵壳厚,无色透明。内含蝌蚪期幼虫(图22-6)。

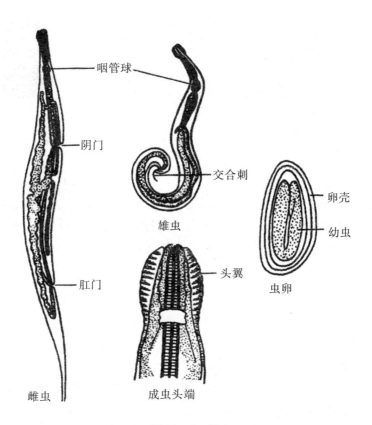

图22-6　蛲虫

(二)生活史

成虫寄生于人体回盲部,以肠上皮、肠内容物、组织或血液为食。雌、雄虫交配后,雄虫很快死亡并排出体外。雌虫受精后子宫内充满虫卵,向下移行至直肠。当宿主睡眠时,部分雌虫可自肛门爬出,在肛门周围和会阴皱褶处产卵。产卵后雌虫大多死亡,少数可经肛门返回肠腔,有的可进入阴道、尿道或腹腔等处,引起异位寄生。

黏附在肛周皮肤上的虫卵,约经6小时,蜕皮1次即为感染期卵。雌虫产卵时导致肛门周围瘙痒,引起抓挠,感染期虫卵会污染手指,然后通过"手-口"方式形成自体反复感染。感染期虫卵也可通过污染衣物、玩具等引起其他人感染。感染期虫卵经口进入消化道后,在十二指肠孵出幼虫,至结肠再发育为成虫(图22-7)。自食入感染期虫卵至雌虫产卵需15~43天。由于自身反复感染,蛲虫病可长期存在,迁延不愈。

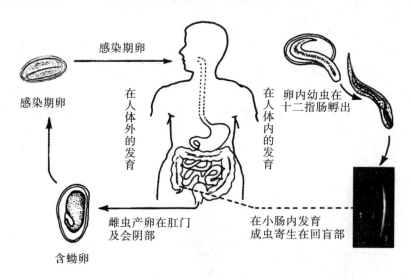

图22-7 蛲虫生活史

(三)致病性

蛲虫雌虫在肛周爬行、产卵,刺激肛门及会阴部皮肤,引起皮肤瘙痒,影响睡眠。搔抓时抓破皮肤,常可引起继发感染。患儿表现为烦躁不安、失眠、食欲减退、夜惊、夜间磨牙等症状。虫体可侵入阴道、子宫、输卵管等内脏器官异位寄生,引起阴道炎、子宫内膜炎、输卵管炎等。

(四)实验室检查

采用透明胶纸肛拭法或棉签拭子法检获虫卵可确诊,应在清晨排便前进行为宜,在粪便内或肛周检获雌虫亦可确诊。

(五)防治原则

1. **加强卫生教育** 做到饭前便后洗手,勤剪指甲,不吸吮手指。定期烫洗被褥,定期消毒玩具和桌椅亦是防止蛲虫病的重要措施。

2. **对集体机构的儿童进行普查普治** 常用药物有阿苯达唑和甲苯达唑等。用蛲虫膏、2%白降汞软膏或龙胆紫涂于肛周有止痒和杀虫作用。

四、丝虫

寄生于人体的丝虫已知的有8种,我国仅有班氏吴策线虫(班氏丝虫)和马来布鲁线虫(马来丝虫),由蚊传播,寄生在人体淋巴系统中,引起丝虫病。

(一)形态

1. 成虫　两种丝虫成虫形态结构相似。虫体乳白色,细线状、体表光滑。雌虫尾端略向腹面弯曲,雄虫尾端向腹面卷曲2~3圈。成虫寄生在淋巴结和淋巴管中。

2. 微丝蚴　虫体细长,头端钝圆,尾端尖细,外被有鞘膜,呈蛇形运动。染色后可见体核。虫体前端无体核处称为头间隙。两种微丝蚴的形态结构有所不同(表22-2,图22-8)。

表22-2　班氏微丝蚴与马来微丝蚴形态鉴别

	班氏微丝蚴	马来微丝蚴
体态	柔和,弯曲较大	硬直,大弯上有小弯
头间隙	长度与宽度相等或为宽度的一半	长度约为宽度的2倍
体核	圆形,均匀,清晰可数	椭圆形,排列致密,不易分清
尾部	尖细,无尾核	有两个尾核,前后排列,尾核处较膨大

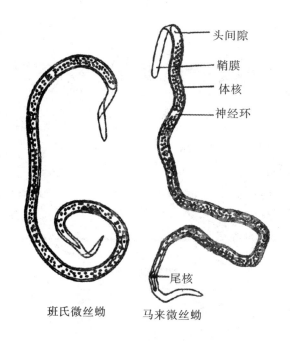

图22-8　班氏微丝蚴与马来微丝蚴

(二)生活史

两种丝虫生活史基本相似,包括幼虫在中间宿主蚊体内的发育和成虫在终宿主人体内的发育两个阶段。成虫寄生在人体淋巴系统中(马来丝虫也可寄生在其他脊椎动物体内),雌、雄交配后,雌虫产出微丝蚴,微丝蚴随淋巴液进入血液。在我国,传播丝虫的蚊主要有淡色库蚊、中华按蚊等。

1. 蚊体内的发育　当雌蚊叮咬血内含有微丝蚴的感染者时,微丝蚴随血液进入蚊胃内,脱去鞘膜,穿过胃壁进入胸肌。2~4天内,虫体缩短变粗,形似腊肠,称为腊肠蚴。腊肠蚴继续发育,约经2周,发育为丝状蚴,即感染期幼虫。此时,丝状蚴离开蚊的胸肌,进入蚊血腔,移行至蚊的下唇。当蚊再次叮吸人血时,丝状蚴经皮肤侵入人体。在蚊体内的寄生阶段,幼虫只发育,不增殖。

2. 在人体内的发育　丝状蚴进入人体后的具体移行途径,至今尚不清楚。一般认为,丝状蚴侵入人体后,移行至大淋巴管及淋巴结内寄生,经两次蜕皮发育成成虫(图22-9)。雌、雄交配后,雌虫产出微丝蚴。微丝蚴在外周血液中表现为夜多昼少的现象称为"夜现周期性"。两种微丝蚴在外周血中出现的高峰时间不同,班氏微丝蚴在晚上10时至次晨2时;马来微丝蚴为晚上8时至次晨4时。两种丝虫成虫的寿命一般为4~10年,个别达40年。微丝蚴的寿命一般为2~3个月。

马来丝虫多寄生于上、下肢浅表淋巴系统中,以下肢多见。班氏丝虫除寄生于浅表淋巴系统外,还常寄生于深部淋巴组织,尤其是生殖系统的淋巴管和淋巴结,主要见于下肢、阴囊、精索、腹股沟、腹腔、肾盂等处。此外,两种丝虫均可异位寄生,如眼前房、乳房、肺、脾、心包等处,以班氏丝虫多见。人是班氏丝虫唯一终宿主。马来丝虫除寄生于人体外,多种脊椎动物可作为其保虫宿主。

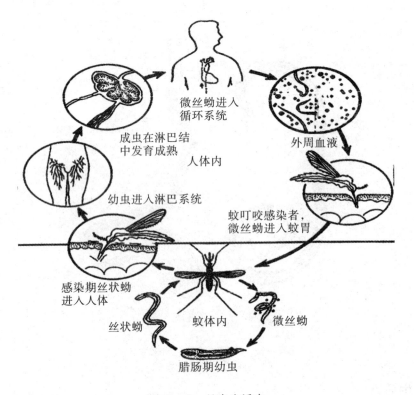

图22-9　丝虫生活史

(三)致病性

丝虫的成虫、丝状蚴、微丝蚴对人体均有致病作用,但以成虫尤其是雌虫为主。人体感染丝虫后,其致病和临床表现取决于机体的反应状态、感染程度和寄生部位等。

1. **急性超敏反应和炎症反应** 幼虫和成虫的分泌物、代谢产物、死虫分解产物及雌虫子宫排出物等均可刺激机体产生全身超敏反应和局部淋巴系统的炎症反应。临床表现为周期性发作的淋巴管炎、淋巴结炎和丝虫热等。淋巴管炎通常先于淋巴结炎,其特征为逆行性,发作时可见皮下一条红线逆行性蔓延发展,俗称"流火",以下肢多见。炎症波及皮内毛细淋巴管时,局部皮肤出现片状弥漫性红肿,表面光亮,有灼热感和压痛,称为丹毒样皮炎。引起淋巴结炎时局部淋巴结肿大,有压痛。局部出现炎症的同时,常伴有畏寒、发热,即丝虫热。

2. **慢性期阻塞性病变** 急性期炎症反复发作及成虫的刺激,病变局部形成肉芽肿、纤维组织增生,引起淋巴管狭窄、阻塞,淋巴液回流障碍、淤积,导致凹陷性淋巴液肿。因阻塞部位不同,临床表现各异。

(1) 象皮肿:是丝虫病慢性期的主要表现。淋巴液淤积于皮下组织,其中大量的蛋白质刺激纤维组织增生,使局部皮肤和皮下组织增厚,弹性消失,粗糙,变硬,类似象皮,故称象皮肿。临床常见下肢象皮肿和阴囊象皮肿,其他部位如上肢、乳房及阴唇也可发生象皮肿。

(2) 睾丸鞘膜积液:淋巴管阻塞发生于精索、睾丸时,淋巴液流入鞘膜腔所致。部分患者的积液中可查到微丝蚴。

(3) 乳糜尿:见于班氏丝虫病。乳糜尿常间歇性发作,尿呈乳白色,似米汤,混有血液时呈粉红色,乳糜尿中可查到微丝蚴。

(四)实验室检查

1. **病原检查** 从患者外周血、乳糜尿、睾丸鞘膜抽出液或活检中查出微丝蚴或成虫为诊断依据。根据微丝蚴的夜现周期性,采血时间以晚上9时至次日晨2时为宜。常用方法有厚血膜法、新鲜血滴法、浓集法、乙胺嗪(海群生)白天诱出法等。

2. **免疫检查** 目前比较理想的方法有ELISA等,近年DNA探针技术已应用于丝虫病诊断。

(五)防治原则

对丝虫病的防治应采用综合性措施。①普查普治:发现并治疗患者和带虫者,控制传染源是防治丝虫病的主要措施。乙胺嗪(海群生)是目前治疗丝虫病的特效药物。对象皮肿患者采用组织疗法、物理疗法等。对睾丸鞘膜积液患者进行手术治疗。②防蚊灭蚊:消灭传播媒介,阻断传播途径,在灭蚊的同时要清除蚊的孳生地。

第二节 吸 虫

吸虫(trematode)属于扁形动物门吸虫纲的寄生虫,寄生于人体的吸虫属于复殖目,称为复殖吸虫。虫体多呈叶状或舌状,背腹扁平,两侧对称,少数呈圆柱体,均有口、腹吸盘。消化系统包括口、咽、食管及肠管,肠管左右分支,末端为盲端,无肛门。除裂体吸虫外,其他均为雌雄同体,每个成虫都有一套雌性和雄性生殖器官,生殖器官发达。复殖吸虫生活史复杂,其过程中有世代交替和宿主转换现象,常需要中间宿主。

一、华支睾吸虫

华支睾吸虫主要寄生于终宿主的肝胆管内,故称肝吸虫,引起华支睾吸虫病(肝吸虫病)。

(一)形态

1. 成虫　虫体狭长,背腹扁平,似葵花籽仁状,大小为$(10 \sim 25)$ mm $\times (3 \sim 5)$ mm,活时淡红色,半透明,固定后灰白色。腹吸盘略小于口吸盘,位于虫体前端近 1/5 处。消化系统包括口、咽、食管及沿虫体两侧伸至末端的两根肠支。卵巢呈分叶状,位于睾丸之前。睾丸有两个,前后排列于虫体的后 1/3 处,呈高度分枝状。睾丸之前有一个分叶状的卵巢,在卵巢和腹吸盘之间,盘曲着充满虫卵的子宫,开口于生殖腔(图 22 - 10)。

2. 虫卵　虫卵呈黄褐色,芝麻状,是寄生于人体的最小蠕虫卵。一端稍窄且卵盖明显,其周围卵壳增厚形成肩峰,另一端有一疣状突起,内含成熟的毛蚴(图 22 - 10)。

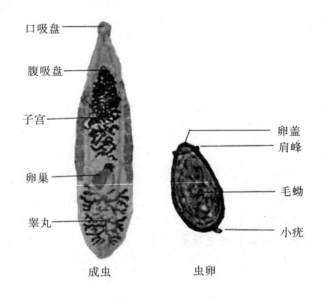

图 22 - 10　华支睾吸虫成虫和虫卵

(二)生活史

成虫寄生于人或哺乳动物的肝胆管内。虫卵随胆汁进入肠道,并随粪便排出体外。在水中,虫卵被第一中间宿主豆螺、沼螺等淡水螺吞食后,在螺体消化道内孵出毛蚴,毛蚴在螺体内经胞蚴、雷蚴等阶段发育为尾蚴。成熟尾蚴自螺体内逸出入水,遇到第二中间宿主淡水鱼或淡水虾,即可侵入其体内发育为囊蚴。囊蚴是肝吸虫的感染阶段。

终宿主或保虫宿主因食入含有活囊蚴的淡水鱼、虾被感染。囊蚴在宿主十二指肠内经消化液作用,脱囊形成童虫,继而逆胆汁流出方向经胆总管进入肝胆管,在感染后 1 个月左右发育为成虫。成虫寿命通常为 20 ~ 30 年(图 22 - 11)。

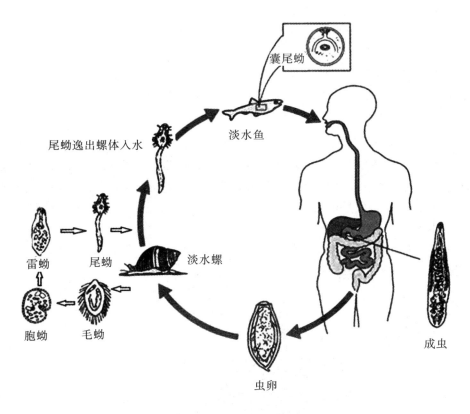

图 22-11 华支睾吸虫生活史

(三)致病性

肝吸虫成虫寄生在肝胆管内,通过机械性损伤及代谢物毒性作用,引起肝胆管及管周发生超敏反应及炎症反应,出现急性胆囊炎、慢性胆管炎等。胆管局部结缔组织增生,致管壁增厚、变窄,可导致胆汁淤积,出现阻塞性黄疸、肝硬化。虫卵、虫体死亡产生的碎片及脱落的管壁细胞等,可作为胆石核心,诱发胆结石,还可能诱发肝癌和胆管上皮癌。儿童反复感染,可影响生长发育。临床表现上,因感染轻重和患者的机体反应而异。轻度感染时,患者可不出现明显症状;重度感染可出现营养不良、腹痛、肝脾大、贫血、黄疸等表现,血常规检查有嗜酸性粒细胞增多。晚期可出现肝硬化、腹水,甚至死亡。

(四)实验室检查

1. 病原检查 检获肝吸虫卵是确诊的依据。直接涂片法操作简单,但易漏检。常用沉淀集卵法和漂浮集卵法,以提高检出率。必要时行十二指肠引流胆汁进行离心沉淀检查,检出率可达100%,还可检出成虫。

2. 免疫检查 ELISA是目前较为理想的免疫检测方法。

(五)防治原则

1. 加强健康教育 不吃生的或未煮熟的鱼、虾,生、熟刀具和砧板分开。防止食入活囊蚴是预防本病的关键。

2. 加强粪便管理和水源管理 不用未经处理的新鲜粪便施肥,不随地大便;不在鱼塘上或河畔建厕所,防止虫卵污染水域,切断传播途径。定期灭螺,消灭第一中间宿主。

3. 查治患者病畜　治疗药物首选吡喹酮和阿苯达唑。

二、布氏姜片吸虫

布氏姜片吸虫俗称姜片虫,是寄生于人、猪小肠内的最大吸虫,引起姜片虫病。

(一)形态

1. 成虫　虫体呈长椭圆形,肥厚,背腹扁平,似姜片,是寄生于人体的最大吸虫。活时为肉红色,死后为青灰色。口吸盘位于虫体前端,腹吸盘肉眼可见,呈漏斗状,紧挨在口吸盘后方。两肠支呈波浪弯曲状从两侧向后延伸至虫体末端。两个睾丸高度分支呈珊瑚状,在虫体后1/2处呈前后排列。卵巢在睾丸之前,呈分支状。子宫盘曲在卵巢和腹吸盘之间(图22-12)。

2. 虫卵　长椭圆形,淡黄色,为人体寄生的最大蠕虫卵。卵壳薄而光滑均匀,卵盖不明显。卵内含有1个卵细胞和20~40个卵黄细胞(图22-12)。

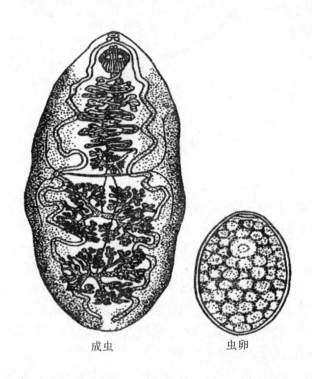

成虫　　虫卵

图22-12　布氏姜片虫(成虫、虫卵)

(二)生活史

成虫寄生于人或猪的小肠内。虫卵随粪便排出,进入水中,在适宜的温度(26~30℃)下,经3~7周孵出毛蚴。毛蚴侵入中间宿主扁卷螺体内,在螺体内经胞蚴、母雷蚴、子雷蚴的发育繁殖,形成大量尾蚴。成熟尾蚴逸出,吸附在水生植物水红菱、茭白、荸荠等表面形成囊蚴。囊蚴是姜片虫的感染阶段。带有活囊蚴的媒介植物被终宿主或保虫宿主生食后经口感染,在消化液和胆汁的作用下,尾蚴脱囊而出,经1~3个月发育为成虫。成虫在人体的寿命约1年,长者可达4~5年(图22-13)。

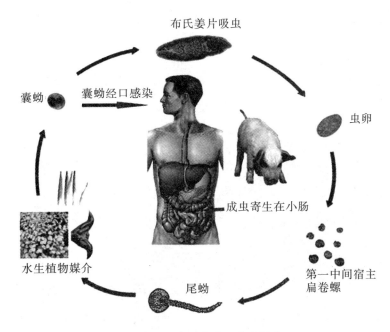

图22-13 布氏姜片吸虫生活史

(三)致病性

成虫寄生在人体小肠内,引起姜片虫病。成虫虫体较大且具有发达的腹吸盘,吸附力强,可造成局部黏膜损伤。其吸附的部位出现炎症反应、水肿、点状出血及溃疡;其代谢产物、分泌物可引起荨麻疹等超敏反应。

虫体吸附时不仅摄取营养,还因大量虫体覆盖肠黏膜而影响消化、吸收功能及引起肠梗阻。轻度感染可无明显临床表现;重度感染患者表现出腹痛、腹泻、营养不良、消瘦、贫血、衰竭甚至死亡。儿童还可出现发育障碍和智力减退。

(四)实验室检查

采用直接涂片法或沉淀法进行粪检,从粪便中检获虫卵或成虫即可确诊。

(五)防治原则

搞好卫生宣教工作;加强粪便管理和水源管理,实施粪便无害化处理;注意饮食卫生,不食生的或未洗净的荸荠、茭白和菱角等水生植物;及时治疗患者和带虫者以及病畜,常用药物为吡喹酮。

三、卫氏并殖吸虫

卫氏并殖吸虫成虫主要寄生于人体肺内,又称肺吸虫,能引起卫氏并殖吸虫病,也称肺吸虫病。

(一)形态

1. **成虫** 虫体腹面扁平,背面稍隆起,似半粒花生米,压片标本呈椭圆形,长7.5~

12mm。活时为红褐色,死后为灰白色。口、腹吸盘大小略同,腹吸盘位于体中横线之前。两肠支呈波状弯曲,从两侧伸至虫体末端。2个呈分叶状的睾丸并列于虫体的后1/3处。卵巢1个,与子宫左右并列于腹吸盘之后。生殖器官并列是本虫的形态特征(图22-14)。

2. **虫卵** 不规则椭圆形,金黄色。虫卵一端较宽,另一端较窄,较宽一端有一较大卵盖,但常倾斜。卵壳厚薄不均,在无卵盖一端明显增厚。卵内含1个卵细胞和10余个卵黄细胞(图22-14)。

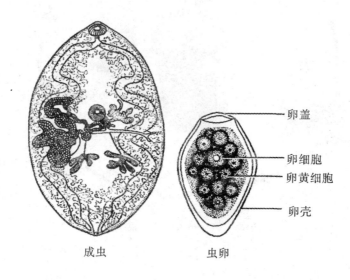

图22-14 卫氏并殖吸虫(成虫、虫卵)

(二)生活史

成虫主要寄生于人或多种肉食动物的肺内,虫卵经气管随痰液或吞咽后随粪便排出体外。虫卵入水,在适宜的温度下(26~30℃),约经3周发育为毛蚴。毛蚴侵入川卷螺体内,经胞蚴、母雷蚴、子雷蚴的发育和增殖,形成大量尾蚴。成熟尾蚴从螺体逸出,侵入第二中间宿主溪蟹、蝲蛄体内发育成囊蚴。囊蚴是其感染阶段。

人或其他终宿主因食入含活囊蚴的溪蟹或蝲蛄而感染。囊蚴在小肠内消化液的作用下脱囊发育为童虫。童虫穿过肠壁进入腹腔,经1~3周后,穿过膈肌经胸腔进入肺内发育为成虫(图22-15)。有些童虫及成虫还可侵入皮下、肝、脑等处进行异位寄生。自感染囊蚴到成虫发育成熟产卵,需2~3个月。成虫寿命一般为5~6年。

(三)致病性

肺吸虫的致病主要是童虫或成虫移行、寄居造成的机械性损伤及其代谢产物的刺激引起的免疫病理反应。

童虫在人体内移行过程中,可因机械性损伤,引起腹痛、腹泻及便血等。童虫在肺外组织寄生时可引起相应病变,如皮下游走性包块、视力下降、头痛、癫痫等。

成虫在肺部寄生,引起肺吸虫病,在患者肺部形成囊肿、纤维化等,表现出咳嗽、胸痛、痰中带血等症状。

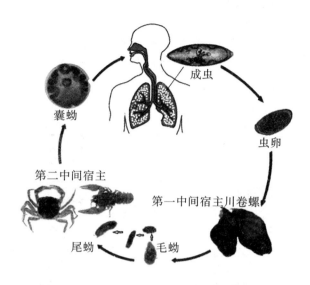

图 22 – 15 卫氏并殖吸虫生活史

(四)实验室检查

1. **病原检查** 对于胸肺型,可采集痰液或粪便查虫卵,常用的方法有直接涂片法或沉淀法,宜取清晨咳出的新鲜痰。对可疑皮下包块,经手术摘除活检,发现童虫即可确诊。

2. **免疫检查** 可用 ELISA 等免疫诊断方法检测。

(五)防治原则

加强健康宣教,加强粪便管理,改变不良饮食习惯,不生食或半生食溪蟹或蝲蛄,不饮生水。积极查治患者,治疗药物首选吡喹酮。

四、日本血吸虫

日本血吸虫也称日本裂体吸虫,简称为血吸虫。成虫主要寄生于人体门静脉和肠系膜下静脉内,引起血吸虫病。

(一)形态

1. **成虫** 成虫雌雄异体,但雌、雄常合抱在一起。虫体口、腹吸盘在虫体前端。雄虫略粗短,乳白色,背腹略扁,口、腹吸盘发达,自腹吸盘以下虫体两侧向腹面卷曲形成抱雌沟,雌、雄虫在此合抱;睾丸多为 7 个,呈串珠状排列。雌虫呈长圆柱状,较细长,形似线虫,因其肠管内含有消化的或半消化的宿主血液,故外观呈灰褐色;卵巢 1 个,位于虫体中部;卵巢前方有管状子宫,开口于腹吸盘下方的生殖孔(图 22 – 16)。

2. **虫卵** 虫卵呈椭圆形,淡黄色。卵壳薄而均匀,无卵盖,卵壳一侧有一小棘(侧棘),常因卵壳周围附有坏死组织、粪渣等脏物或虫卵位置关系而不易观察到。卵内为一成熟毛蚴,毛蚴与卵壳之间有大小不等的油滴状毛蚴头腺分泌物,为可溶性虫卵抗原(图 22 – 16)。

3. **毛蚴** 毛蚴呈梨形,周身被有纤毛。虫体前端有一顶突,内有一顶腺和两个侧腺,能分泌溶组织物质(图22-16)。

4. 尾蚴　尾蚴属于叉尾型尾蚴,分体部和尾部。尾部又分尾干和尾叉,尾叉长度不超过尾干的1/2。体部前端头器中央有一单细胞头腺,腹吸盘位于体部后1/3处,其周围有穿刺腺5对(图22-16)。

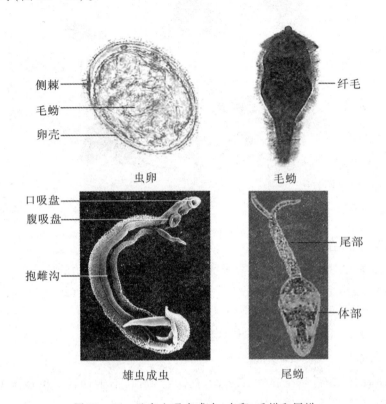

图22-16　日本血吸虫成虫、虫卵、毛蚴和尾蚴

(二)生活史

成虫寄生于人及多种哺乳动物的门脉-肠系膜静脉系统内。雌虫在静脉末梢产卵,所产的虫卵大部分沉积于肠壁末梢血管中,部分随血流进入肝脏。约经11天虫卵发育成熟,由于卵内毛蚴分泌的可溶性虫卵抗原能透过卵壳,破坏血管壁,使肠黏膜坏死脱落,在肠蠕动、腹内压增加和血管内压的作用下,虫卵随坏死组织溃破入肠腔,随粪便排出体外。

虫卵在水中适宜的温度下(25~30℃),卵内毛蚴孵出。毛蚴在遇到中间宿主钉螺时,主动侵入其体内,经母胞蚴、子胞蚴的发育和繁殖,产生大量的尾蚴。尾蚴是日本血吸虫的感染阶段。成熟尾蚴自螺体逸出,在水表层借助尾部摆动游动,当人或其他哺乳动物的皮肤与疫水(含尾蚴的水)接触时,尾蚴钻入宿主皮肤,脱去尾部,成为童虫。

童虫侵入宿主的末梢血管或淋巴管内,随血流汇集于门静脉,在此停留,逐渐发育为成虫,当性器官发育成熟时,雌雄合抱,逆行至肠系膜静脉定居。血吸虫自尾蚴侵入到终宿主粪便中查到虫卵需30~40天。成虫寿命一般为2~5年(图22-17)。

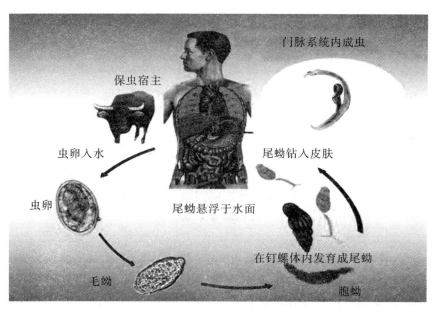

图 22-17 日本血吸虫生活史

(三)致病性

血吸虫的尾蚴、童虫、成虫、虫卵均可对宿主产生损害。其中,虫卵为最重要的致病阶段。

1. **尾蚴所致的损害** 尾蚴穿过宿主皮肤可引起尾蚴性皮炎,表现为局部的丘疹、红斑和瘙痒。

2. **童虫所致的损害** 童虫在体内移行的机械性损伤可造成所经器官的病变,引起局部炎症和点状出血,以肺部较为明显。童虫的代谢产物可引起超敏反应。

3. **成虫所致的损害** 成虫在静脉内寄生,引起静脉内膜炎和静脉周围炎等。其代谢产物、分泌物、排泄物等可引起Ⅲ型超敏反应。

4. **虫卵所致的损害** 虫卵是血吸虫的主要致病阶段。在宿主的肝及结肠肠壁等处沉积的虫卵成熟后,卵内毛蚴分泌的可溶性虫卵抗原从卵壳微孔渗出到周围组织中,引起淋巴细胞、巨噬细胞、嗜酸性粒细胞、中性粒细胞、浆细胞趋向并集聚于虫卵周围,形成虫卵肉芽肿,这是一种Ⅳ型超敏反应。肉芽肿中心坏死,成为嗜酸性脓肿,临床表现为发热、腹痛、腹泻、肝脾大及嗜酸性粒细胞增多,称为急性血吸虫病。随病情发展,机体免疫力增强,病情转为慢性,患者表现为腹泻、肝脾大、贫血及消瘦等,称为慢性血吸虫病。随着卵内毛蚴的死亡和组织修复,坏死组织逐步被吸收,纤维组织增生,这是晚期血吸虫病的特征性病变。临床表现为门脉高压,出现肝、脾大及腹壁、食管和胃底静脉曲张、上消化道出血及腹水等症状。患者多因上消化道大出血、肝性脑病死亡。儿童反复感染,可影响垂体功能,造成生长障碍,表现为侏儒症。

(四)实验室检查

1. **病原检查** 急性期患者的黏液血便中常可查到虫卵。直接涂片法简单,但检出率低,常用自然沉淀法和毛蚴孵化法,检出率较高。慢性期及晚期血吸虫患者粪便中不易检获虫卵,可做直肠镜活检。

2. 免疫检查　方法有环状沉淀试验、皮内试验及 ELISA 等。

(五)防治原则

目前我国血吸虫病的防治基本方针是"积极防治、综合治理、因时因地制宜"。查治患者、病畜,控制传染源,首选吡喹酮;消灭钉螺、加强粪便管理及水源管理,防止人、畜粪便污染水体;加强健康教育、个人防护,避免赤脚下地劳动。

第三节　绦　虫

绦虫(cestode)又称带虫,属于扁形动物门的绦虫纲,多数为雌、雄同体。绦虫成虫体长可从数毫米至数米不等。背腹扁平,呈带状,白色或乳白色,左右对称,分节,由头节、颈节和链体三部分组成。①头节:细小,呈球形、方形或梭形,上有吸盘、顶突及小钩等虫体的固着器官。②颈部:接头节之后,短而纤细,不分节,内含生发细胞,自此向后生发出链体。③链体:位于颈部以后,由 3~5 个至数千个节片构成,每一节片内均有雌、雄生殖器官各一套。根据生殖器官发育情况将节片分为三种:靠近颈部的链体节片较细小,其内的生殖器官尚未发育成熟,称为幼节;链体中部节片较大,近方形,其内的雌、雄生殖器官已发育成熟,称为成节;链体后部的节片最大,长方形,子宫呈分支或囊状,其内充满虫卵,其他生殖器官均退化、消失,称为孕节。孕节可逐节或逐段自链体脱落,而新节片又从颈节不断长出,维持绦虫的一定长度(图 22 - 18)。

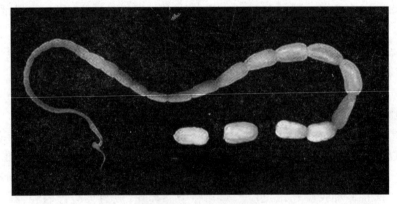

图 22 - 18　绦虫成虫

一、链状带绦虫

链状带绦虫又称猪带绦虫、猪肉绦虫。成虫寄生于人体小肠内,引起猪带绦虫病。幼虫寄生于人或猪的皮下、肌肉或内脏,引起囊尾蚴病或囊虫病。

(一)形态

1. 成虫　乳白色,扁平,带状,分节,半透明,长 2~4m。头节近球形,有 4 个吸盘,顶端具有顶突,其上有两圈小钩。颈节纤细,具有生发功能。链体由 700~1000 个节片构成,幼节内生殖器官未发育成熟;成节为正方形,内含成熟雌、雄生殖器官各一套。孕节为长方形,子宫内充满虫卵,向两侧分支,每侧 7~13 支。其他生殖器官均退化、萎缩(图

22-19)。

2. **虫卵** 卵壳薄而透明,极易脱落,镜检所见多为具胚膜的虫卵。此时虫卵呈圆形或卵圆形,胚膜较厚,棕黄色,其上有放射状条纹,内含一个六钩蚴(图22-19)。

3. **囊尾蚴** 亦称囊虫。呈卵圆形,乳白色半透明的囊状物,黄豆状,大小约10mm×5mm。囊内充满透明囊液,头节凹入囊内呈白色点状,其构造与成虫头节相同。

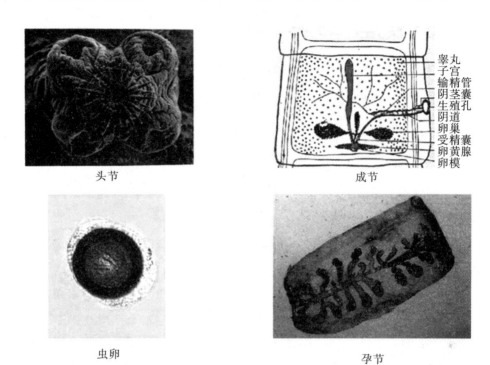

图22-19 链状带绦虫

(二)生活史

成虫以头节上吸盘和小钩固着在人体小肠上段肠壁上。后端的孕节呈单片或5~6节成段脱落,可因受压而破裂使虫卵散出。虫卵和孕节都可随粪便排出,污染环境。当猪等中间宿主食入孕节或虫卵时,在其小肠内六钩蚴孵出,钻入肠壁,进入血液循环,到达猪的全身肌肉或其他组织,经60~70天发育为猪囊尾蚴。囊尾蚴是其感染阶段。含囊尾蚴的猪肉俗称为"米猪肉"或"豆猪肉"。

人因食入含有活囊尾蚴的猪肉而感染。囊尾蚴到达小肠,在胆汁的作用下,头节翻出,借吸盘和小钩附着在小肠壁上,经2~3个月发育为成虫。成虫在人体内可存活25年以上(图22-20)。

人不仅是猪带绦虫的终宿主,还可作为其中间宿主。人若误食其虫卵或孕节,也可作为中间宿主被猪囊尾蚴寄生而致囊尾蚴病,但囊尾蚴在人体肠道外不能再发育为成虫。人感染囊尾蚴的方式有3种:①异体感染;②自体外重复感染;③自体内重复感染:指患者肠内成虫脱落的孕节或虫卵因恶心、呕吐等肠逆蠕动反流至胃、十二指肠处,卵内六钩蚴孵出而造成感染,这种感染往往更严重。

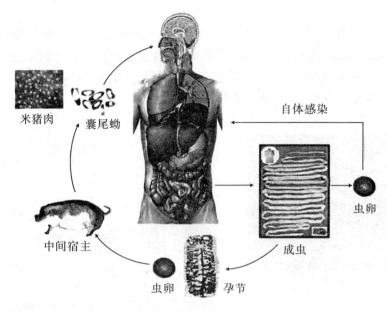

图 22-20 链状带绦虫生活史

（三）致病性

猪带绦虫的成虫和幼虫均可致病，分别引起猪带绦虫病和猪囊尾蚴病。

1. **成虫的致病性** 成虫寄生于人体通常为 1 条，重度感染时也可有多条寄生。成虫以头节上的顶突和小钩对肠黏膜造成损伤，患者常无明显症状，多因粪便中发现节片来就诊。少数患者有上腹或全腹隐痛、消化不良、恶心、腹泻及消瘦等症状。偶可引起肠穿孔或肠梗阻。

2. **囊尾蚴的致病性** 囊尾蚴的致病性远远大于成虫。其危害程度因寄生虫数、寄生部位及寄生时间的不同而有很大差异。依据囊尾蚴的主要寄生部位可将人体囊尾蚴病分为 3 类。

（1）皮下及肌肉猪囊尾蚴病：在皮下、黏膜下或肌肉内可触及结节，数量 1 个至数千个不等，黄豆大小，硬度如软骨，略有弹性，无粘连，可活动，无压痛，多见于头部及躯干。寄生于肌肉时，可出现肌肉酸痛无力、发胀、麻木等症状，严重感染者可呈现假性肌肥大症。

（2）脑囊尾蚴病：因囊尾蚴在脑内的寄生部位、感染程度、寄生时间长短，特别是宿主免疫反应的不同，导致脑囊尾蚴病的临床表现复杂多样，其中以癫痫发作最为多见，其次是颅内压增高和精神症状。患者表现为头痛、呕吐、失语、瘫痪等，严重者可致死。

（3）眼囊尾蚴病：囊尾蚴可寄生于眼的任何部位，但多累及眼球深部，常单眼受累。轻者可有视力障碍及虫体蠕动感，重者可致视网膜脱离，并发白内障，继发青光眼等，终致眼球萎缩而失明。

（四）辅助检查

1. **病原检查** ①绦虫病的诊断：询问有无排节片史及有无食用"米猪肉"对诊断猪带绦虫患者有一定价值。若患者能提供新鲜节片，可直接压片观察子宫分支数目。对可疑患者，连续数天粪检，可用直接涂片法、饱和盐水漂浮法查患者粪便中虫卵，但不能确诊。还可进行试验驱虫，淘洗粪便，若查得头节或成节、孕节，既可鉴定虫种，又可考核疗效，必须将头节驱出才算驱虫成功，否则头节还会重新长出链体。②囊尾蚴病的诊断：询问有无绦虫病史具有重要意义。对皮肤和肌肉囊尾蚴病，可手术摘除皮下结节或浅部肌肉包块活检。脑和深部组织囊尾蚴病可做 X 线、CT、磁共振等影像学检查，并结合临床，有助于诊断。眼囊尾蚴病做眼底镜检查可见活动虫体。

2. 免疫检查　免疫诊断对深部组织囊尾蚴病有重要价值，有效方法为 ELISA 法等。

（五）防治原则

1. 加强肉类检疫　严禁出售"米猪肉"。改良养猪方法，加强粪便管理。
2. 及早治疗患者　猪带绦虫病多采用吡喹酮或槟榔、南瓜子联合驱虫疗法。治疗囊虫病，吡喹酮、阿苯达唑为首选药物，或手术摘除囊尾蚴。
3. 加强健康教育　注意个人卫生，饭前便后洗手，不吃生的或半生的猪肉。

二、肥胖带绦虫

肥胖带绦虫又称牛带绦虫、牛肉绦虫或无钩绦虫。成虫寄生于人体小肠中，引起牛带绦虫病。

（一）形态与生活史

牛带绦虫形态、生活史与猪带绦虫相似，但人不能作为牛带绦虫的中间宿主。两种绦虫虫卵形态相似，不易区别，粪便中查到虫卵，只能确定为带绦虫病。两者的比较见表 22-3 和图 22-21。

表 22-3　猪带绦虫与牛带绦虫的主要区别

区别要点	猪带绦虫	牛带绦虫
体长	2~4m	4~8m 或更长
节片	700~1000 节，较薄，略透明	700~1000 节，较薄，略透明
头节	球形，直径为 1mm，有顶突及两圈小钩	方形，直径为 1.5~2.0mm，无顶突及小钩
成节	卵巢分左、右两叶及中央小叶；睾丸数目为 375~575 个	卵巢仅有两叶；睾丸数目为 800~1200 个
孕节	子宫分支不整齐，每侧 7~13 支	子宫分支较整齐，每侧 15~30 支
囊尾蚴	头节有小钩，可寄生于人体致猪囊尾蚴病	头节无小钩，不寄生于人体
成虫	引起猪带绦虫病	引起牛带绦虫病
感染阶段	猪囊尾蚴，猪带绦虫卵	牛囊尾蚴（牛带绦虫卵不感染人）
中间宿主	猪、人（囊尾蚴寄生于组织、器官）	牛（囊尾蚴寄生于肌肉）
终宿主	人（成虫寄生于小肠）	人（成虫寄生于小肠）
孕节脱落	数节连在一起脱落，被动排出	单节脱落，常主动爬出肛门
孕节、虫卵检查	粪检孕节、虫卵	粪检孕节、虫卵，肛门拭子法易检获虫卵
囊尾蚴检查	手术摘除皮下结节检查囊尾蚴，影像学检查	人体几乎没有牛囊尾蚴寄生

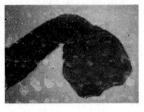 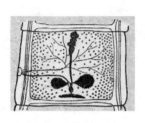 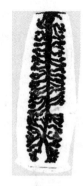

  头节   成节   孕节

图 22-21　肥胖带绦虫

(二) 致病性

  牛带绦虫成虫寄生于人体小肠内,引起牛带绦虫病。成虫通过夺取营养、机械刺激和释放抗原性物质致病。患者一般无明显症状,重度感染者可有腹部不适、消化不良、腹泻或体重减轻等症状。偶然还可引起阑尾炎、肠腔阻塞。脱落的孕节可自行从肛门爬出,引起肛门瘙痒。牛带绦虫囊尾蚴不寄生于人体,故不引起囊尾蚴病。

(三) 实验室检查

  实验室检查同猪带绦虫病,可根据子宫分支数和头节形态鉴定虫种。孕节活动力强,常自动逸出肛门,询问病史非常重要。孕节逸出时常将虫卵散出,肛门拭子法检查阳性率较高。

(四) 防治原则

  防治原则同猪带绦虫病。

第四节　医学原虫

一、概述

  原虫是具有细胞器的单细胞真核生物,种类繁多,个体微小,需借助光学显微镜才能看到,主要寄生于人体管腔、体液、组织或细胞内的致病及非致病性原虫,称为医学原虫。

(一) 形态

  原虫形态多样,呈球形、卵圆形或不规则形等。虫体基本结构主要由胞膜、胞质和胞核三部分组成。

  1. **胞膜**　胞膜包裹于原虫体表,也称为表膜或质膜,参与原虫的摄食、排泄、感觉、运动、侵袭和逃避宿主免疫效应等生物学功能,对维持虫体形态、保持自身稳定起着重要的作用。

  2. **胞质**　胞质主要由基质、细胞器和内含物组成。许多原虫有内、外质层之分,外质呈凝胶状透明,内质呈溶胶状,内含细胞器、内容物和细胞核。

3. 胞核　胞核为原虫维持生存、控制繁殖的重要结构,由核膜、核质、核仁和染色质组成。寄生于人体的原虫多数为泡状核,呈圆球形,体积较小,染色质少,呈颗粒状分布于核膜内缘。

(二)生理

原虫的生理过程包括运动、营养、繁殖等。运动方式有伪足运动、鞭毛运动和纤毛运动。无运动细胞器的原虫以扭动、滑行方式运动。寄生原虫一般可通过胞膜以渗透和扩散方式吸收小分子营养物质,以胞饮方式摄食大分子物质,以无性(二分裂、多分裂和出芽生殖)、有性(结合生殖、配子生殖)或世代交替方式增殖。

(三)致病性

医学原虫的致病作用与虫种、株、系、数量、毒力、寄生部位以及宿主的生理状态有关,致病作用主要来源于增殖作用、播散能力及机会致病。

(四)分类

根据运动细胞器的类型和增殖方式不同,可将原虫分为鞭毛虫、阿米巴原虫、纤毛虫和孢子虫。

二、溶组织内阿米巴

溶组织内阿米巴也称痢疾阿米巴,侵入肠壁组织可引起阿米巴结肠炎或阿米巴痢疾,即肠内阿米巴病,有时还可侵入肠外其他组织器官,导致肠外阿米巴病(阿米巴脓肿)。

(一)形态

1. 滋养体　滋养体为溶组织内阿米巴的致病阶段,形态多变,不规则。铁苏木素染色后,透明外质和颗粒状内质界限清楚,内含一泡状核,核仁正中或稍偏,核仁与核膜之间有网状核纤维。从有症状者组织中分离出的滋养体常含有吞噬的红细胞。生活在肠腔、非腹泻粪便中的滋养体,内、外质分界不清,不含红细胞(图 22 - 22)。

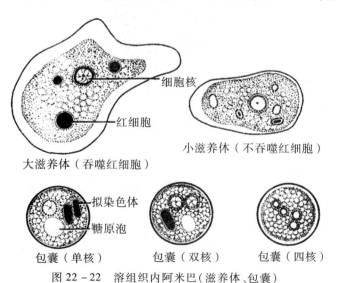

图 22 - 22　溶组织内阿米巴(滋养体、包囊)

2. 包囊 包囊为溶组织内阿米巴的传播阶段,呈球形,碘液染色后为黄色,1~4个核,未成熟包囊内可见糖原泡和棒状拟染色体,成熟包囊内糖原泡和拟染色体均消失(图22-22)。

(二)生活史

生活史的基本过程是包囊—滋养体—包囊。成熟的四核包囊为感染阶段,经口进入人体小肠后,囊内虫体脱囊而出,分裂形成4核滋养体(肠腔型滋养体),以细菌为食并进行二分裂法繁殖,很快分裂为8个小滋养体。小滋养体随肠内容物下行,肠内营养和水分减少,虫体分泌囊壁形成1核包囊。1核包囊胞核逐渐分裂为2核、4核,形成2核包囊、4核包囊,包囊随粪便排出体外。当宿主免疫力下降或肠壁组织受损时,小滋养体可借其伪足的机械性运动,同时分泌溶组织酶,侵入肠壁组织,吞噬红细胞,转变为大滋养体(组织型滋养体)并繁殖,导致肠壁溃疡。大滋养体可随腹泻粪便排出体外,或在肠腔转为小滋养体再形成包囊。肠壁中的大滋养体也可随血流到其他组织或器官寄生并繁殖,引起肠外阿米巴病,但不能形成包囊(图22-23)。

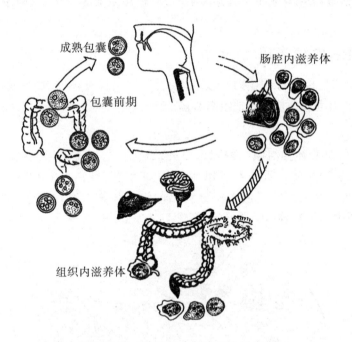

图22-23 溶组织内阿米巴生活史

(三)致病性

人被感染后,多为无症状带虫者,为重要传染源。当感染者免疫力下降时,阿米巴滋养体侵入组织引起阿米巴病。

1. 肠阿米巴病 组织型滋养体在盲肠和升结肠等肠壁组织内繁殖,使组织溶解破坏,形成口小底大的烧瓶样溃疡。相邻溃疡融合后,可造成肠黏膜大片坏死脱落,由此可引起肠出血、肠穿孔等。典型的阿米巴痢疾常伴有腹痛、腹泻、里急后重及黏液脓血便,大便呈果酱色、有腥臭味。

2. 肠外阿米巴病　肠壁内的大滋养体随血流播散至肝、肺、脑等脏器引起脓肿。其中以肝脓肿最多见,肝右叶常见,表现为发热、右上腹痛、肝大等。

(四)实验室检查

1. 病原检查　常用粪便检查或活组织检查,查找滋养体和包囊。挑取急性阿米巴痢疾患者脓血黏液便或稀便,用生理盐水直接涂片镜检,找到大滋养体即可确诊。标本应在采集后尽快送检。取成型粪便标本,以碘液直接涂片检查带虫者及慢性阿米巴痢疾患者的包囊。肠外脓肿穿刺液、痰液等涂片可镜检。活组织检查和人工培养亦可用于病原诊断,可提高检出率。

2. 免疫检查　免疫检查可用 ELISA 法等监测抗体。

(五)防治原则

加强健康教育,注意饮食和个人卫生,灭蝇、灭蟑螂;治疗患者、带虫者,药物首选甲硝唑;治疗患者的同时,加强粪便和水源管理。

三、阴道毛滴虫

阴道毛滴虫寄生于女性阴道、尿道及男性的泌尿道内,引起滴虫性阴道炎和尿道炎,是以性传播为主的一种寄生虫病。

(一)形态及生活史

阴道毛滴虫仅有滋养体期。滋养体活体呈水滴状,无色透明,体态多变,活动力强,固定染色后呈梨形。虫体前1/3处有1个椭圆形细胞核,核前端基体发出4根前鞭毛和1根后鞭毛,后鞭毛长度不超过虫体的1/2。体外侧前1/2处有一波动膜,其外缘与向后延伸的后鞭毛相连。有轴柱一根,贯穿虫体,自虫体后端伸出体外。胞质内有许多深染的颗粒,为该虫特有的氢化酶体。虫体借助鞭毛的摆动前进,以波动膜的波动做旋转式运动(图 22-24)。

阴道毛滴虫的生活史简单。滋养体主要寄生于女性阴道内,尤以后穹隆多见,偶尔侵入尿道。男性感染多见于尿道和前列腺。虫体以二分裂法繁殖。滋养体既是本虫的繁殖阶段,也是感染阶段,主要通过性接触传播,也可通过公共浴池、浴具及坐式便器等间接接触传播。

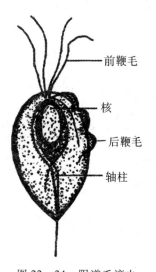

图 22-24　阴道毛滴虫

(二)致病性

健康女性的阴道内因为乳酸杆菌分解糖原产生乳酸,pH 在 3.8~4.4,可抑制虫体或细菌生长繁殖,称为阴道的自净作用。本虫通过性接触或间接接触感染。感染滴虫后,虫体消耗糖原,妨碍乳酸杆菌的酵解作用,使乳酸生成减少,阴道内的 pH 转为中性或碱性,利于细菌和滴虫繁殖,引起阴道炎。大多数女性感染者并无明显临床症状。有的虫株致病力强,感染后可引起明显的阴道炎症,表现为阴道分泌物较多,呈灰黄色泡沫状,有异味,外阴瘙痒。多数病例有尿路感染,出现尿频、尿急、尿痛等症状。男性感染可引起前列腺炎等。

(三)实验室检查

取阴道后穹隆分泌物、尿液沉淀物或前列腺分泌物,检获滋养体即可确诊。常用方法有生理盐水直接涂片或涂片后染色镜检,也可用有关免疫学方法检查。

(四)防治原则

及时发现治疗带虫者和患者,控制传染源,夫妻同时治疗。注意个人卫生,提倡淋浴、使用蹲式便器。常用药物有甲硝唑、滴维净等。

四、疟原虫

疟原虫是疟疾的病原体,寄生于人体的红细胞和肝细胞内。寄生于人体的疟原虫有四种,即间日疟原虫、恶性疟原虫、三日疟原虫和卵形疟原虫。在我国主要是间日疟原虫和恶性疟原虫。

(一)形态

疟原虫基本结构包括细胞质和细胞核。在红细胞里寄生时,消耗血红蛋白形成疟色素。血涂片经瑞氏或姬氏染色后,核呈红色或紫红色,胞质为蓝色,疟色素呈棕黄色或棕褐色。四种疟原虫的基本结构相似,但发育各期形态又有所不同(表22-4)。以下以间日疟原虫为例,说明红细胞内疟原虫发育各期的形态特点。

表22-4 人体三种疟原虫形态鉴别

	间日疟原虫	恶性疟原虫	三日疟原虫
早期滋养体(环状体)	较大,约为红细胞直径的1/3;核1个;一般1个红细胞内寄生1个环状体	较小,约为红细胞直径的1/5;核1~2个;1个红细胞内寄生多个环状体	与间日疟原虫相似
晚期滋养体(大滋养体)	虫体渐大而不规则;胞质空泡明显;有细小杆状棕黄色疟色素	外周血一般不易见到,虫体小。黑褐色疟色素呈颗粒状	体小,圆形或带状;1个红色核;棕黑色疟色素呈颗粒状,常位于虫体边缘
成熟裂殖体	裂殖子12~24个;疟色素聚集	外周血一般不易见到。裂殖子10~36个;疟色素集中	裂殖子6~12个;疟色素粗大,聚集于中央
雌配子体	圆形,胞质深蓝;核致密深红,常偏于一边;疟色素散在于胞质中	新月形,两端稍尖;胞质深蓝;核致密深红,位于中央;褐色疟色素位于核周围	与间日疟原虫相似,但稍小,疟色素分散
雄配子体	圆形,胞质浅蓝;核疏松淡红,位于中央;疟色素散在于胞质中	腊肠形,两端钝圆;胞质浅蓝;核疏松淡红,位于中央;黄褐色疟色素位于核周围	与间日疟原虫相似,但稍小,疟色素分散
被寄生红细胞的变化	除早期滋养体外,其他期胀大,色淡,有鲜红色薛氏小点	正常或稍小,有紫褐色茂氏小点	正常或稍小,偶见齐氏小点

1. 滋养体 具体如下。

(1)早期滋养体:又称环状体。虫体胞质呈环状,细胞核1个,位于虫体的一侧。虫体直径约为红细胞的 1/3,被寄生的红细胞无明显变化。

(2)晚期滋养体:又称大滋养体。虫体继续发育,核增大,胞质增多,虫体变大,伸出伪足,胞质中出现疟色素。被寄生的红细胞开始胀大并出现红色的薛氏小点。

2. 裂殖体 核开始分裂,胞质未分裂时为未成熟的裂殖体,也称早期裂殖体;核反复分裂,胞质随之分裂,每个核被分裂的胞质包绕,形成 12～24 个裂殖子,疟色素聚集,称为成熟裂殖体。

3. 配子体 侵入红细胞的裂殖子部分发育为雌、雄配子体。雌配子体较大,胞质深蓝色,疟色素粗大、分散,核致密而多位于虫体一侧;雄配子体较小,胞质浅蓝而略带红色,核大而疏松,多位于虫体中央。

(二)生活史

人体寄生的四种疟原虫的生活史基本相同(图 22-25),均包括在人体内和按蚊体内两个发育阶段。在人体内寄生于肝细胞和红细胞内,进行无性生殖。在蚊体内进行有性生殖。以下以间日疟原虫生活史为例。

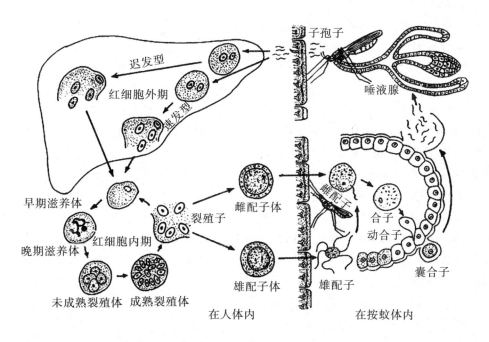

图 22-25 间日疟原虫生活史

1. 在人体内的发育 在人体内的发育分为红细胞外期(简称红外期)和红细胞内期(简称红内期)两个阶段。

(1)红外期:当含有子孢子的雌性按蚊吸血时,子孢子随蚊的唾液进入人体,约 30 分钟后随血流进入肝细胞,进行裂体增殖,发育为红外期裂殖体。成熟的红外期裂殖体一旦胀破肝细胞,裂殖子被释放出,一部分被吞噬细胞吞噬消灭,一部分侵入红细胞,开始红内期发育。间日疟原虫的速发型子孢子在肝细胞内进入肝细胞立即完成红外期裂体增殖,迟发型子孢子须经数月至数年休眠期,才能完成红外期裂体增殖。经休眠期的疟原虫子孢子被称为休眠子。子孢子为疟原虫的感染阶段。

（2）红内期：红外期的裂殖子从肝细胞释放入血后侵入红细胞，经环状体、晚期滋养体发育为成熟裂殖体。成熟裂殖体胀破红细胞，释放出裂殖子，一部分被吞噬消灭，一部分又侵入其他健康红细胞重复红内期裂体增殖。间日疟原虫完成一代红内期裂体增殖需48小时，恶性疟原虫需36~48小时，三日疟原虫需72小时，卵形疟原虫需48小时。红内期疟原虫经过几代红内期裂体增殖后，部分裂殖子侵入红细胞，不再进行裂体增殖，而是直接发育为雌、雄配子体。

2. 在按蚊体内的发育　当雌性按蚊叮咬患者或带虫者时，红内期各期疟原虫随血液进入蚊胃，只有雌、雄配子体能继续存活并发育为雌、雄配子，雌、雄配子结合后形成合子。合子变长、能动，为动合子，动合子穿过蚊胃壁，在蚊胃基底膜上形成圆形卵囊。一个成熟卵囊含有成千上万条子孢子，随着卵囊破裂，子孢子释放，随血液、淋巴到达按蚊的唾液腺，发育为成熟子孢子。当受染按蚊再次叮咬人时，子孢子随按蚊唾液进入人体，重新开始在人体的发育。

（三）致病性

红内期裂体增殖期是疟原虫的主要致病阶段。

1. 疟疾发作　疟疾的典型发作包括周期性的寒战、高热和出汗退热三个连续阶段。发作周期性和疟原虫红细胞内期裂体增殖周期一致。红内期裂殖体胀破红细胞，大量裂殖子、原虫的代谢产物、变性的血红蛋白及红细胞碎片进入血流，部分被吞噬细胞吞噬，刺激细胞释放内源性热原质，与原虫的代谢产物共同作用于人体下丘脑的体温调节中枢，引起发热。随着血内刺激物逐渐被吞噬和降解，机体通过大量出汗，体温逐渐恢复正常，进入发作间歇阶段。典型的间日疟和卵形疟隔日发作一次，三日疟隔两天发作一次，恶性疟36~48小时发作一次。

2. 再燃和复发　疟疾发作停止后，患者若无再感染，由残存在红细胞内的少量疟原虫大量繁殖，再次引起疟疾发作，称为再燃。疟疾初发患者体内的红内期疟原虫已被彻底消灭，未经蚊媒传播感染，经过数周至年余，又出现疟疾发作，称为复发。复发可能与肝内存在的迟发型子孢子有关。间日疟和卵形疟既有再燃，也有复发，恶性疟和三日疟只有再燃，没有复发。

3. 贫血　因疟原虫直接破坏红细胞、脾吞噬红细胞的功能亢进、免疫病理损伤、骨髓造血功能受到抑制而导致贫血。

4. 脾大　脾大开始于初发疟疾3~4天后，因脾充血和单核-巨噬细胞吞噬疟原虫而增生导致脾大。长期不愈或反复感染者，脾大可达脐下。

5. 凶险型疟疾　凶险型疟疾主要由恶性疟原虫所致。其特点是来势凶猛，死亡率很高，以脑型疟多见。患者有头痛、意识障碍、昏睡、昏迷、休克等表现。

（四）实验室检查

1. 病原检查　取患者外周血在同一玻片上做厚、薄血膜片，以姬氏或瑞氏染色镜检疟原虫是确诊疟疾的可靠依据。间日疟宜在发作后数小时至十余小时，恶性疟在发作开始时即采血检查。

2. 免疫检查　免疫检查常用的有IFA、ELISA等方法。用PCR检测疟疾有很好的特异性和敏感性。

(五)防治原则

(1)防蚊灭蚊,清除蚊虫孳生地,切断传播途径。

(2)治疗患者和带虫者,常用药物有氯喹、伯喹、乙胺嘧啶及青蒿素等。

(3)加强健康宣传教育,有计划地预防服药。

第五节 医学节肢动物

一、概述

节肢动物是无脊椎动物中最大的一类,种类多、分布广,占动物种类的85%。凡是能通过寄生、吸血、骚扰、刺螫及传播病原体等方式危害人类健康,与医学有关的节肢动物,统称为医学节肢动物。

(一)节肢动物的主要特征及分类

1. 节肢动物的主要特征 虫体左右对称,分节,有成对的分节附肢;几丁质构成外骨骼;循环系统为开放式,主体为血腔;发育过程大多有蜕皮和变态现象。

2. 医学节肢动物的分类 医学节肢动物主要有昆虫纲、蛛形纲、甲壳纲、唇足纲、倍足纲几种(表22-5)。

表22-5 医学节肢动物主要类群及其特征

分类	虫体	触角	翅	足	主要种类
昆虫纲	分头、胸、腹三部分	1对	1~2对,有的退化	3对	蚊、蝇、蚤、虱等
蛛形纲	分头胸部和腹部,或头胸腹融合为躯体	无	无	成虫4对,幼虫3对	蜱、蠕形螨、疥螨等
甲壳纲	分头胸部和腹部	2对	无	5对步足	淡水蟹、虾、蝲蛄等
唇足纲	分头和躯体	1对	无	每节1对	蜈蚣
倍足纲	分头和躯体	1对	无	每节2对	马陆

(二)节肢动物的变态

节肢动物从卵发育为成虫所经历的一系列包括形态结构、生理功能及生活习性的显著变化,称为变态(metamorphosis)。变态分为全变态和半变态两种类型。全变态(完全变态)是指经历了卵、幼虫、蛹、成虫4个发育时期,各期形态和生活习性明显不同,如蚊的发育。经过卵、若虫、成虫3个发育时期,称为半变态(不完全变态)。半变态类节肢动物的幼虫及若虫与成虫的形态和生活习性相似,只是体积稍小、生殖器官未成熟,如虱、蜱等。

(三)节肢动物对人体的危害

1. 直接危害 直接危害包括骚扰和吸血、刺螫和毒害、寄生、超敏反应。

病原生物学与免疫学

2. 间接危害 节肢动物作为媒介引起的危害,称为间接危害。凡能传播病原体的节肢动物,称为病媒节肢动物(传播媒介),由其传播的疾病称为虫媒病(表22-6)。节肢动物传播疾病的方式有机械性传播和生物性传播两种。

表22-6 我国主要虫媒病与病媒节肢动物

类别	虫媒病	病原生物	主要病媒节肢动物	传播途径	传播方式
细菌病	鼠疫	鼠疫杆菌	蚤	叮咬、吸血	生物性传播
	细菌性痢疾	痢疾杆菌	蝇	携带、运输	机械性传播
病毒病	流行性乙型脑炎	流行性乙型脑炎病毒	蚊	叮咬、吸血	生物性传播
	登革热	登革热病毒	蚊		
	新疆出血热	出血热病毒	蜱		
	森林脑炎	森林脑炎病毒	蜱、螨		
立克次体病	流行性斑疹伤寒	普氏立克次体	虱、蜱	叮咬、吸血	生物性传播
	地方性斑疹伤寒	莫氏立克次体	蚤、螨		
	恙虫病	恙虫病立克次体	恙螨		
螺旋体病	蜱媒回归热	拉氏疏螺旋体	蜱	叮咬、吸血	生物性传播
	莱姆病	伯氏疏螺旋体	蜱	叮咬、吸血	生物性传播
原虫病	疟疾	疟原虫	蚊	叮咬、吸血	生物性传播
	黑热病	杜氏利什曼原虫	白蛉	叮咬、吸血	生物性传播
	阿米巴性痢疾	溶组织内阿米巴	蝇	携带、运输	生物性传播
蠕虫病	班氏丝虫病	班氏丝虫	蚊	叮咬、吸血	生物性传播
	马来丝虫病	马来丝虫	蚊	叮咬、吸血	生物性传播

二、常见医学节肢动物

节肢动物中具有重要医学意义的种类绝大多数集中在昆虫纲和蛛形纲,其主要种类、生活史、孳生地、对人体危害等如表22-7,22-8所示。

表22-7 昆虫纲常见虫种及特征

虫种	生活史	孳生地	栖息场所	危害	防制
按蚊	全变态	小溪、稻田、芦苇塘等	阴暗、潮湿及避风的地方;树洞、花丛、家具角落等处	吸血、骚扰;传播疟疾、丝虫病	控制消除孳生地、灭幼虫、防成虫
库蚊	全变态	污水坑等	家具角落等处	吸血、骚扰;传播丝虫病、乙型脑炎	控制消除孳生地、灭幼虫、防成虫
伊蚊	全变态	积水容器、树洞等	户外灌木林	吸血、骚扰;传播登革热、乙型脑炎	控制消除孳生地、灭幼虫、防成虫

续表

虫种	生活史	孳生地	栖息场所	危害	防制
蝇	全变态	粪便、垃圾、动植物腐败物	避光无风处；天花板、电线等	骚扰、蝇蛆病；传播霍乱、伤寒、痢疾、结膜吸吮线虫病、肠道蠕虫病等	控制消除孳生地、消灭蝇蛆、灭冬蛹、杀灭成蝇
白蛉	全变态	洞穴、房屋、畜舍、厕所等墙缝中	阴暗无风处，如墙边、房屋、畜舍等	吸血、骚扰；传播黑热病、利什曼病等	控制消除孳生地，药物杀灭幼虫、成虫
人头虱	半变态	头发内	与孳生地同	吸血、骚扰	注意卫生、煮沸衣被、药物灭虱
人体虱	半变态	内衣、裤皱褶	与孳生地同	吸血、骚扰；传播流行性斑疹伤寒和流行性回归热等	注意卫生、煮沸衣被、药物灭虱
耻阴虱	半变态	阴部、会阴毛丛内	与孳生地同	吸血、骚扰	注意卫生、煮沸衣被、药物灭虱
蚤	全变态	动物巢穴、屋角、墙缝	宿主的毛丛内、居室、动物巢穴	吸血、骚扰、潜蚤皮肤病；传播鼠疫、地方性斑疹伤寒、绦虫病（微小、缩小膜壳绦虫、犬复孔绦虫）	清除孳生地、灭蚤防蚤、杀灭鼠类
臭虫	半变态	床板、地板、墙壁、家具、草垫等缝隙处	与孳生地同	吸血、骚扰；可能传播Q热等	搞好居室卫生、填塞缝隙、开水烫杀或药物杀灭臭虫
蜚蠊	半变态	隐藏于室内如厨房、碗柜、壁橱、灶炉等处缝隙中	与孳生地同	传播细菌、病毒、寄生虫，可作为缩小膜壳绦虫、美丽筒线虫等的中间宿主	保持室内卫生、药物杀虫

表22-8 蛛形纲常见虫种及特征

虫种	生活史	孳生地	栖息场所	危害	防制
硬蜱与软蜱	半变态	草丛、灌木丛、牧场、动物巢穴、住房、畜舍等	与孳生地同	叮咬、吸血：局部炎症、蜱瘫痪；传播森林脑炎、新疆出血热、莱姆病、地方性回归热、Q热、布氏杆菌病等	消除孳生地，牧场轮换或隔离，清理病畜圈舍，药物杀虫，个人防护
恙螨	半变态	隐蔽、潮湿、多草、多鼠等处，如溪边、山坡	与孳生地同	幼虫叮咬：恙螨皮炎；传播恙虫病	消除孳生地，药物杀螨，个人防护

续表

虫种	生活史	孳生地	栖息场所	危害	防制
疥螨	半变态	寄生于人和哺乳动物皮肤表皮角质层内	与孳生地同	虫体寄生于人体薄嫩皮肤引起疥疮	药物治疗,煮沸衣物、卧具等,避免接触患者及其衣服、用具等,注意卫生
蠕形螨	半变态	寄生于人和哺乳动物的毛囊和皮脂腺内	与孳生地同	寄生于皮脂腺发达处引起毛囊炎,与脂溢性皮炎、痤疮、酒渣鼻等皮肤病有关	药物治疗,避免直接接触,不用患者盥洗用具及寝具等
革螨	半变态	枯枝烂叶下、草丛和土壤中,禽畜粪堆和仓库贮品中	多数在宿主体表,少数寄生体内	叮咬、吸血引起革螨皮炎;传播流行性出现热、森林脑炎、Q热、立克次体病	灭鼠,清理禽舍和鸽巢,药物灭螨,个人防护

考点直通车

带绦虫病经驱虫治疗后,确定疗效的依据是

A. 肉眼见到粪便中有大量节片　　B. 肉眼见到粪便中有长链体
C. 粪便检查虫卵阴性　　　　　　D. 症状消失
E. 淘洗粪便找到头节

答案与解析:带绦虫的头节能重新发育长出链体。而粪便中肉眼见到链体、节片,或者粪检虫卵阴性及症状消失都不能说明肠道里面已经没有头节存在。所以,只有从粪便中找到头节才能确定驱虫成功,故选 E。

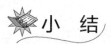

小　结

本章重点阐述了医学蠕虫、医学原虫、医学节肢动物等一些常见人体寄生虫。

寄生于人体的线虫主要有蛔虫、钩虫、蛲虫、丝虫。虫体呈线状或圆柱状。其生活史包括虫卵、幼虫和成虫3个发育时期。蛔虫、钩虫和蛲虫完成生活史不需要中间宿主,而丝虫完成其生活史需要中间宿主。线虫的致病与虫种、数量、发育阶段和寄生部位及宿主的免疫状态等因素有关。蛔虫以成虫引起的并发症对人体的危害最严重,胆道蛔虫症、肠梗阻、肠穿孔最常见;贫血是钩虫病的主要症状;丝虫主要引起慢性阻塞性病变,包括象皮肿、鞘膜积液和乳糜尿。线虫感染主要以病原学诊断作为确诊的依据。大多数线虫病的首选药物为阿苯达唑和甲苯达唑,丝虫病首选药物为海群生。

寄生于人体的吸虫主要有华支睾吸虫、布氏姜片吸虫、卫氏并殖吸虫和日本血吸虫。除血吸虫外,其他三种吸虫均为雌雄同体,虫体扁平,两侧对称,多呈叶状或舌状,少数呈圆柱体。生活史复杂,离不开水,其过程中有世代交替和宿主转换现象,常需要两个中间宿主。第一中间宿主通常为淡水螺,第二中间宿主因虫种不同可为淡水鱼类、甲壳类或节肢动物,但日本血吸虫生活史只需要一个中间宿主。终宿主为人或其他脊椎动物。吸虫的致病性根据虫种和寄生部位的不同而不同。实验室检查包括病原学检查和免疫学检查,病原学检查是确诊的依据。吸虫病的首选药物是吡喹酮。

寄生于人体的绦虫主要有猪带绦虫和牛带绦虫。绦虫成虫白色或乳白色,背腹扁平,带状,左右对称,分节,由头节、颈节和链体三部分组成。链体由幼节、成节和孕节组成。绦虫成虫和幼虫均营寄生生活,但幼虫对人的危害性远大于成虫。猪带绦虫的成虫和幼虫均可寄生于人体内,分别引起猪带绦虫病和囊尾蚴病;牛带绦虫仅成虫可寄生于人体内,引起牛带绦虫病。绦虫病的诊断可依据在粪便中或肛周检获虫卵或孕节,治疗用吡喹酮或槟榔和南瓜子联合疗法;囊尾蚴病的诊断采用影像学和免疫学诊断方法,并需结合病史和临床症状,治疗药物首选吡喹酮和阿苯达唑。

溶组织内阿米巴寄生于结肠,感染阶段为成熟的四核包囊,人体经口感染,滋养体为主要致病阶段,检获滋养体或包囊可确诊,首选药物为甲硝唑。

阴道毛滴虫仅有滋养体期;主要寄生于女性阴道,男性的尿道、前列腺;通过性接触或间接接触感染。在分泌物中检获滋养体可确诊;常用药物为甲硝唑。

我国主要流行间日疟原虫和恶性疟原虫,完成生活史需要人和按蚊两个宿主。在人体内寄生于肝细胞和红细胞。在肝细胞内进行裂体增殖;在红细胞内,先进行裂体增殖,当部分裂殖子形成配子体,开始配子生殖。在蚊体内完成配子生殖和孢子增殖。疟疾的典型发作包括周期性寒战、高热、出汗退热三个连续阶段,发作由红内期裂体增殖所致;疟疾复发与迟发型子孢子有关。确诊依据为外周血查到红内期疟原虫。

医学节肢动物种类多、分布广,可通过寄生、吸血、骚扰、刺螫及传播病原体等方式危害人类健康。凡能传播病原体的节肢动物称为病媒节肢动物(传播媒介),由其传播的疾病称为虫媒病。节肢动物从卵发育为成虫所经历的一系列包括外部形态、内部结构、生理功能及生活习性等显著变化称为变态。

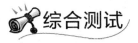

综合测试

一、选择题(A 型题)

1. 幼虫通常不引起疾病的是
   A. 蛔虫幼虫　　　　　　B. 钩虫幼虫　　　　　　C. 猪带绦虫幼虫
   D. 牛带绦虫幼虫　　　　E. 苍蝇幼虫

2. 通常寄生在淋巴系统中的寄生虫是
   A. 蛔虫　　　　　　　　B. 蛲虫　　　　　　　　C. 丝虫
   D. 日本血吸虫　　　　　E. 钩虫

3. 下列哪个是粪便标本中可查见的最小蠕虫卵
   A. 蛔虫卵　　　　　　　B. 肝吸虫卵　　　　　　C. 肺吸虫卵
   D. 绦虫卵　　　　　　　E. 日本血吸虫卵

4. 侧棘是识别下列哪个虫卵的重要标志
   A. 蛔虫卵　　　　　　　B. 肝吸虫卵　　　　　　C. 肺吸虫卵

D. 绦虫卵　　　　　　　E. 日本血吸虫卵

二、简答题

1. 比较蛔虫与钩虫生活史的区别。
2. 猪带绦虫和牛带绦虫哪个对人体的危害性大？为什么？

三、思考题

为什么日本血吸虫病常流行于长江中下游平原地区？

（熊天擎）

实验指导

病原生物学与免疫学实验目的及实验室规则

一、实验目的

病原生物学与免疫学基础实验是本课程重要的组成部分。通过实验,使学生加深对基本理论知识的理解;通过实验操作,使学生掌握有关的基本技能和无菌技术,建立无菌观念;通过正确观察和分析实验结果,培养学生实事求是的科学态度、严肃认真的工作作风及分析和解决问题的能力。

二、实验室规则

在微生物学实验中,使用的实验对象通常是致病的微生物,具有引起传染的危险性。因此,为避免实验室传染的发生,要求进入微生物实验室的人员严格遵守下列微生物实验规则。

(1)进入实验室前必须穿好工作服,离室前脱下并反折后带出。工作服要经常清洗,保持洁净。

(2)非实验必备的物品,不准带入实验室。带进实验室的必要的教材和文具,要远离操作部位。

(3)实验室内绝对禁止吸烟或饮食。

(4)实验室内需保持安静,禁止高声说话或从事其他与实验无关的活动。

(5)凡具有传染性的培养物、带菌材料、动物、器具等,均需按要求处理,不得随便乱放或用水冲洗。实验室内任何物品未经管理人员允许,不得携带出室外。

(6)实验中一旦发生意外,如划破皮肤、细菌污染实验台、地面、手或衣物时,应立即报告老师,及时处理。

(7)爱护公物,节约实验材料,如损坏实验器材时,应向老师报告,进行登记。

(8)实验完毕,需做好实验室的清洁卫生,用消毒液洗手后再离开实验室。

实验一 细菌的形态学检查方法

一、油镜的使用及保护方法(操作)

【目的和要求】

掌握显微镜油镜的使用与保护方法。

【实验材料】

光学显微镜、香柏油、二甲苯、擦镜纸等。

【内容和方法】

(一) 显微镜的构造

显微镜的构造按其作用可分为两大部分。

1. 机械部分 具体如下。

(1) 镜座:显微镜最下面呈马蹄形或圆形的部分,起稳定和支持镜身的作用。

(2) 镜柱:从镜座向上直立的短柱。上连镜臂,下连镜座,可以支持镜臂和载物台。

(3) 镜臂:弯曲成马蹄形的部分,便于手持。

(4) 载物台:从镜臂向前方伸出的平台,呈方形或圆形,是放置玻片标本的地方。其中央有通光孔,在通光孔的左、右各有一个弹性的金属压片夹,用来压住载玻片。有的显微镜在载物台上具有推进器,它包括压片夹和推进螺旋,除夹住玻片外,还可使玻片在载物台上移动。

(5) 镜筒:和镜臂上方连接的圆筒部分,作用是保护成像的光路与亮度。有的显微镜镜筒内有一抽管,可适当抽长,一般长度是 160~170mm。镜筒上端装有接目镜,下端接有物镜转换器。

(6) 物镜转换器(物镜旋转盘):是一个可转动的圆盘,固着在镜筒下端,分两层,上层固着不动,下层可自由转动。转换器上有 2~4 个圆孔,用来安装不同放大倍数的接物镜。

(7) 调节器(调节螺旋):为镜臂上两种可转动的螺旋,一大一小,能使镜筒上下移动,调节焦距。大的叫粗螺旋,升降镜筒较快,用于低倍镜对焦;小的叫细螺旋,移动范围较粗螺旋小,升降镜筒较慢,可以细调焦距。

(8) 倾斜关节:镜柱和镜臂交界处有一个能活动的关节,可以使显微镜在一定的范围内后倾(一般倾斜不得超过 45°),便于观察。但是在使用临时封片或油镜观察时,禁止使用倾斜关节,尤其是装片内含酸性试剂时严禁使用,以免污损镜体。

2. 光学部分 具体如下。

(1) 反光镜:是显微镜观察时获得光源的装置,位于显微镜镜座中央,一面为平面镜,一面为凹面镜。转动反光镜,可使外面光线通过集光器照射到标本上。使用时,未染色标本用平面镜,染色标本用凹面镜。

(2) 聚光器及光圈:位于载物台(通光孔)下方,用于调节视野光线的明暗度,由两块或数块镜组成,它能将反光镜反射来的光线集中射入物镜和目镜,有的聚光器可升降,便于调光。聚光器下有一可伸缩的圆形光圈(虹彩光圈),可调集光器口径的大小和照射面,以调节光线强弱。

(3) 接物镜:装在镜筒下端物镜转换器的孔中,一般显微镜有 2~4 个接物镜镜头,每个镜头都是由一系列的复式透镜组成的,其上有放大倍数记号,即低倍镜(4×、5×、10×等)、高倍镜(40×、45×、60×等)、油镜(100×)。低倍镜用于搜索观察对象及观察标本全貌,高倍镜用于观察标本某部分或较细微的结构,油镜则用于观察微生物或动植物更细微的结构。

(4)接目镜:装于镜筒上方,由两组透镜构成,接目镜的作用是把接物镜所形成的倒立实像再放大成为一个虚像。接目镜上刻有"5×""10×""15×"等符号,表示放大倍数。我们所观察到的标本的物像,其放大倍数是接物镜和接目镜放大倍数的乘积。

(二)油镜滴油的原理

由于细菌很微小,需要用放大倍数高的油镜才能观察到。而油镜玻璃镜头的孔径很小,从反光镜射入的光线就相对较少;加之光线自标本玻片透过进入空气时,在油镜与标本之间这一段光线因介质密度不同,可部分发生折射现象,以致射入透镜的光线较少,物像不清晰。若在标本玻片和油镜之间加入与玻片折光率($n=1.520$)相近的香柏油($n=1.515$),当光线透过载玻片时,可直接通过香柏油进入透镜而不发生折射,避免光线的分散,增强视野的亮度,提高分辨率,从而获得清晰观察效果的物像(实验图1)。

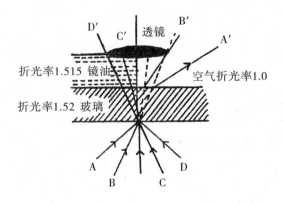

实验图1 油镜的原理

(三)油镜的使用步骤

1. **拿取显微镜** 用右手握持镜臂,左手托镜座。将显微镜取出后轻放在实验桌上,镜臂朝向自己,镜筒朝向前方,以镜座后端距离桌面10cm为宜。

2. **对光** 旋转物镜转换器,使低倍镜和镜筒在同一直线上,即低倍镜正对载物台中央通光孔。将聚光器上升到最高位置,光圈完全打开。左眼对准目镜,调节光源强弱,达到目镜视野内光亮均匀为止。

3. **安放玻片** 取标本载玻片,先用肉眼看清标本在玻片上的位置,正反面和标签。然后将有标本的一面朝上,平放于载物台上,标本正对通光孔中央,并用压片夹或推片器将玻片固定。

4. **调节焦距** 转换油镜头对准标本,先在玻片标本上加一滴香柏油;眼睛从侧面观察,转动粗螺旋,使镜筒缓缓下降至油镜前端,浸入油中,但勿使油镜头与玻片相撞,以免损坏镜头;然后以左眼注视目镜视野内,转动粗螺旋,使镜筒微微上升或下降,直至视野中可见模糊物像,再转动细螺旋,调至物像清晰为止。

(四)油镜使用的注意事项

(1)使用油镜时,不能使用倾斜关节,以免香柏油流下,污染载物台。

(2)观察标本时,宜两眼同时睁开,以减少视觉疲劳。

(3)在调节焦距时,需使镜头缓缓离开玻片。如果反方向操作,极易在镜头与玻片靠近的过程中压碎玻片,损伤油镜镜头。

(五)油镜的维护

(1)转动物镜转换器,移去标本片,用擦镜纸将油镜上的香柏油轻轻拭去,再用蘸有少许二甲苯的擦镜纸擦拭,最后用干净的擦镜纸将残留的二甲苯擦拭干净,以免二甲苯损伤镜头。

(2)将物镜头转成"八"字形,不与载物台垂直,以免与聚光器发生碰撞。

(3)竖起反光镜,下降镜筒和聚光器,罩上镜罩防尘或放入镜箱内。

(4)放置显微镜应注意通风透气,防晒防霉。

(5)拿取显微镜时应右手握镜臂,左手托镜座,轻拿轻放。

二、细菌的基本形态和特殊结构观察(示教)

【目的和要求】

学会观察细菌的基本形态和特殊结构,并能根据细菌的特征进行初步辨别。

【实验材料】

光学显微镜、香柏油、二甲苯、擦镜纸及细菌染色标本等。

1. 基本形态标本　具体如下。

(1)球菌:金黄色葡萄球菌、链球菌、脑膜炎奈瑟菌。

(2)杆菌:大肠埃希菌、痢疾志贺菌、结核分枝杆菌。

(3)螺形菌:霍乱弧菌、梅毒螺旋体。

2. 特殊结构标本　具体如下。

(1)荚膜:肺炎链球菌。

(2)鞭毛:变形杆菌、大肠埃希菌。

(3)芽孢:破伤风芽孢梭菌、炭疽芽孢杆菌。

【内容和方法】

1. 细菌的基本形态观察　使用油镜观察上述染色标本,注意观察各菌的形态、大小、排列及染色性。

2. 细菌的特殊结构观察　使用油镜观察上述染色标本,注意观察荚膜的位置、厚度及染色,芽孢的形状、大小、位置及染色,鞭毛的形态、数量及位置。

三、细菌的不染色标本检查法(示教)

【目的和要求】

学会观察不染色标本检查时镜下细菌的运动现象。

(一)压滴法

1. 实验材料　具体如下。

(1)菌种:葡萄球菌及大肠埃希菌18~24小时肉汤管培养物。

(2)其他:载玻片、接种环、盖玻片、显微镜等。

2. 内容和方法　具体如下。

(1) 取载玻片一张,以无菌操作技术用接种环取葡萄球菌及大肠埃希菌菌液各一环,分别置于载玻片一端。

(2) 用镊子取盖玻片压于菌液上,放置盖玻片时,应先使其一边接触菌液后缓缓放下,以免产生气泡。

(3) 将标本片放置于载物台上,先用低倍镜找到标本位置后,再用高倍镜观察。

(4) 结果:有鞭毛的细菌在液体中很活泼,有大范围改变位置的运动;无鞭毛的细菌仅停留在原位置上做颤动,为布朗运动。

(二) 悬滴法

1. 实验材料　具体包括以下内容。

(1) 菌种:葡萄球菌及大肠埃希菌18～24小时肉汤管培养物。

(2) 其他:凹玻片、凡士林、接种环、盖玻片、显微镜等。

2. 内容和方法　具体如下。

(1) 取凹玻片一张,于凹窝周围涂凡士林少许。

(2) 在16mm方形盖玻片中央放置一接种环菌液。

(3) 将凹玻片反转,使凹窝对准盖玻片中央,盖于其上,并用镊子轻轻施加压力,使盖玻片与凹窝周围粘紧,然后再翻转凹玻片。

(4) 放置悬滴标本于载物台上,先用低倍镜寻找标本,再用高倍镜观察。结果判定与压滴法相同。

四、革兰染色法(操作)

【目的和要求】

掌握细菌涂片标本的制备及革兰染色方法。

【实验原理】

(1) 革兰阳性菌细胞壁结构比较致密,脂质含量低,但肽聚糖层厚且为三维立体结构,乙醇脱色时不易渗入菌体,反而可使细胞壁脱水、细胞壁间隙缩小、通透性降低,菌体内结晶紫与碘的复合物不易被脱掉,因此细胞仍保留初染时的颜色。革兰阴性菌细胞壁结构比较疏松,含有较多的脂质,而肽聚糖层薄且无三维立体结构,乙醇脱色时溶解外层脂质,增大了细胞壁的通透性,使初染的结晶紫和碘的复合物易于渗出,结果细胞被脱色,因此用另一染料复染时,则染上复染液的颜色。

(2) 革兰阳性菌菌体内含有大量核糖核酸镁盐,可与进入菌体内的结晶紫和碘牢固结合形成大分子复合物,此复合物不易被95%乙醇脱色。革兰阴性菌菌体内核糖核酸镁盐含量较少,易在乙醇中脱去颜色。

(3) 革兰阳性菌的等电点为pH 2～3,革兰阴性菌的等电点为pH 4～5,在同一pH条件下,革兰阳性菌所带的负电荷比革兰阴性菌多,与带正电荷的碱性染料结合更加牢固,不易被脱色。

【实验材料】

1. 菌种　腐生葡萄球菌和大肠埃希菌18～24小时琼脂平板培养物。

2. 染液　革兰染色液一套(结晶紫染液、卢戈碘液、95%乙醇、稀释复红染液)。

3. 其他 接种环、载玻片、酒精灯、试管夹、显微镜、香柏油、擦镜纸、二甲苯等。

【内容和方法】

1. 涂片 取洁净载玻片一张,以无菌操作法用接种环取 1~2 环生理盐水,置于载玻片上。以无菌操作法挑取细菌菌落置载玻片盐水滴中混匀,并涂成直径约 1.0cm 的菌膜。

2. 干燥 放在室温下自然干燥,或放在酒精灯火焰较高处烘干,以助水分蒸发。

3. 固定 用试管夹夹住玻片一端,涂菌面朝上,将涂片在火焰外焰缓慢来回通过三次。固定的目的在于杀死细菌,使细菌与玻片黏附较牢,同时能凝固细胞质和其他细胞结构,改变对染料的通透性。

4. 染色 具体如下。

(1) 初染:滴加结晶紫染液,以全面覆盖菌膜为度,一分钟后用流水冲洗。
(2) 媒染:滴加卢戈碘液一至数滴,一分钟后用流水冲洗。
(3) 脱色:滴加 95% 乙醇一至数滴,轻轻晃动玻片,30 秒后用流水冲洗。
(4) 复染:滴加稀释复红染液一至数滴,一分钟后用流水冲洗。
(5) 镜检:用吸水纸轻轻吸干玻片上的水,用油镜镜检。

5. 结果 未被 95% 乙醇完全脱色仍保留紫色者为革兰阳性菌,而被 95% 乙醇完全脱色后复染成红色者为革兰阴性菌。

【注意事项】

1. 革兰染色成败的关键是脱色时间 如脱色过度,革兰阳性菌可被完全脱色后复染成红色而被误认为是革兰阴性菌;如脱色时间过短,革兰阴性菌也会被认为是革兰阳性菌。脱色时间的长短还受涂片厚薄、脱色时玻片晃动的快慢及乙醇用量多少等因素的影响。一般可用已知革兰阳性菌和革兰阴性菌做练习,以掌握脱色时间。当要确证一个未知菌的革兰染色性质时,应同时做一张已知革兰阳性菌和阴性菌的混合涂片,以资对照。

2. 染色过程中勿使染色液干涸 用水冲洗后,应吸去玻片上的残水,以免染色液被稀释而影响染色效果。

3. 选用培养 18~24 小时菌龄的细菌为宜 若菌龄太老,细菌生物学性状改变而使革兰阳性菌转呈阴性染色结果。

五、实验报告

(1) 写出油镜的使用和保护方法。
(2) 绘出镜下所见细菌的基本形态图,并注明染色性。
(3) 绘出镜下所见细菌的特殊结构图,并注明染色方法。
(4) 写出革兰染色的意义、步骤及注意事项;描述两类细菌的形态、排列及染色性。

实验二 细菌培养、生化反应与药物敏感试验

一、细菌的人工培养

(一) 培养基的种类(介绍)

(1) 按照培养基的物理性状不同,可将培养基分为液体培养基、半固体培养基和固体

培养基。固体培养基和半固体培养基是在液体培养基中添加不同比例凝固剂(琼脂)制备而成的。

(2)按培养基使用目的不同,可分为以下几种。①基础培养基:含有细菌生长繁殖所需的基本营养成分,大多数细菌都能在上面生长。②营养培养基:在普通培养基中加入血清、血液等营养物质即成营养培养基,供营养要求较高的细菌培养使用。③鉴别培养基:利用细菌对营养物的分解能力及代谢产物的不同,在培养基中加入特定的作用底物和指示剂,用以鉴别细菌。④选择培养基:利用细菌对各化学物质的敏感性不同,在培养基中加入某些化学物质,抑制不需要的细菌,而有利于所需细菌的生长。⑤厌氧培养基:在培养基中加入还原剂,以降低培养基的氧化还原电势,并与空气隔绝,使培养基本身成为无氧环境,利于厌氧菌的生长。

(二)基础培养基的制备(操作)

1. 目的和要求 学会基础培养基的制备原则、制备程序及制备方法。
2. 实验材料 蛋白胨、牛肉浸膏、氯化钠、琼脂粉、试管、培养皿等。
3. 内容和方法 具体如下。

(1)培养基的制备原则:①适当的营养成分(细菌所需的碳源、氮源、无机盐和水分等);②合适的酸碱度(pH7.2~7.6);③配制后经灭菌手续后使之无菌,方可应用。

(2)培养基的制备程序:配料—溶化—测定及矫正pH值—过滤—分装—高压灭菌—备用。

(3)常用培养基的制备方法:具体如下。①肉汤培养基:将蛋白胨10g、牛肉浸膏3~5g、氯化钠5g加入1000ml蒸馏水中,加热溶化,调整pH至7.2~7.6,过滤后分装于试管中(分装量为试管高度的1/3),加塞、包扎管口,高压蒸汽灭菌后备用。②固体培养基:在肉汤培养基中加入2%~3%琼脂,加热溶化、过滤,高压蒸汽灭菌后冷却至50~60℃时,以无菌操作倾注于无菌的空培养皿内,冷凝后即制成普通琼脂平板;或注入无菌试管,趁热将试管摆放成斜面,冷凝后即制成普通琼脂斜面。③半固体培养基:在肉汤培养基中加入0.3%~0.5%琼脂制成,用于保存菌种或观察细菌动力等。

(三)细菌接种法(操作)

目的和要求:初步掌握细菌接种技术,并通过无菌操作,牢固树立无菌观念。

1. 平板培养基分区划线接种法 平板培养基是固体培养基中的一种,通常用于细菌纯种的分离、细菌菌落的观察、细菌药物敏感性的监测、菌种的保存、细菌某些酶活性的检测或细菌数量的扩增等目的。

(1)实验材料:包括以下几种。①培养基:普通琼脂平板。②菌种:金黄色葡萄球菌、大肠埃希菌营养琼脂斜面18~24小时培养物。③其他:接种环、酒精灯、记号笔等。

(2)内容和方法:具体如下。

1)右手以持笔式握持接种环,在火焰上烧灼灭菌。

2)接种环冷却后,以无菌操作方法蘸取葡萄球菌、大肠杆菌混合液一环。

3)左手持平板培养基的平皿底,以拇指、食指开启平皿盖(皿盖与皿底不能超过45°角),右手将蘸取菌液的接种环伸入平板(接种环与培养基表面的角度应在30°~45°),将菌液轻轻涂抹在平板边缘。烧灼接种环并冷却后,自涂抹部分开始,连续在平板表面左右平行划线,直至平板表面约1/5的范围。

4)再次烧灼接种环并冷却后,将培养基转动70°按上法进行第二区划线,第二区划线与第一区划线开始时相交2~3条,以后不可相交。烧灼接种环后用相同方法进行第三区、第四区、第五区划线(实验图2)。

5)接种完毕后,接种环经烧灼灭菌,在平板底部做好标记(姓名、日期、标本名称等),放入37℃温箱24小时后观察结果。

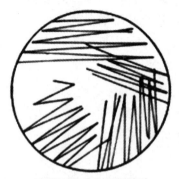
平板培养基分区划线法

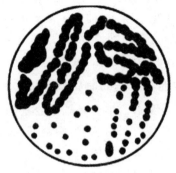
培养后菌落分布示意图

实验图2 平板培养基分区划线接种法

(3)注意事项:①划线接种时,力量要适中,接种环与平板表面的夹角约45°为宜,切勿划破培养基;②划线要密而不重复,充分利用平板表面;③严格无菌操作。

2. 斜面培养基接种法 斜面培养基主要用于移种纯种、保纯菌种及细菌的生化反应试验。

(1)实验材料:包括以下几种。①培养基:营养琼脂斜面。②菌种:大肠埃希菌营养琼脂斜面18~24小时培养物。③其他:接种环、酒精灯、记号笔等。

(2)内容和方法:具体如实验图3所示。

1)左手拇指、食指、中指及无名指分别握持菌种管与待接种的斜面培养基,使菌种管居左,待接种管居右,斜面部向上。

2)右手持接种环在火焰上烧灼灭菌,以右手手掌与小指、小指与无名指分别拔取并夹持两管棉塞,将两管管口通过火焰灭菌。

3)用接种环从菌种管挑取少量菌苔,伸进待接种管斜面底部开始由下向上划一直线,然后再从底部由下向上蛇形划线。

4)按无菌要求处理好接种环和试管口,注明标志,置37℃温箱培养24小时后观察结果。

3. 液体培养基接种法 液体培养基通常用于细菌的扩增、细菌代谢活动的观察、菌种的复苏、菌种的保存等。

(1)实验材料:包括以下几种。①培养基:营养肉汤管。②菌种:大肠埃希菌营养琼脂斜面18~24小时培养物。③其他:接种环、酒精灯、记号笔等。

(2)内容和方法:①同斜面培养基接种法握住菌种管与待接种的肉汤管。②接种环灭菌冷却后,从菌种管挑取少量菌落移到肉汤管,在接近液面上方的管壁上轻轻研磨,并蘸取少量肉汤调和,使细菌混合于肉汤管中。③按无菌要求处理接种环和试管口,注明标志,置37℃温箱中24小时后观察结果(实验图4)。

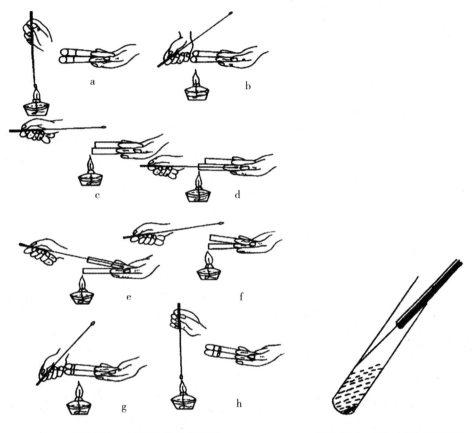

实验图3　斜面培养基接种法　　　　实验图4　液体培养基接种法

4.半固体培养基接种法　半固体培养基含琼脂较少,质地较松,一般采用穿刺接种法将细菌种入半固体培养基内。半固体培养基常用于细菌动力的检查、细菌代谢活动的观察、菌种的保存等。

(1)实验材料:包括以下几种。①培养基:半固体琼脂培养基。②菌种:大肠埃希菌营养琼脂斜面18～24小时培养物。③其他:接种针、酒精灯、记号笔等。

(2)内容和方法:①持试管、取菌种、拔取棉塞等方法仍同斜面培养基接种法。左手持菌种管与待接种的半固体培养基。②右手持接种针在火焰上烧灼灭菌。接种针灭菌冷却后,挑取菌种管中少许菌苔(约针尖大小量),垂直刺入半固体培养基的中央,深入管底至3/4处,再循原穿刺线退出。③按无菌要求处理接种针和试管口,注明标志,置37℃温箱培养24小时后观察结果(实验图5)。

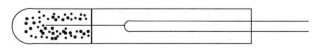

实验图5　半固体培养基接种法

二、细菌的生长现象(示教)

(一)细菌在液体培养基中的生长现象

细菌在液体培养基中可呈现三种生长现象。

(1)表面生长:细菌在液体培养基表面生长形成菌膜,培养基下部仍清亮。

(2)均匀混浊生长:细菌均匀分散于液体培养基内,使培养基变混浊。

(3)沉淀生长:细菌沉于液体培养基底部生长,培养基上部仍清亮。

(二)细菌在固体培养基中的生长现象

细菌经划线接种于固体培养基表面,经过一定时间孵育,单个细菌可繁殖成肉眼可见的细菌集团,称为菌落;菌落连接成片,称为菌苔。各种细菌在固体培养基上形成的菌落形状、大小、颜色、光泽及透明度等不同,有助于鉴别细菌,应注意观察。

(三)细菌在半固体培养基中的生长现象

根据细菌有无鞭毛,在半固体培养基中可表现出两种生长现象。

(1)原位生长:见于无鞭毛的细菌(如痢疾志贺菌),可见细菌仅在穿刺线处生长,使穿刺线变粗,但培养基背景清晰。

(2)扩散生长:见于有鞭毛的细菌(如大肠埃希菌),可见细菌在穿刺线处生长并向四周扩散生长,形成毛刷状或云雾状,使培养基变混浊。

三、细菌生化反应

【目的和要求】

学会观察细菌生化反应现象,了解细菌代谢的临床意义。

(一)糖发酵试验(示教)

1. 实验原理 各种细菌对糖类的分解能力不同,不同细菌发酵糖类也可形成不完全相同的中间代谢产物或终末代谢产物。通过生化试验的方法检查细菌发酵糖类形成的中间代谢产物或终末代谢产物,借以鉴别细菌。

2. 实验材料 具体包括以下几种。

(1)培养基:乳糖发酵管、葡萄糖发酵管。

(2)菌种:大肠埃希菌及痢疾志贺菌18~24小时琼脂平板培养物。

(3)其他:接种环、酒精灯、记号笔等。

3. 内容和方法 具体如下。

(1)取乳糖发酵管、葡萄糖发酵管各两支,分别标记"大肠埃希菌""痢疾志贺菌"字样。

(2)用接种环以无菌操作法分别取大肠埃希菌、痢疾志贺菌菌种,将两菌种分别接种于有相应标记的糖发酵管内。

(3)将各管置37℃温箱内培养18~24小时后观察结果。

(4)结果:大肠埃希菌能分解乳糖和葡萄糖,产酸产气(发酵管由紫色变为黄色,倒置小管中有气泡),用"⊕"表示;痢疾志贺菌只分解葡萄糖,产酸不产气(发酵管由紫色变为黄色,倒置小管中无气泡),用"+"表示,不分解乳糖(发酵管不变色,倒置小管中无气泡),用"-"表示。

(二)靛基质(吲哚)试验(示教)

1. 实验原理　某些细菌可产生色氨酸酶,能够分解培养基中的色氨酸,产生靛基质(吲哚)。如果在细菌培养物中加入对二甲基氨基苯甲醛(吲哚试剂),靛基质即可与吲哚试剂发生结合反应,生成红色的玫瑰吲哚,为靛基质试验阳性。

2. 实验材料　具体包括以下几种。
(1)培养基:蛋白胨水培养基。
(2)菌种:大肠埃希菌及痢疾志贺菌18～24小时琼脂平板培养物。
(3)其他:接种环、酒精灯、记号笔、吲哚试剂等。

3. 内容和方法　具体如下。
(1)取两支蛋白胨水培养基,分别标记"大肠埃希菌""痢疾志贺菌"字样。
(2)用接种环以无菌操作法分别取大肠埃希菌、痢疾志贺菌菌种,将各菌种分别接种于有相应标记的蛋白胨水培养基内。
(3)将各管置37℃温箱内培养18～24小时后取出。
(4)在蛋白胨水培养基内加入4～6滴吲哚试剂,轻轻摇动后静置观察结果。
(5)结果:接种大肠埃希菌的试管液体界面上形成红色的玫瑰吲哚,为靛基质试验阳性,用"+"表示;接种痢疾志贺菌的试管液体界面无红色玫瑰吲哚形成,为靛基质试验阴性,用"-"表示。

(三)硫化氢试验(示教)

1. 实验原理　某些细菌能够分解含硫氨基酸如胱氨酸、半胱氨酸等,产生硫化氢。硫化氢可与培养基内加入的醋酸铅或硫酸亚铁反应,生成硫化铅或硫化亚铁而形成黑色沉淀物,为硫化氢试验阳性。

2. 实验材料　具体包括以下几种。
(1)培养基:醋酸铅培养基。
(2)菌种:大肠埃希菌及变形杆菌18～24小时琼脂平板培养物。
(3)其他:接种环、酒精灯、记号笔等。

3. 内容和方法　具体如下。
(1)取两支醋酸铅培养基,分别标记"大肠埃希菌""变形杆菌"字样。
(2)用接种环以无菌操作法分别取大肠埃希菌、变形杆菌菌种,用穿刺接种法将两菌种分别接种于有相应标记的醋酸铅培养基内。
(3)将各管置37℃温箱内培养18～24小时后观察结果。
(4)结果:接种大肠埃希菌的醋酸铅培养基不变黑色,为硫化氢试验阴性,用"-"表示;接种变形杆菌的培养基有黑色的硫化铅生成,为试验阳性,用"+"表示。

四、药物敏感试验(纸片法,操作)

【用途】

由于滥用抗生素,造成抗药突变菌株的大量出现,给临床治疗带来严重困难。临床通过药敏试验可检测出细菌对抗生素的敏感性,便于指导选择用药,避免细菌耐药性的形成。

【目的和要求】

了解药敏试验在临床上的用途及意义,并能根据试验结果进行抗生素的选用。

【实验原理】

将含有定量抗菌药物的纸片贴在已接种测试菌的琼脂平板上,纸片中所含的药物吸取琼脂中的水分溶解后,便不断地向纸片周围区域扩散,形成递减的浓度梯度。在纸片周围抑菌浓度范围内的细菌的生长被抑制,形成透明的抑菌环。抑菌环的大小反映测试菌对测定药物的敏感程度,并与该药对测试菌的最低抑菌浓度(MIC)呈负相关,即抑菌环愈大,MIC愈小。

【实验材料】

(1)菌种:大肠埃希菌、腐生葡萄球菌液体培养物。

(2)培养基:普通琼脂平板。

(3)其他:95%乙醇、无菌棉签、镊子、各种抗生素药敏纸片、卡尺、酒精灯等。

【内容和方法】

(1)取琼脂平板2个,用无菌棉签分别蘸取大肠埃希菌、腐生葡萄球菌菌液,在培养基表面均匀涂布(密集接种)3次,每次将平板旋转60°,最后沿平板周边涂抹2圈,以保证涂布均匀。

(2)待琼脂平板上菌液稍干燥后,用镊子蘸取95%乙醇在酒精灯外焰上烧灼灭菌,冷却后夹取各种抗生素药敏纸片,贴在涂布细菌的琼脂平板表面,用镊尖轻压一下,使其贴平。一次贴好,不得移动。纸片一经贴上就不可再拿起,因纸片中的药液已扩散到琼脂中。每取一种纸片前均须将镊子灭菌并冷却。每张纸片中心间距不少于24mm,纸片中心距平板边缘不少于15mm。直径为90mm的平板最多贴6片。

(3)贴上纸片后,须在15分钟内置37℃温箱内培养18~24小时后观察结果。

(4)结果:对抗生素敏感的细菌在药敏纸片的周围形成抑菌环,用尺子测量其直径;抑菌环直径标准判断因抗生素及细菌种类不同而异,根据抑菌环直径的大小,结合药物的性质,并对照抗生素敏感度判断表做出结果判断(实验图6)。

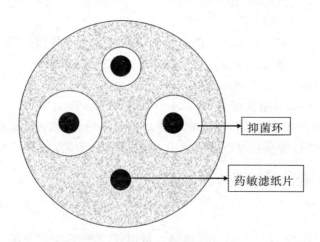

实验图6 药敏试验

(5)报告方式:按敏感、中度敏感、耐药三个等级报告结果,是临床实验室报告药敏试验结果的规范形式。①敏感(S):指被测菌株所引起的感染可以用常规剂量的某种抗菌药物治疗。②中度敏感(MS):指通过提高某种抗菌药物的剂量(如β-内酰胺类)或在该药物浓集的部位(如尿、胆汁),细菌生长可被抑制。③耐药(R):指被测菌株所引起的感染不能用该抗菌药物治疗。

五、实验报告

(1)记录培养基的种类及基础培养基的制备程序。
(2)记录在固体、液体、半固体培养基中的生长现象,并简述观察细菌生长现象的医学意义。
(3)写出糖发酵试验、靛基质试验、硫化氢试验的结果及意义。
(4)记录大肠埃希菌、腐生葡萄球菌的药物敏感试验结果。

实验三　细菌的分布与消毒灭菌

一、细菌的分布

【目的和要求】

学会不同部位细菌的检查方法,树立严格的无菌操作观念。

(一)空气中细菌检查(操作)

1. 实验材料　琼脂平板、记号笔。
2. 内容和方法　具体如下。

(1)取无菌琼脂平板一个,在底部玻璃上做好标记并开启皿盖,置于桌上,暴露于空气中10~20分钟后盖好皿盖。
(2)置37℃温箱内培养18~24小时后观察结果。

(二)咽喉部细菌检查(操作)

1. 实验材料　琼脂平板、无菌棉签。
2. 内容和方法　具体如下。

(1)咳碟法:打开琼脂平板,将平板垂直,面对口腔,距口唇10cm处用力咳嗽数声。盖好平板盖,置37℃温箱内培养18~24小时后观察结果。
(2)拭子法:两人一组,取琼脂平板1个,用记号笔将平板底部划分为两个区域,互相用无菌棉签于扁桃体旁拭取分泌物,再用划线法接种于琼脂平板上,置37℃温箱内培养18~24小时后观察结果。

(三)皮肤细菌检查(操作)

1. 实验材料　具体包括以下几种。

(1)培养基:普通琼脂平板。
(2)其他:棉签、碘伏或75%乙醇、记号笔等。

2. 内容和方法　两人一组,取琼脂平板1个,先在平板底部用记号笔分画5格,标明序号,两人用未消毒食指分别在1、2格内涂布,然后用碘伏或75%乙醇消毒同一手指后再分别涂抹3、4格,余下第5格作为空白对照,盖上平板盖,置37℃温箱内培养18~24小时后观察结果。

(四)水中细菌检查(操作)

1. 实验材料　具体包括以下几种。
(1)标本:自来水、污水。
(2)其他:培养皿、琼脂、无菌吸管、记号笔等。
2. 内容和方法　具体如下。
(1)用无菌吸管吸取自来水及污水各10ml,分别放入两个无菌空平皿内。
(2)将已融化且冷却至50℃的营养琼脂,分别倾入已加入水样的平皿内(琼脂量约为10ml),立即轻摇平皿使琼脂与水样混匀,静置冷凝后,做好标记。
(3)置37℃温箱内培养18~24小时后,观察并计数菌落数。

(五)土壤中细菌检查(操作)

1. 实验材料　具体包括以下几种。
(1)标本:土壤。
(2)其他:生理盐水、普通琼脂平板、接种环、无菌吸管、记号笔等。
2. 内容和方法　具体如下。
(1)取距离地面约10cm深的泥土1g,放入10ml无菌生理盐水中混匀。
(2)静置数分钟后,吸取上清液0.1ml,接种于普通琼脂平板表面,用无菌接种环涂布均匀后盖好平皿盖,做好标记。
(3)置37℃温箱内培养18~24小时后观察结果。

二、消毒灭菌实验

【目的和要求】

掌握常用消毒灭菌器的使用方法,了解高温、紫外线的杀菌作用。

(一)紫外线杀菌实验(示教)

1. 实验原理　紫外线200~300nm波长范围具有杀菌作用,其中265~266nm波长范围与DNA的吸收光谱范围一致,因此杀菌作用最强。紫外线照射可引起细菌DNA链中形成胸腺嘧啶双聚体而干扰细菌核酸的复制,导致细菌变异或死亡,也可引起细菌蛋白质肽链的二硫键和氢键断裂而影响细菌酶的活性,导致细菌死亡。
2. 实验材料　具体包括以下几种。
(1)培养基:普通琼脂平板。
(2)菌种:大肠埃希菌培养物。
(3)其他:紫外线灯、无菌镊子、灭菌方形纸片等。
3. 内容和方法　具体如下。
(1)用无菌棉签蘸取大肠埃希菌菌液,密集划线接种于琼脂平板表面。
(2)用无菌镊子把经灭菌的长方形纸片贴于琼脂平板表面中央部分。

(3)开启皿盖,将涂有细菌的琼脂平板置紫外线灯下 20~30cm 处照射 30 分钟。

(4)除去纸片(消毒处理),盖好平板盖,置 37℃温箱内培养 18~24 小时后观察结果。

(5)结果:纸片遮盖处有细菌生长,未遮盖处无细菌生长。

4. 注意事项　①紫外线穿透力较弱,普通玻璃、水蒸气、纸张等都可阻挡紫外线。因此,紫外线只能用于物体表面、小范围空间空气等的照射杀菌。②紫外线对 DNA 或蛋白质的损伤作用没有生物特异性的选择,因此对人体皮肤、眼角膜等同样具有伤害作用,使用时需注意保护。

(二)热力灭菌实验(煮沸法,操作)

1. 实验原理　在一个标准大气压下,一般细菌繁殖体经煮沸 5 分钟即被杀死,杀死芽孢则需 1~2 小时。但因海拔不同,水的沸点存在差异,所以煮沸消毒时间常用 10~15 分钟。若于水中加入 2% 碳酸氢钠,可提高沸点达 105℃,既可增强消毒作用,又能防止金属器械生锈,常用于餐具等消毒。

2. 实验材料　具体包括以下几种。

(1)菌种:枯草芽孢杆菌、大肠埃希菌培养物。

(2)其他:肉汤管、水浴箱。

3. 内容和方法　具体如下。

(1)取 6 支肉汤管进行编号(1、2、3、4、5、6),将大肠埃希菌(无芽孢菌)接种于 1、2、3 号管中,将枯草芽孢杆菌(有芽孢菌)接种于 4、5、6 号管中。

(2)将 1、4 号肉汤管放入 100℃水浴箱中煮沸 5~10 分钟,取出置于 37℃温箱内培养 18~24 小时后观察结果。

(3)将 2、5 号肉汤管放入 100℃水浴箱中煮沸 1 小时,取出置于 37℃温箱内培养 18~24 小时后观察结果。

(4)结果:3、6 两个对照管均有细菌生长;1、2、5 管无细菌生长;4 号管有细菌生长。

三、常用消毒灭菌器介绍

(一)高压蒸汽灭菌器(示教)

高压蒸汽灭菌器是目前医院和实验室常用的灭菌器(实验图 7),高压蒸汽灭菌法是一种迅速而有效的灭菌方法。

1. 实验原理　高压蒸汽灭菌器是一个密闭的耐高温和耐高压的双层金属圆桶和金属盖构成的蒸锅,两层之间盛水。外桶坚厚,其上或前方有金属厚盖,盖旁有紧闭盖门的螺旋,借以紧闭盖门,使蒸汽不能外溢,并有排气阀门、安全阀门、压力表等装置。加热后,灭菌器内蒸汽压力升高,温度也随之升高,压力越大、温度越高,利用高压高温达到灭菌的目的。

2. 用途　凡耐高温和潮湿的物品,如手术衣、手术器械、生理盐水、培养基、传染性污染物等都可以应用本法灭菌。

3. 内容和方法　具体如下。

(1)首先将内层桶取出,再向外层锅内加入适量的水,使水面与三角搁架相平为宜。

(2)放回内桶,并装入待灭菌物品。盛物桶内的物品放置勿过挤,以免妨碍蒸汽流通而影响灭菌效果。三角烧瓶与试管口端均不要与桶壁接触,以免冷凝水淋湿包口的纸而透入棉塞。

(3)加盖,并将盖上的排气软管插入内层桶的排气槽内。再以对称的方式同时旋紧相对的两个螺栓,使螺栓松紧一致,勿使漏气。

(4)插电加热,并同时打开排气阀,使水沸腾,以排除锅内的冷空气。待冷空气完全排尽后,关上排气阀,让锅内的温度随蒸汽压力增加而逐渐上升。当锅内压力达到所需标准(103.4kPa),此时桶内温度为121.3℃,控制热源,维持15～30分钟。

(5)灭菌所需时间到后,切断电源,让灭菌锅内温度自然下降,当压力表的压力降至0时,方可打开排气阀,旋松螺栓,打开盖子,取出灭菌物品。如果压力未降到0时,打开排气阀,就会因锅内压力突然下降,使容器内的培养基由于内外压力不平衡而冲出烧瓶口或试管口。

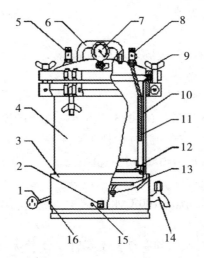

1.电源线;2.带灯开关;3.底座;4.灭菌器体;5.安全阀;6.手柄;7.压力表;8.放气阀;9.固紧螺钉;10.灭菌桶;11.放气软管;12.筛板;13.电热管;14.放水龙头;15.断水指示灯;16.熔断器(12A)

实验图7　高压蒸汽灭菌器

(二)干热灭菌器(示教)

干热灭菌器(干烤箱)是用两层金属板制成的箱子,中间充以石棉,箱底有热源,并附有温度计和自动调节器,主要用于玻璃器皿、试管、吸管、三角烧瓶、油剂、粉剂等的灭菌。灭菌时,加热箱内空气,靠热空气灭菌。用时将需灭菌的物品经清洗和晾干后整齐摆放在箱内,不宜过挤,关闭两层箱门,通电,待温度升到160～170℃,维持2小时即可达到灭菌目的。温度不可过高,如超过180℃,棉签和包装纸可被烤焦甚至燃烧。灭菌完毕,关闭电源,待温度自然下降到40℃以下再开门取物,以防玻璃器皿骤冷发生破裂。

(三)滤菌器(示教)

滤菌器是通过物理阻流的方法除去液体中的细菌、真菌,以达到无菌目的的一类仪器,但不能去除 L 型细菌、病毒和支原体,常用于不耐热的血清、溶液及药品的除菌或分离细菌外毒素及病毒等。常用的滤菌器有三种。

(1)蔡氏滤菌器:为金属滤菌器,以石棉为滤板,每次用后另换一石棉滤板,石棉滤板按孔径大小分为 K 号和 EK 号等,常用 EK 号过滤除菌,后者能阻止细菌通过。

(2)玻璃滤菌器:由玻璃粉制成,用时比较方便,但孔径易堵塞,孔径大小有 0.15~250μm 不等,一般分为 $G_1 \sim G_6$ 号,G_5 和 G_6 号均可阻止细菌通过。

(3)薄膜滤菌器:由硝基纤维素膜制成,使用时直接从无菌包装中取出,配以无菌注射器使用,用毕经高压蒸汽灭菌后妥善处理。

四、实验报告

(1)记录空气、水和土壤中细菌,检查实验琼脂平板上生长的菌落数、菌落种类。
(2)记录咽部细菌,检查实验琼脂平板上生长的菌落数、菌落种类。
(3)记录手指消毒前后琼脂平板上生长的菌落数、菌落种类。
(4)记录紫外线杀菌实验琼脂平板上细菌的生长情况,并说明原因。
(5)记录煮沸实验 6 支肉汤管中细菌的生长情况,并说明原因。
(6)写出紫外线杀菌法、高压蒸汽灭菌器和干热灭菌器的使用方法、适用范围和注意事项。

实验四 常见病原菌

一、化脓性球菌

(一)化脓性球菌形态结构观察(示教)

1. 目的和要求 学会观察化脓性球菌的形态结构特征,能在镜下识别各种化脓性球菌(实验表1)。

实验表1 化脓性球菌的形态结构特征

细菌名称	形态	排列	染色性	特殊结构
葡萄球菌	球形或椭圆形	葡萄串状	革兰阳性	无鞭毛和芽孢,少数菌株可在机体内形成荚膜
链球菌	球形	链状	革兰阳性	无鞭毛和芽孢,多数菌株可在培养早期形成荚膜
肺炎链球菌	矛头状	成双或短链状,尖端向外	革兰阳性	无鞭毛和芽孢,有荚膜
脑膜炎奈瑟菌	肾形	成双,凹面相对	革兰阴性	新分离菌株有荚膜和菌毛
淋病奈瑟菌	咖啡豆形	成双	革兰阴性	无鞭毛和芽孢,有荚膜,致病菌株有菌毛

2. 实验材料　具体包括以下几种。
(1)细菌革兰染色标本:葡萄球菌、链球菌、肺炎链球菌、脑膜炎奈瑟菌、淋病奈瑟菌。
(2)荚膜染色标本:肺炎链球菌。
(3)其他:光学显微镜、镜油、擦镜纸、二甲苯等。
3. 内容和方法　使用显微镜观察以上各种化脓性球菌的染色标本。
(1)细菌革兰染色标本需注意观察细菌的基本形态、排列、染色性。
(2)肺炎链球菌荚膜染色标本需注意观察荚膜的位置、厚度及染色。

(二)化脓性球菌培养物观察(示教)

1. 目的和要求　学会观察化脓性球菌的培养物,能根据各种细菌血琼脂平板培养物的菌落特点及溶血特性进行初步判断。
2. 实验材料　葡萄球菌、链球菌、肺炎链球菌血琼脂平板培养物。
3. 内容和方法　分别取金黄色葡萄球菌、表皮葡萄球菌、腐生葡萄球菌、甲型链球菌、乙型溶血性链球菌及肺炎链球菌血琼脂平板培养物,观察其单个菌落的形态、大小、表面、边缘、透明度、颜色及溶血特性。
(1)葡萄球菌菌落特征:三种葡萄球菌的菌落均为圆形、凸起、表面光滑、湿润、边缘整齐、不透明、中等大小。金黄色葡萄球菌产生金黄色脂溶性色素,菌落呈金黄色,菌落周围有完全透明的溶血环(β溶血);表皮葡萄球菌和腐生葡萄球菌分别产生白色和柠檬色的脂溶性色素,菌落分别呈白色和柠檬色,菌落周围无溶血环。
(2)链球菌菌落特征:三型链球菌在血琼脂平板上形成圆形、凸起、灰白色、表面光滑、半透明或不透明的微小菌落。甲型溶血性链球菌菌落周围有 1~2mm 宽的草绿色溶血环(α溶血);乙型溶血性链球菌菌落周围有 2~4mm 宽、完全透明的溶血环(β溶血);丙型链球菌菌落周围无溶血环。
(3)肺炎链球菌菌落特征:肺炎链球菌在血琼脂平板上形成圆形、光滑、扁平、透明或半透明细小菌落。在菌落周围有草绿色狭窄溶血环(α溶血),与甲型链球菌相似,但肺炎链球菌如培养时间过长,可产生自溶现象,形成脐状菌落。

(三)血浆凝固酶试验玻片法(操作)

1. 目的和要求　掌握血浆凝固酶试验的方法、结果判断及意义。
2. 实验原理　致病性葡萄球菌可产生两种凝固酶。一种是结合凝固酶,可结合在细胞壁上,使血浆中的纤维蛋白原变成纤维蛋白而附着于细菌表面,发生凝集,可用玻片法测出;另一种是分泌至菌体外的游离凝固酶,作用类似于凝血酶原物质,可被血浆中的协同因子激活变为凝血酶样物质,而使纤维蛋白原变成纤维蛋白,从而引起血浆凝固,可用试管法测出。因此,可利用血浆凝固酶试验鉴别葡萄球菌菌株是否具有致病性。
3. 实验材料　具体包括以下几种。
(1)菌种:金黄色葡萄球菌和表皮葡萄球菌 18~24 小时培养物。
(2)其他:兔血浆、载玻片、接种环、生理盐水等。
4. 内容和方法　具体如下。
(1)取洁净载玻片一张,于玻片两端各加生理盐水一滴。
(2)以灭菌接种环分别取金黄色葡萄球菌和表皮葡萄球菌培养物少许,分别与玻片上的生理盐水混匀制成细菌悬液,观察有无自凝现象。

(3)若无自凝现象,则于每滴细菌悬液中加入兔血浆各一滴,混匀,5~10秒内如出现颗粒状凝集现象即为阳性。如不立即发生凝集,可稍待1~2分钟,并轻轻摇动玻片,加速反应,若仍无凝集则为阴性。

(4)结果:金黄色葡萄球菌能产生血浆凝固酶,此试验为阳性;表皮葡萄球菌不能产生血浆凝固酶,此试验为阴性。

二、肠道杆菌

(一)肠道杆菌的形态结构观察(示教)

1. **目的和要求** 掌握肠道杆菌形态结构的共同特征。
2. **实验材料** 具体包括以下几种。
(1)革兰染色标本:大肠埃希菌、伤寒沙门菌、痢疾志贺菌。
(2)鞭毛染色标本:伤寒沙门菌。
(3)其他:光学显微镜、镜油、擦镜纸、二甲苯等。
3. **内容和方法** 使用显微镜观察以上各种肠道杆菌的染色标本。
(1)细菌革兰染色标本需注意观察细菌的基本形态、排列、染色性。
(2)伤寒沙门菌鞭毛染色标本需注意观察鞭毛的形态、数量及位置。
(3)肠道杆菌形态结构的共同特征:肠道杆菌均为中等大小、两端钝圆的革兰阴性杆菌,无芽孢,多数有鞭毛(痢疾杆菌除外),大多有菌毛,少数有荚膜或包膜。

(二)常见肠道杆菌生化反应结果(示教)

1. **目的和要求** 熟悉肠道杆菌分离培养和鉴定的常用生化反应(实验表2)。
2. **实验原理** 各种肠道杆菌具有不同的酶系统,在代谢过程中能利用不同的底物而产生不同的代谢产物,或利用相同的底物却产生不同的代谢产物,在培养基中加入底物及指示剂,即可观察到不同肠道杆菌生长、代谢的生化反应特性。因此,通过一系列的生化试验反应结果以及鉴别培养基中的生长现象,可对肠道杆菌进行鉴别。
3. **实验材料** 具体包括以下几种。
(1)SS琼脂平板、EMB琼脂平板、其他肠道杆菌生化反应常用鉴别培养基。
(2)大肠埃希菌、伤寒沙门菌、痢疾志贺菌标准菌种。
4. **内容和方法** 观察各种肠道杆菌生化反应结果及各种培养基中的生长现象。

实验表2 常见肠道杆菌的鉴别

菌名	EMB琼脂平板	SS琼脂平板	乳糖	葡萄糖	硫化氢	动力	吲哚
大肠埃希菌	菌落蓝紫色,圆形,伴金属光泽,不透明,直径为2~3mm	菌落同前,呈红色	⊕	⊕	-	+	+
伤寒沙门菌	菌落无色,半透明,直径为1~2mm	同前	-	+	-/+	+	-
痢疾志贺菌	菌落无色,半透明,直径为1~2mm	同前	-/L	+	-	-	-/+

注:"+"产酸不产气、阳性;"⊕"产酸产气;"-"不分解、阴性;"L"某些菌株迟缓分解。

(三)肥达试验半定量法(示教)

1. 目的和要求　熟悉肥达反应的原理、结果及临床意义。

2. 实验原理　人患伤寒或副伤寒后,经1~2周,血清内产生相应抗体。此种抗体在体外与相应细菌(伤寒沙门菌或副伤寒沙门菌)结合时,能使细菌发生凝集。肥达反应即是依据此原理,用已知伤寒沙门菌菌体抗原(O)、伤寒沙门菌鞭毛抗原(H)、甲型副伤寒沙门菌鞭毛抗原(PA)及乙型副伤寒沙门菌鞭毛抗原(PB)与患者血清做半定量凝集反应,测定受检血清中有无相应抗体及效价,以协助诊断伤寒与副伤寒。

3. 实验材料　具体包括以下几种。

(1)诊断菌液:伤寒沙门菌O抗原、H抗原(TO、TH),甲型副伤寒沙门菌、乙型副伤寒沙门菌H抗原(PA、PB)。

(2)标本:疑是伤寒或副伤寒患者的待测血清。

(3)其他:微孔板、生理盐水等。

4. 内容和方法　具体如下。

(1)取40孔微孔板,在其一端用标签纸贴附做好标记,如TO、TH、PA、PB。

(2)稀释患者血清:①取试管1支,加入生理盐水1.9ml,待测血清0.1ml,混匀,即成1:20稀释血清。②取混匀稀释的血清加入各排第1孔中,每孔0.25ml。③在试管中剩余的1ml稀释血清中再加入生理盐水1ml,混匀,即成1:40稀释血清。④将此稀释血清加入各排第2孔中,每孔0.25ml。⑤按此顺序继续做倍比稀释,分别注入各排第3孔至第6孔中,各排第7孔各加入生理盐水0.25ml作对照。⑥此时第1孔至第6孔血清稀释度分别为1:20、1:40、1:80、1:160、1:320、1:640。

(3)加入诊断菌液:①第1排1~7孔各加入伤寒沙门菌O菌液0.25ml。②第2排1~7孔各加入伤寒沙门菌H菌液0.25ml。③第3排1~7孔各加入甲型副伤寒沙门菌H菌液0.25ml。④第4排1~7孔各加入乙型副伤寒沙门菌H菌液0.25ml。⑤加入诊断菌液后,各管稀释度又增加一倍,即1:40、1:80、1:160、1:320、1:640、1:1280。

(4)振摇混匀后,置于37℃湿盒内孵育2~4小时后,初步观察结果,再置于4℃冰箱过夜,次日观察并记录结果。

(5)结果判定:先观察对照孔,正确结果应无凝集现象,再分别与对照孔比较观察各孔凝集情况。根据液体透明度和凝胶块多少,以"+、-"符号记录结果。

1) ++++(完全凝集):上清液完全澄清透明,细菌全部形成凝集块,沉于孔底。

2) +++(大部分凝集):上清液较透明,约75%的细菌形成凝集块,沉于孔底。

3) ++(明显凝集):上清液透明度中等,约50%的细菌形成明显可见的凝集块,沉于孔底。

4) +(小部分凝集):上清液混浊,约25%的细菌形成明显可见的凝集块,沉于孔底。

5) -(不凝集):液体与对照管相同,无凝集块。

(6)凝集效价判定:以出现明显凝集(++)的血清最高稀释度为该血清的凝集效价。

(7)结果分析与讨论:具体如下。

1)参考值:一般未经预防接种,具有诊断意义的单份血清凝集效价是TO≥1:80,TH≥1:160,PA≥1:80,PB≥1:80。如双份血清效价有4倍以上增长更有诊断意义。

2)由于H凝集素(IgG)在血内维持时间较久,O凝集素(IgM)较短暂,所以O凝集效价在诊断上较重要。

3）伤寒患者O凝集素常较H凝集素出现早、但维持时间较短；H凝集素出现较晚，但效价较高，且持续时间较长。

4）过去曾接种过伤寒、副伤寒菌苗或患过伤寒、副伤寒病，近期又发生某些感染（发热性疾病），可使H凝集素非特异地升高，但O凝集素一般不升高，此现象称为回忆反应。

5）若O凝集素高而H凝集素不高，则可能是感染早期或与伤寒沙门菌O抗原有交叉反应的其他沙门菌感染。

6）临床上确诊为伤寒的患者中，约有10%的患者该试验始终阴性或效价不高，故阴性结果不能完全排除伤寒的诊断。

5. 注意事项　具体如下。

（1）从温箱或水浴箱中取出结果后，先不要振荡。因为结果的判断要结合孔中上清液的透明度和孔底凝集物的多少及性状加以观察。如事先振荡，则不利于观察结果。

（2）观察结果时应首先观察对照孔，该孔应呈"－"结果。

（3）H凝集呈絮状，以疏松之大团沉于管底，轻摇微孔板即能荡起，而且极易散开。O凝集呈颗粒状，以坚实凝块沉于孔底，轻摇微孔板不易荡起，而且不易散开。

三、分枝杆菌与其他细菌

（一）抗酸染色法（操作）

1. 目的和要求　学会痰液标本直接涂片抗酸染色的方法及结果观察。

2. 实验原理　结核分枝杆菌含有分枝菌酸，不易着色，加热条件下，经5%石炭酸复红着色后，又不易被盐酸乙醇脱色，故经亚甲蓝复染，仍显红色。而其他细菌及细胞均易被脱色后经亚甲蓝复染而呈蓝色。

3. 实验材料　具体包括以下几种。

（1）待检标本：经高压蒸汽灭菌的结核杆菌痰液标本。

（2）染液：抗酸染色液一套（5%石炭酸复红、3%盐酸乙醇、碱性亚甲蓝）。

（3）其他：接种环、玻片、试管夹、酒精灯、香柏油、擦镜纸、显微镜等。

4. 内容和方法　具体如下。

（1）制片：用接种环蘸取经高压蒸汽灭菌处理过的结核杆菌痰液标本0.1ml，置清洁载玻片中央，均匀涂抹成20mm×15mm的厚涂片，干燥、固定。

（2）染色：①初染，滴加5%石炭酸复红液覆盖标本，用试管夹夹住玻片，置于酒精灯上方缓缓加温（染液微冒蒸汽，并保持染液不干燥，如有干涸趋势，应补加染液）5分钟，冷却后用水冲洗。或者滴加石炭酸复红液后，维持30分钟，再用水冲洗。②脱色，滴加3%盐酸乙醇脱色，轻轻晃动玻片，历时半分钟，然后用水冲洗。③复染，滴加碱性亚甲蓝液复染1分钟，用水冲洗。

（3）镜检：用吸水纸轻轻吸干玻片上的水，用油镜镜检。

（4）结果：结核分枝杆菌呈红色，为抗酸阳性；背景和其他非抗酸菌染成蓝色，为抗酸阴性。

(二)其他常见病原菌观察(示教)

1. 目的和要求　学会观察其他常见病原菌的形态、染色性及特殊结构。
2. 实验材料　具体包括以下几种。
(1)革兰染色标本:霍乱弧菌、铜绿假单胞菌、流感嗜血杆菌、鼠疫耶尔森菌。
(2)白喉棒状杆菌异染颗粒特殊染色标本、结核分枝杆菌抗酸染色标本。
(3)芽孢染色标本:破伤风芽孢梭菌、肉毒梭菌、产气荚膜梭菌、炭疽芽孢杆菌。
(4)其他:光学显微镜、镜油、擦镜纸、二甲苯等。
3. 内容和方法　具体如下。
(1)镜下观察其他常见病原菌形态:将上述各细菌标本片置镜下观察,注意细菌的形态、大小、染色性及排列特征。
(2)镜下观察异染颗粒:将白喉棒状杆菌示教标本片置镜下观察,注意细菌的形态特点及染色法。白喉棒状杆菌菌体大小不一,一端或两端膨大呈棒状,排列成"L、V、Y"形或栅栏状。白喉棒状杆菌异染颗粒位于菌体内,用奈瑟染色,菌体染成黄褐色,颗粒呈蓝色或深蓝色;用阿伯脱染色,菌体染成蓝绿色,颗粒呈蓝黑色。
(3)镜下观察芽孢形态:将炭疽芽孢杆菌、破伤风芽孢梭菌、产气荚膜梭菌、肉毒梭菌标本片置镜下观察,注意形态、染色性、芽孢的形态、大小及位置。
1)炭疽芽孢杆菌:革兰阳性粗大杆菌,两端平齐,呈单个或短链状排列。芽孢呈椭圆形,位于菌体中央,直径小于菌体横径。
2)破伤风芽孢梭菌:细长杆菌,无荚膜,革兰阳性。芽孢呈圆形,直径大于菌体横径,位于菌体顶端,使细菌呈鼓槌状,为该菌典型特征。
3)产气荚膜梭菌:革兰阳性粗大杆菌,芽孢呈椭圆形,位于次级端,直径小于菌体横径。
4)肉毒梭菌:革兰阳性粗大杆菌,单独或成双排列,有时可见短链。无荚膜,芽孢呈椭圆形,位于次级端,直径大于菌体横径,使细菌呈汤匙状或网球拍状。

四、实验报告

(1)绘出镜下所见各种细菌的基本形态和特殊结构图,并注明染色性和染色方法。
(2)记录血浆凝固酶试验(玻片法)的结果,分析其意义。
(3)记录大肠埃希菌、伤寒沙门菌、痢疾志贺菌生化反应结果及鉴别培养基中的生长现象。
(4)记录肥达试验的结果,分析其意义。
(5)写出抗酸染色的操作步骤,并报告实验结果。

实验五　免疫学实验

一、豚鼠速发型过敏反应(示教)

【目的和要求】

观察豚鼠过敏性休克的现象,并能解释其过敏原因。

【实验原理】

经致敏原刺激的动物机体可产生 IgE 类抗体,此抗体可与肥大细胞、嗜碱性粒细胞表面的 IgE Fc 受体结合,使机体处于致敏状态。同一致敏原再次刺激机体后,可立刻使肥大细胞、嗜碱性粒细胞释放生物活性物质如组胺、白三烯和慢反应物质等,导致过敏性休克。

【实验材料】

(1)动物:豚鼠。
(2)其他:正常马血清、鸡蛋清、无菌注射器、解剖用具等。

【内容和方法】

(1)取健康豚鼠 2 只,以 1、2 编号,分别皮下注射 1∶10 稀释的马血清 0.1ml,使之致敏。

(2)经 14~21 日,向 1 号豚鼠心脏内注射马血清 1~2ml,向 2 号豚鼠心脏内注射鸡蛋清 1~2ml。

(3)注射后,密切观察动物状态。

(4)结果:1 号豚鼠于注射马血清后数分钟出现不安、用前爪搔鼻、咳嗽、打喷嚏、耸毛、痉挛、大小便失禁、呼吸困难、站立不稳,最后窒息,死于过敏性休克。2 号豚鼠不出现上述过敏反应症状。

二、抗原-抗体反应

(一)直接凝集反应(ABO 血型鉴定——玻片法,操作)

1. **目的和要求** 学会玻片凝集试验的操作,并能根据凝集现象鉴定血型。

2. **实验原理** 颗粒性抗原(如细菌、红细胞等)直接与相应抗体结合,出现肉眼可见的凝集小块,称直接凝集反应。玻片上进行的凝集反应称为玻片法凝集反应,该试验为定性试验,多用于细菌和血型鉴定。

在 ABO 血型系统中,根据红细胞膜上是否含有 A、B 抗原而将血型分为 A、B、AB 和 O 四型。血型鉴定是将受试者的红细胞加入标准 A 型血清(含足量的抗-B 抗体)与标准 B 型血清(含足量的抗-A 抗体)中,观察有无凝集现象,从而测知受试者红细胞上有无 A 抗原或(和)B 抗原。

3. **实验材料** 具体包括以下几种。

(1)血清:红细胞抗-A、抗-B 标准血清。
(2)其他:载玻片、采血针、无菌棉签、毛细滴管、采血棒。

4. **内容和方法** 具体如下。

(1)取载玻片一张,分成两格,并在玻片两侧左、右上角分别标明 A、B 字样。

(2)用一毛细滴管吸取抗-A 血清一滴,置于玻片 A 侧,再用另一毛细滴管吸取抗-B 血清一滴,置于玻片 B 侧。

(3)用 75% 乙醇涂擦左手无名指指尖进行皮肤消毒后,用一次性采血针刺入指尖 2~3mm,轻轻挤压指尖,待血液流出后,用采血棒两端分别蘸采血液,然后分别加入抗-A、抗-B 血清中。

(4)充分混匀,5~10分钟内观察结果。

(5)结果:根据玻片两侧凝集情况判断血型(实验表3)。

实验表3　血型鉴定结果

血型	标准A型血清(含抗-B抗体)	标准B型血清(含抗-A抗体)
A型	不凝集	凝集
B型	凝集	不凝集
AB型	凝集	凝集
O型	不凝集	不凝集

(二)间接凝集试验(抗链球菌溶血素O试验——胶乳法,操作)

1. **目的和要求**　学会间接凝集试验的操作,并能根据反应现象判定结果。

2. **实验原理**　可溶性抗原与抗体结合后不能出现肉眼可见的凝集团块,如果把可溶性抗原吸附在载体颗粒上制备成人工致敏颗粒,再让其与相应抗体反应,颗粒上存在的抗原与抗体结合而引起颗粒凝聚,出现肉眼可见的凝集小块。

3. **实验材料**　具体包括以下几种。

(1)标本:待测血清。

(2)抗"O"试剂一套(溶血素O试剂、溶血素O胶乳试剂、阳性对照血清、阴性对照血清)。

(3)其他:生理盐水、载玻片、毛细滴管等。

4. **内容和方法**　具体如下。

(1)取一张洁净载玻片,用记号笔划分为3等份,分别标明1、2、3字样。

(2)取小试管1支,加入生理盐水4.9ml,然后加入待测血清0.1ml,充分混匀,即将待测血清稀释为1∶50比例待用。

(3)用毛细滴管分别吸取1∶50稀释的待测血清、阳性对照血清、阴性对照血清各一滴,分别加在载玻片1、2、3格内,然后在1、2、3格内再加溶血素O各一滴,手持载玻片轻轻摇动2分钟,使其充分混匀。

(4)在1、2、3格内分别加溶血素O胶乳试剂各一滴,轻轻摇动玻片8分钟。

(5)结果:先观察对照格,阳性血清出现凝集现象,阴性血清未出现凝集现象。然后观察待测血清格,若待测血清出现与阳性血清相同的凝集现象,则实验结果为阳性,不出现凝集为阴性。

(三)单项琼脂扩散试验(示教)

1. **目的和要求**　学会单项琼脂扩散试验的操作,并能根据反应现象判定结果。

2. **实验原理**　单向琼脂扩散是指抗原溶液在含单一抗体的琼脂介质中由加样孔向周围扩散,并与相应的抗体结合形成沉淀环的一种半定量试验。在一定范围内,所形成的沉淀环直径与所加抗原的浓度成正比;因此,若事先用不同浓度的已知标准抗原做单向扩散试验,以形成的沉淀环直径与浓度的关系制成标准曲线,则可根据待测样品形成的沉淀环直径大小,求算出其抗原含量。此法常用于检测血清中各类免疫球蛋白的含量和补体各成分的含量。

3. 实验材料　具体包括以下几种。

(1)标本:兔抗人 IgG 免疫血清、人血清免疫球蛋白参考血清、待测人血清。

(2)其他:1.5% 琼脂凝胶、0.01mmol/L pH 7.2 PB 液、微量加样管、打孔器、载玻片等。

4. 内容和方法　具体如下。

(1)制板:于沸水浴中融化琼脂凝胶后,置56℃水浴恒温,加入经适当稀释的兔抗人 IgG 免疫血清于其中(使抗血清含量为 0.75% ~1%),迅速混匀,并浇注在水平放置的清洁载玻片上,每片约4ml。凝固后置湿盒内备用。

(2)打孔:用打孔器在上述琼脂板上打孔,孔间距离为 1~1.5cm。剔出各孔中的琼脂(实验图8)。

(3)稀释人免疫球蛋白参考血清:在冻干的参考血清中加入蒸馏水 0.5ml,待完全溶解后,用 0.01mmol/L pH 7.2 PB 液做倍比稀释,浓度依次为 1∶10、1∶20、1∶40、1∶80、1∶160。

(4)加样:用加样器从最高稀释度开始,分别取各种不同浓度的参考血清,精确地加入到各孔中,每个浓度重复2孔,用以制作标准曲线。待测的血清样品用 PB 做 1∶40 稀释,每孔加 10μl,每份样品加2个孔。

(5)孵育:加样完成后,将琼脂板置湿盒中,在37℃温箱中孵育24小时后取出,用游标卡尺测量各沉淀环直径。

(6)结果:以各种浓度标准抗原的沉淀环直径为横坐标,相应的 IgG 含量为纵坐标,绘制标准曲线,根据待测血清沉淀环直径,对照标准曲线,将查得的 IgG 含量乘以样品稀释度,即为所检血清中 IgG 含量。

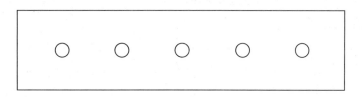

实验图8　单向琼脂扩散抗原孔位置示意图

(四)酶联免疫吸附试验——双抗体夹心法测定 HBsAg(操作或示教)

1. 目的和要求　学会酶联免疫吸附试验的操作,并能根据反应现象判定结果。

2. 实验原理　双抗体夹心法测定 HBsAg 的基本原理是先将抗-HBs 包被到固相载体表面,然后与待测样品中的 HBsAg 发生反应,再加入酶标抗体与载体上的抗原-抗体复合物相结合,加入酶的作用底物进行显色反应,根据颜色反应的程度对该抗原进行定性或定量分析。

3. 实验材料　具体包括以下几种。

(1)标本:阳性对照血清、阴性对照血清、待测血清。

(2)其他:酶标仪、ELISA 试剂盒。

4. 内容和方法　具体如下。

(1)加样:将待测血清和阳性、阴性对照血清分别加入抗-HBs包被板各反应孔内,每孔50μl。

(2)加酶结合物:于每孔中各加酶标抗-HBs液1滴(空白对照孔不加),充分混匀后,封板。

(3)孵育:将反应板放入湿盒中,置于37℃温箱中温育30分钟。

(4)洗板:倒去反应孔中的液体,用洗板机洗涤5次,或人工洗板(将洗涤液注入各孔,静置5秒钟后,甩干)5次,之后将孔内液体拍干。

(5)加底物:每孔分别加显色剂A液、B液各1滴,充分混匀,封板。置于37℃温箱中温育15分钟后加终止液。

(6)结果:具体如下。①目测法:阴性对照孔无色或颜色极浅,阳性对照孔呈黄色;待测孔颜色比阴性对照孔明显深者为阳性,待测孔呈现无色者为阴性。②仪器法:用酶标仪测492nm吸光度,用空白管调零,读取各孔OD值,以标本吸光度/阴性对照吸光度≥2.1者判为阳性。

三、免疫现象标本观察(示教)

【目的和要求】

学会观察吞噬细胞的吞噬现象、E玫瑰花环、转化淋巴细胞,并能解释其意义及临床用途。

【实验材料】

1. 示教染色标本 中性粒细胞吞噬现象、巨噬细胞吞噬现象、E玫瑰花环、转化淋巴细胞染色标本。

2. 其他 显微镜、香柏油、二甲苯、擦镜纸等。

【内容和方法】

1. 中性粒细胞(小吞噬细胞)吞噬现象 使用油镜观察染色标本,注意观察被中性粒细胞吞噬的细菌以及发生吞噬现象后细胞的变化。

2. 巨噬细胞(大吞噬细胞)吞噬现象 使用油镜观察染色标本。该标本是将巨噬细胞与鸡红细胞混合发生吞噬现象,经瑞氏染色制作而成。如有吞噬作用发生,可见巨噬细胞胞质内有一个或多个有核鸡红细胞,如果吞噬的鸡红细胞较多,则巨噬细胞核被挤到一侧,其形态变得不典型。

3. E玫瑰花环试验结果观察 人类T淋巴细胞膜表面有绵羊红细胞(SRBC)受体(E受体,即CD2分子)。当人淋巴细胞与绵羊红细胞混合时,绵羊红细胞可结合到T淋巴细胞周围,形成玫瑰花状细胞团(E玫瑰花环)。在油镜下观察E花环染色示教标本,淋巴细胞周围吸附3个以上绵羊红细胞即为E花环形成细胞。吸附绵羊红细胞的淋巴细胞即为T淋巴细胞。该试验可用于检测T淋巴细胞的数量。正常情况下,人外周血中T细胞占淋巴细胞总数的60%~80%。

4. 淋巴细胞转化试验结果观察 T淋巴细胞膜表面有有丝分裂原受体,能与有丝分裂原结合,有丝分裂原能非特异性地刺激T淋巴细胞,使其进入有丝分裂阶段,成为淋巴母细胞。本试验用PHA(植物血凝素)作为有丝分裂原,与人外周血淋巴细胞混合培养,经 PHA 非特异地刺激淋巴细胞转化,取该培养细胞涂片染色镜检,可见淋巴细胞转化为体积较大的淋巴母细胞。计数 200 个淋巴细胞,计算出转化细胞的百分率,即为淋巴细胞转化率。淋巴细胞转化率的高低可反映 T 淋巴细胞功能,因此常作为检测人体细胞免疫水平的指标之一。淋巴细胞转化率正常值为 60.1% ±7.6%。

四、实验报告

(1)记录 1 号豚鼠的发病情况以及 2 号豚鼠的反应情况,并分析原因。
(2)记录玻片直接凝集试验(ABO 血型鉴定)结果,并说明原理。
(3)记录抗溶血素 O 试验的结果,并说出该试验的临床意义。
(4)记录单项琼脂扩散试验的结果,并说出该试验的临床意义。
(5)记录双抗体夹心法测定 HBsAg 的结果,并根据结果判定临床意义。
(6)绘出镜下所见的吞噬细胞、E 玫瑰花环、转化淋巴细胞。

实验六 寄生虫学实验

一、医学蠕虫

(一)医学蠕虫成虫、虫卵、幼虫、节片等形态结构观察(示教)

1. 目的和要求 具体如下。
(1)学会认识蛔虫、钩虫、蛲虫、鞭虫、肝吸虫、姜片虫、猪带绦虫、牛带绦虫、日本血吸虫和卫氏并殖吸虫的成虫。
(2)初步了解十二指肠钩虫与美洲钩虫口囊、交合伞镜下的主要区别,蛲虫头翼、咽管球镜下主要特点,区别两种微丝蚴。
(3)初步学会镜下识别猪带绦虫、牛带绦虫头节、成节、孕节,日本血吸虫毛蚴、尾蚴的特点,旋毛虫囊包幼虫。
(4)学会镜下识别蛔虫卵、钩虫卵、蛲虫卵、鞭虫卵、肝吸虫卵、姜片虫卵、带绦虫卵、日本血吸虫卵、卫氏并殖吸虫卵、棘球蚴砂。
(5)学会辨认肝吸虫、姜片虫、日本血吸虫、卫氏并殖吸虫的中间宿主、传播媒介(螺类、鱼虾、蟹、蝲蛄、荸荠和菱角)及感染动物的病理标本。

2. 实验材料 具体包括以下几种。
(1)器材:显微镜。
(2)成虫瓶装大体标本:蛔虫、钩虫、蛲虫、鞭虫、丝虫、肝吸虫、姜片虫、猪带绦虫、牛带绦虫、日本血吸虫、卫氏并殖吸虫。
(3)成虫染色玻片标本:钩虫口囊、交合伞染色标本;蛲虫染色标本;绦虫头节、成节、孕节染色标本;肝吸虫、卫氏并殖吸虫、姜片虫染色标本。
(4)虫卵及幼虫标本:受精蛔虫卵、未受精蛔虫卵、钩虫卵、蛲虫卵、鞭虫卵、肝吸虫卵、姜片虫卵、带绦虫卵、日本血吸虫卵、卫氏并殖吸虫卵、马来微丝蚴、班氏微丝蚴、旋毛虫囊包蚴、绦虫囊尾蚴及棘球蚴砂。
(5)中间宿主标本:肝吸虫、姜片虫、日本血吸虫、卫氏并殖吸虫的中间宿主。

(6)寄生动物的病理标本:"米猪肉"等。

3. 内容和方法　具体如下。

(1)成虫大体标本观察:肉眼观察蛔虫、鞭虫、钩虫、蛲虫、丝虫、肝吸虫、姜片虫、卫氏并殖吸虫、日本血吸虫、猪带绦虫和牛带绦虫成虫瓶装标本。

(2)中间宿主观察:肉眼观察肝吸虫、姜片虫、卫氏并殖吸虫、日本血吸虫的中间宿主及姜片虫的传播媒介;感染囊尾蚴动物病理标本("米猪肉")。

(3)成虫内部结构及幼虫观察:镜下观察两种钩虫口囊、交合伞,蛲虫的头翼、咽管球,两种微丝蚴,旋毛虫囊包蚴,吸虫吸盘、子宫、睾丸,绦虫的头节、成节、孕节、棘球蚴砂染色标本。

(4)虫卵观察:镜下观察受精蛔虫卵、未受精蛔虫卵、钩虫卵、蛲虫卵、鞭虫卵、肝吸虫卵、姜片虫卵、带绦虫卵、日本血吸虫卵、卫氏并殖吸虫卵标本(实验表4)。

实验表4　蠕虫卵鉴别要点

虫卵	形状	颜色	卵壳	卵盖	结构特点
受精蛔虫卵	宽椭圆形	深棕色	厚	无	壳外有凹凸不平的蛋白质膜,两端有新月形间隙,内含一个卵细胞。有时蛋白质膜会脱落
未受精蛔虫卵	长椭圆形	棕色	薄	无	壳外蛋白质膜较薄,卵内充满卵黄颗粒
钩虫卵	椭圆形	无色	薄	无	卵内含4~8个细胞,与壳之间有明显空隙
蛲虫卵	柿核形	无色	厚	无	一侧较平,一侧稍凸出,卵内含一条蝌蚪期幼虫
鞭虫卵	腰鼓形	黄褐色	厚	无	两端有透明栓,内含一个细胞
肝吸虫卵	芝麻状	黄褐色	较厚	有	有明显卵盖、肩峰、小疣,内含一毛蚴
姜片虫卵	椭圆形	淡黄色	薄	有	卵盖不明显,内含一个卵细胞和许多卵黄细胞
肺吸虫卵	椭圆形	金黄色	厚薄不均	有	卵盖明显但常倾斜,内含一个卵细胞和多个卵黄细胞
日本血吸虫卵	椭圆形	淡黄色	薄	无	有"侧棘",内含一条毛蚴
带绦虫卵	正圆形	黄褐色	常破脱	无	胚膜厚,有放射状条纹,内含六钩蚴

(二)医学蠕虫的常用检查方法

目的和要求:熟练掌握粪检虫卵常用的方法及注意事项。

1. 粪便直接涂片法(操作)　具体如下。

(1)实验材料:包括以下内容。①标本:待检粪便。②其他:载玻片、盖玻片、生理盐水、显微镜等。

(2)内容和方法:①于载玻片中央滴加1~2滴生理盐水。②用竹签挑取少许粪便(约火柴头大小),在生理盐水中涂抹成一层均匀粪膜。③加盖一张盖玻片,置显微镜下观察。先用低倍镜检查,必要时可换高倍镜。

(3)注意事项:①滴加生理盐水的量视粪便的稀稠程度而定,不宜过多或过少。②粪膜的厚薄,以能透过粪膜辨认字迹为宜。③加盖玻片时,不要有气泡。④检查结果为阴性时,应连续检查3次,可提高检出率。

2. 饱和盐水漂浮法(示教) 具体如下。

(1)实验原理:此方法是根据虫卵比重小于饱和盐水比重的原理,使虫卵浮集于液面,起到集中虫卵的效果,适宜于检查各种线虫卵(尤以钩虫卵为佳)、带绦虫卵,但不适宜于吸虫卵检查。

(2)实验材料:包括以下内容。①待检标本:粪便。②其他:载玻片、盖玻片、饱和盐水、显微镜、漂浮杯等。

(3)内容和方法:①用竹签挑取黄豆大小的粪便放入漂浮杯中(也可用青霉素小瓶),加少量饱和盐水,用竹签充分搅拌成粪浆,弃去竹签。②用滴管继续滴加饱和盐水至略高出杯口而不溢出为宜。③取载玻片盖在杯口上,使之与液面完全接触,勿有气泡,静置15分钟。④平提玻片,迅速翻转,置镜下检查。

(4)注意事项:①饱和盐水应加至杯口,液面稍凸出,此时盖上载玻片正好与液面接触,过少可出现气泡,过多则外溢,都影响检查结果。②粪块要充分搅拌,使虫卵分离出来,浮于液面,提高检出率。如有浮于液面的大块粪渣,应挑出。③漂浮时间不宜过久,以防虫卵变形。

3. 透明胶纸法(示教) 该方法常用于检查蛲虫卵和牛带绦虫卵。将透明胶纸贴于载玻片上备用。检查时,将胶纸掀起,用胶面粘擦肛门周围皮肤,取下胶纸,将有胶面平贴于玻片上,镜检。检查应在晚上或早晨大便之前进行,以提高检出率。

二、医学原虫

(一)标本观察(示教)

1. 目的和要求 具体如下。

(1)认识溶组织内阿米巴、阴道毛滴虫、蓝氏贾第鞭毛虫滋养体及包囊的形态。

(2)认识间日疟原虫滋养体、裂殖体、配子体、刚地弓形虫滋养体的形态。

2. 实验材料 具体包括以下内容。

(1)器材:显微镜、香柏油、二甲苯等。

(2)染色标本:溶组织内阿米巴、阴道毛滴虫、蓝氏贾第鞭毛虫、间日疟原虫、刚地弓形虫的染色标本。

3. 内容和方法 具体如下。

(1)腔道原虫观察:油镜观察溶组织内阿米巴滋养体、包囊、蓝氏贾第鞭毛虫滋养体、包囊、阴道毛滴虫滋养体染色标本。注意滋养体外形、核的数目与特点和鞭毛数目等。注意观察包囊大小、囊壁特点、核的数目及特点。

(2)血液和组织原虫观察:油镜观察间日疟原虫滋养体、裂殖体、配子体、刚地弓形虫滋养体染色标本。注意观察间日疟原虫细胞核、细胞质、疟色素的颜色和形态特征,以及所寄生的红细胞的变化。

(二)肠道原虫包囊碘液染色检查(示教或操作)

1. 目的和要求 熟练掌握碘液染色法的操作方法及注意事项。

2. 实验材料 具体包括以下内容。

(1)待检标本:粪便。
(2)其他:显微镜、香柏油、载玻片、盖玻片、碘液等。

3. 内容和方法　具体如下。
(1)于载玻片中央滴加1～2滴碘液。
(2)用竹签挑取少许粪便(约火柴头大小),在碘液中涂抹成一层均匀粪膜。
(3)加盖一张盖玻片,置显微镜油镜下检查。

4. 注意事项　具体如下。
(1)由于包囊在粪便中分布不均匀,因此每份粪便应做3张涂片。
(2)由于包囊的排出具有间歇性,故未查见包囊时,应间隔2～3天再查一次,连查多次。
(3)碘液的量不宜太多,否则颜色过深,结构不易看清。

三、实验报告

(1)绘出镜下受精蛔虫卵、未受精蛔虫卵、钩虫卵、蛲虫卵、鞭虫卵、肝吸虫卵、姜片虫卵、带绦虫卵、日本血吸虫卵和卫氏并殖吸虫卵形态图。
(2)记录粪便直接涂片法、饱和盐水漂浮法的实验结果。
(3)绘出镜下溶组织内阿米巴、阴道毛滴虫、蓝氏贾第鞭毛虫滋养体及包囊形态图。
(4)绘出镜下间日疟原虫滋养体、裂殖体、配子体形态图。
(5)说出碘液染色可诊断哪些常见的肠道原虫。

(张莉丽)

模拟测试卷

一、A 型题

1. 细菌属于原核细胞型微生物的主要依据是
   A. 单细胞
   B. 有细胞壁
   C. 原始核、细胞器不完善
   D. 以二分裂方式繁殖
   E. 对抗生素敏感

2. 细菌的测量单位是
   A. nm(纳米)
   B. mm(毫米)
   C. μm(微米)
   D. cm(厘米)
   E. km(千米)

3. 革兰阳性菌细胞壁特有的成分是
   A. 外膜
   B. 磷壁酸
   C. 脂多糖
   D. 肽聚糖
   E. 脂蛋白

4. 细菌以什么方式进行繁殖
   A. 形成孢子
   B. 有丝分裂
   C. 有性繁殖
   D. 复制
   E. 二分裂法

5. 检查细菌对糖和蛋白质分解产物的主要意义在于
   A. 确定细菌抵抗力的强弱
   B. 了解细菌的致病性强弱
   C. 帮助鉴别细菌的种类
   D. 了解细菌生长繁殖的能力
   E. 了解细菌对营养的需要

6. 高压蒸汽灭菌法灭菌所需温度和需维持时间分别为
   A. 100℃,15~20 分钟
   B. 121.3℃,15~20 分钟
   C. 100℃,10 分钟
   D. 121.3℃,10 分钟
   E. 160℃,2 小时

7. 导致菌群失调的最主要原因是
   A. 微生态制剂的大量使用
   B. 正常菌群的定位转移
   C. 长期使用广谱抗生素
   D. 使用免疫抑制剂或放射治疗
   E. 细菌从无(弱)毒株突变成为有(强)毒株

8. 携带耐药性基因的质粒是
   A. K 质粒
   B. R 质粒
   C. F 质粒
   D. Col 质粒
   E. Vi 质粒

9. 关于卡介苗的叙述,错误的是
   A. 用于辅助治疗肿瘤
   B. 用于预防结核病
   C. 是细菌毒力变异的实例
   D. 是细菌抗原性变异的实例
   E. 是牛型结核杆菌的变异株

10. 下列关于外毒素的叙述,错误的是
    A. 毒性强
    B. 多由活菌直接分泌
    C. 主要由革兰阳性菌产生
    D. 各种细菌外毒素毒性大致相同
    E. 抗原性强

11. 细菌入血并在其中大量繁殖,随血转

移至其他器官引起化脓性病灶，称为
A. 败血症
B. 菌血症
C. 毒血症
D. 脓毒血症
E. 带菌者

12. 金黄色葡萄球菌产生的毒素是
A. 紫癜形成因子
B. 红疹毒素
C. θ 毒素
D. 致死因子
E. 杀白细胞素

13. 各型链球菌中，致病力最强的是
A. B 群链球菌
B. 乙型溶血性链球菌
C. 丙型链球菌
D. 甲型溶血性链球菌
E. D 群链球菌

14. 以下叙述正确的是
A. 淋病奈瑟菌的有毒株无菌毛
B. 淋病奈瑟菌为革兰阳性球菌
C. 人是淋病奈瑟菌唯一宿主
D. 淋病奈瑟菌不产生 β-内酰胺酶
E. 淋病奈瑟菌感染主要由呼吸道传播

15. 关于大肠埃希菌的特性，不正确的是
A. 没有 M 抗原
B. 多数菌株有周身鞭毛
C. 为肠道正常菌群，无致病作用
D. 分解乳糖产酸产气
E. 多数有普通菌毛和性菌毛

16. 对痢疾患者做微生物学检查，下列哪项是错误的
A. 分离培养细菌，做生化鉴定
B. 取粪便标本分离培养
C. 标本接种于选择培养基培养
D. 最后做血清学鉴定
E. 取黏液性或脓血性粪便（可混有尿液），涂片，革兰染色镜检

17. 伤寒沙门菌的内毒素可使
A. 体温升高，外周血白细胞数升高
B. 体温不变，外周血白细胞数升高
C. 体温不变，外周血白细胞数下降
D. 体温升高，外周血白细胞数下降
E. 体温升高，外周血白细胞数不变

18. 关于霍乱弧菌生物学性状，叙述错误的是
A. 革兰阴性弧菌，有单鞭毛
B. 霍乱弧菌耐碱不耐酸
C. 在霍乱患者粪便悬滴标本中，可见"鱼群样穿梭"现象
D. E1Tor 生物型抵抗力较古典生物型弱
E. 有菌毛和荚膜

19. 对可疑患者的"米泔水"样大便做细菌培养，应接种于
A. SS 琼脂平板
B. 巧克力色琼脂平板
C. 血清肉汤培养基
D. 血琼脂平板
E. 碱性蛋白胨水培养基

20. 与结核分枝杆菌毒力无关的是
A. 磷脂
B. 硫酸脑苷脂
C. 索状因子
D. 蜡质 D
E. 内毒素

21. 对结核分枝杆菌特性的叙述，错误的是
A. 粗糙型菌落，如菜花状
B. 营养要求高，生长速度快
C. 需氧生长
D. 抗酸染色呈分枝状或多形态性
E. 菌体含有丰富脂质成分，与其染色特性有关

22. 结核分枝杆菌能在吞噬细胞长期存活与其含有下列哪种物质有关
A. 蜡质 D

B. 硫酸脑苷脂

C. 索状因子

D. 分枝杆菌生长素

E. 菌体蛋白和多糖

23. 破伤风梭菌形态生物学特性是

A. 对青霉素易产生耐药性

B. 抗酸染色阳性

C. 芽孢呈椭圆形,位于菌体顶端

D. 是革兰阳性菌,芽孢位于菌体中央

E. 革兰阳性菌,顶端有芽孢,周身有鞭毛,无荚膜

24. 对气性坏疽的叙述,不正确的是

A. 其致病菌接种于牛乳培养基中产生"汹涌发酵"现象

B. 常由多菌混合感染,以产气荚膜梭菌最常见

C. 病原菌侵入血流并繁殖,产生大量毒素致病

D. 临床上以组织坏死、严重水肿、气肿及全身中毒症状为特点

E. 切除感染部位坏死组织是主要治疗措施

25. 鼠疫耶尔森菌对血管内皮细胞有毒性的菌体成分是

A. W 抗原

B. MT

C. F1 抗原

D. V 抗原和 W 抗原的结合物

E. V 抗原

26. 结合临床症状可做炭疽病初步诊断的直接镜检结果是

A. 找到革兰阳性大杆菌

B. 找到有荚膜的竹节状革兰阳性大杆菌

C. 找到革兰阳性芽孢大杆菌

D. 找到有荚膜的革兰阳性大杆菌

E. 找到有芽孢链状革兰阳性大杆菌

27. 白喉棒状杆菌的形态特点不正确的是

A. 排列呈栅栏状

B. 排列呈"V""L"字形

C. 特殊染色后可见鞭毛

D. 革兰染色阳性

E. 胞质中有嗜碱性颗粒

28. 与金黄色葡萄球菌同在血琼脂平板上培养可生成卫星现象的细菌是

A. 脑膜炎奈瑟菌

B. 流感嗜血杆菌

C. 霍乱弧菌

D. 炭疽芽孢杆菌

E. 白喉棒状杆菌

29. 与梅毒螺旋体特征不符合的一项叙述是

A. 用普通染料不易着色

B. 用人工培养基不能生长

C. 菌体的鞭毛样结构与动力有关

D. 抵抗力弱,加热 50℃ 5 分钟即死亡

E. 菌体有致密而规律的螺旋,两端尖直

30. 有关衣原体的描述,不正确的是

A. 沙眼衣原体是专性细胞内寄生,自然宿主是人和小鼠

B. 沙眼衣原体含有 DNA 和 RNA 两种核酸

C. 沙眼衣原体包涵体中无糖原存在,而肺炎衣原体包涵体有糖原存在

D. 沙眼衣原体对氨基糖苷类抗生素(如链霉素)不敏感

E. 沙眼衣原体主要引起眼结膜炎与泌尿生殖道炎症

31. 鉴定多细胞真菌主要应用的检查方法是

A. 血清学检查

B. 生化反应检查

C. 革兰染色后镜检

D. 墨汁负染色后镜检

E. 小培养检查菌丝和孢子

32. 不是易引起念珠菌感染的主要原因为

A. 与念珠菌患者接触

B. 菌群失调

C. 内分泌功能失调

D. 长期使用激素或免疫抑制剂

E. 机体屏障功能遭破坏

33. 有关免疫的功能,正确的是
   A. 抵御病原微生物的感染
   B. 清除衰老的红细胞
   C. 清除损伤的细胞
   D. 识别和清除体内突变的细胞
   E. 以上都是

34. 中枢免疫器官与外周免疫器官的区别是
   A. 中枢免疫器官是 T 细胞的分化成熟部位
   B. 外周免疫器官是 B 细胞分化成熟的场所
   C. 中枢免疫器官是 B 细胞分化成熟场所
   D. 外周免疫器官是 T 细胞分化成熟场所
   E. 中枢免疫器官是免疫细胞分化成熟部位,而外周免疫器官是免疫细胞分布、居留及发生免疫反应的场所

35. 合成和分泌抗体的细胞是
   A. NK 细胞
   B. 巨噬细胞
   C. 浆细胞
   D. B 细胞
   E. T 细胞

36. T 细胞分化成熟的场所是
   A. 淋巴结
   B. 胸腺
   C. 脾脏
   D. 骨髓
   E. 腔上囊

37. 对于巨噬细胞的描述,不正确的是
   A. 可作为 APC
   B. 能直接吞噬外来抗原

C. 具有免疫调节作用

D. 能通过抗体 Fc 的介导吞噬外来抗原

E. 可作为特异性免疫细胞

38. 有关半抗原的叙述哪项是正确的
   A. 分子量较大
   B. 有免疫原性
   C. 有免疫反应性
   D. 与抗原决定簇同义
   E. 只有与载体结合后才具有免疫反应性

39. 胸腺依赖性抗原
   A. 能直接激活 B 细胞
   B. 必须在胸腺中加工处理
   C. 只能引起体液免疫应答
   D. 只能引起细胞免疫应答
   E. 既能引起细胞免疫应答,又能引起体液免疫应答

40. 人体之间的器官移植,出现排斥反应的抗原是
   A. 超抗原
   B. 同种异型抗原
   C. 自身抗原
   D. 异种抗原
   E. 异嗜性抗原

41. 非胸腺依赖性抗原是指
   A. 通常为蛋白质
   B. 相应抗体是在胸腺中产生的
   C. 仅作用于 T 细胞
   D. 只能产生细胞免疫
   E. 刺激 B 细胞产生抗体不需要 T 细胞辅助

42. 免疫球蛋白的基本结构是
   A. 由四条相同的重链组成
   B. 由四条相同的轻链组成
   C. 由二硫键相连的四条肽链组成
   D. 由二硫键相连的二条肽链组成
   E. 由 J 键连接的五条肽链组成

43. 抗体分子的抗原结合部位是

A. CH2

B. Fab 段

C. CH1

D. 铰链区

E. Fc 段

44. 能与肥大细胞结合的 Ig 是

A. IgD

B. IgM

C. IgE

D. IgG

E. IgA

45. 在再次应答中抗体的特征是

A. 抗体效价较低

B. 低亲和力抗体

C. 以 IgM 为主

D. 抗体含量较高

E. 潜伏时间长,在体内维持时间短

46. 补体经典途径的激活从何处开始

A. C1q

B. C1s

C. C3

D. C1r

E. C1rs

47. 三条补体激活途径要经过哪一关键步骤

A. C2 活化

B. C3 活化

C. C5 活化

D. C1qs 活化

E. C1q 活化

48. 下列哪项不是补体的生物学功能

A. 免疫黏附作用

B. 促进吞噬

C. 细胞毒作用

D. 促炎症作用

E. 特异性免疫作用

49. 关于 HLA Ⅰ 类分子的功能,下面不正确的是

A. 结合抗原肽

B. 提呈内源性抗原肽

C. 与辅助受体 CD8 结合

D. 通过提呈的第二信号激活 Tc 细胞

E. 对 CTL 的识别起限制作用

50. MHC 限制性是指

A. 补体激活受自身 MHC 控制

B. 抗原与抗体结合受自身 MHC 控制

C. NK 细胞作用受自身 MHC 控制

D. 免疫细胞间相互作用受自身 MHC 控制

E. TIAg 引起的免疫应答受自身 MHC 控制

51. 下列细胞间相互作用不受 MHC 限制的是

A. Th 细胞与 B 细胞

B. Tc 细胞与肿瘤细胞

C. 巨噬细胞与 Th 细胞

D. NK 细胞与肿瘤细胞

E. 树突细胞与 Th 细胞

52. 与免疫应答过程无关的是

A. B 细胞对抗原的识别

B. T 细胞在胸腺内分化成熟

C. APC 对抗原的处理

D. T、B 细胞的活化、增殖、分化

E. 效应细胞和效应分子的产生和作用

53. 下面不属于免疫耐受现象的是

A. 正常妊娠

B. AIDS 患者感染白色念珠菌

C. 机体对自身的细胞不应答

D. 免疫忽视现象

E. 男性精子生理条件下不导致免疫应答

54. 低剂量 TD 抗原可诱导

A. T 细胞和 B 细胞均产生免疫耐受

B. T 细胞产生免疫耐受

C. T 细胞和 B 细胞均不产生免疫耐受

D. B 细胞产生免疫耐受

E. 以上均不对

55. 药物过敏性休克,以哪种药物最常见
    A. 链霉素
    B. 维生素 B_1
    C. 普鲁卡因
    D. 青霉素
    E. 头孢氨苄

56. Ⅲ型变态反应引起的疾病有
    A. 血清过敏性休克
    B. 接触性皮炎
    C. 甲状腺功能亢进症
    D. 新生儿溶血症
    E. 类风湿关节炎

57. 结核菌素试验阳性反应的机制是
    A. 结核菌素的毒性作用
    B. Ⅰ型超敏反应
    C. Ⅳ型超敏反应
    D. Ⅲ型超敏反应
    E. Ⅱ型超敏反应

58. 检测 T 细胞功能的试验是
    A. E 花环形成试验
    B. 吞噬现象
    C. 淋巴细胞转化试验
    D. 青霉素皮试
    E. $CD4^+/CD8^+$ T 细胞测定

59. 给机体注入疫苗使其获得免疫力的方法称
    A. 人工主动免疫
    B. 人工被动免疫
    C. 非特异性免疫
    D. 天然主动免疫
    E. 天然被动免疫

60. IgG 通过胎盘使胎儿获得的免疫力称
    A. 人工主动免疫
    B. 人工被动免疫
    C. 非特异性免疫
    D. 天然主动免疫
    E. 天然被动免疫

61. 寄生虫的生活史是指
    A. 寄生虫的繁殖方式
    B. 寄生虫的取食来源
    C. 寄生虫宿主的种类
    D. 寄生虫寄生于宿主的部位
    E. 寄生虫完成一代生长、发育、繁殖及其所需要的外界条件

62. 蛔虫卵的形态与其他线虫虫卵主要不同是
    A. 卵壳透明
    B. 卵内含幼虫
    C. 呈棕黄色
    D. 椭圆形
    E. 有明显凹凸不平的蛋白质膜

63. 十二指肠钩虫的形态
    A. 呈"S"形
    B. 呈"C"形
    C. 呈"6"形
    D. 呈"T"形
    E. 呈"D"形

64. 旋毛虫病最准确可靠的诊断方法是
    A. 粪便自然沉淀法找成虫
    B. 免疫诊断
    C. 血液检查找幼虫
    D. 肌肉活检找囊包蚴
    E. 粪便厚涂片法找虫体

65. 关于肝吸虫,下列哪项最具有诊断价值
    A. 外观似一片狭长的树叶
    B. 腹吸盘略小于口吸盘
    C. 寄生于肝胆管
    D. 雌雄同体
    E. 睾丸两个,呈分枝状,前后排列于虫体后 1/3 处

66. 猪带绦虫头节的形态特征是
    A. 近方形,有 4 个吸盘
    B. 圆形,腹背各有一个吸槽
    C. 具有顶突和 2 圈小钩,25~50 个
    D. 椭圆形,有口吸盘和腹吸盘
    E. 以上均不是

67. 取患者的稀软便做生理盐水直接涂片，镜下可见一直径为 15μm 左右的虫体做缓慢、定向的阿米巴运动，未见吞噬红细胞，该虫体可能是
    A. 布氏嗜碘阿米巴滋养体
    B. 结肠内阿米巴滋养体
    C. 溶组织内阿米巴大滋养体
    D. 溶组织内阿米巴小滋养体
    E. 微小内蜒阿米巴滋养体

68. 阴道毛滴虫的叙述错误的是
    A. 虫体呈梨形
    B. 以鞭毛和波动膜运动
    C. 寄生在女性及男性泌尿生殖道
    D. 滋养体在外界的生活力强
    E. 不能通过间接方式传播

69. 间日疟原虫的寄生特点不包括
    A. 主要寄生在宿主的网织红细胞内
    B. 被寄生的红细胞自大滋养体期开始胀大
    C. 被寄生的红细胞大小正常或缩小
    D. 被寄生的红细胞色淡、呈长圆形或多边形
    E. 被寄生的红细胞自大滋养体期开始出现薛氏小点

70. 疟疾的再燃是由于
    A. 子孢子进入人体后引起
    B. 红细胞内残存的疟原虫重新大量繁殖
    C. 肝细胞内疟原虫发育繁殖
    D. 疟原虫裂体增殖在红细胞内发育成熟
    E. 迟发型子孢子发育繁殖侵入红细胞

二、B 型题（标准配伍题）

(71~75 题共用备选答案)
    A. 荚膜
    B. 鞭毛
    C. 普通菌毛
    D. 性菌毛
    E. 芽孢

71. 细菌的运动器官是
72. 与细菌质粒转移有关的是
73. 细菌休眠状态是
74. 能保护细菌抵抗吞噬的是
75. 具有很强抵抗力的结构是

(76~79 题共用备选答案)
    A. 卵磷脂酶
    B. 溶血毒素
    C. 内毒素
    D. 肠毒素
    E. 荚膜

76. 伤寒持续高热的致病因素是
77. 脑膜炎奈瑟菌所致 DIC 的致病因素是
78. 产气荚膜梭菌最重要的致病因素是
79. 金黄色葡萄球菌食物中毒的致病因素是

(80~83 题共用备选答案)
    A. 肠热症可能性大
    B. 肠热症可能性小
    C. 肠热症早期或交叉反应
    D. 预防注射或回忆反应
    E. 细胞免疫功能低下

80. 肥达试验 O、H 凝集效价均高于正常
81. 肥达试验 O、H 凝集效价均低于正常
82. 肥达试验 O 凝集效价高，H 凝集效价低
83. 肥达试验 O 凝集效价低、H 凝集效价高

(84~87 题共用备选答案)
    A. BCR
    B. CD4
    C. TCR
    D. CD8
    E. CD2

84. T 细胞表面能识别 MHC Ⅰ 类 α3 区的分子是
85. 识别 MHC Ⅱ 类分子的 Ig 样区的是
86. 能与绵羊红细胞结合的是

87. T 细胞的抗原受体是

(88~91 题共用备选答案)
   A. 肿瘤特异性抗原
   B. 胚胎性抗原
   C. 异嗜性抗原
   D. 隐蔽的自身抗原
   E. 超抗原

88. 原发性肝癌可有
89. 黑色素瘤可有
90. 溃疡性结肠炎可有
91. 男性不育症可有

(92~95 题共用备选答案)
   A. IgG
   B. IgM
   C. IgA
   D. IgD
   E. IgE

92. 分子量最大的抗体为
93. 能通过胎盘的抗体为
94. 见于成熟的 B 细胞表面的抗体是
95. 介导Ⅰ型变态反应的抗体为

(96~100 题共用备选答案)
   A. 感染期卵
   B. 丝状蚴
   C. 囊包
   D. 微丝蚴
   E. 尾蚴

96. 蛔虫的感染阶段是
97. 钩虫的感染阶段是
98. 旋毛虫的感染阶段是
99. 丝虫的感染阶段是
100. 蛲虫的感染阶段是

三、X 型题

101. 关于血浆凝固酶,下列哪些是正确的
   A. 绝大多数金黄色葡萄球菌可产生
   B. 可阻止吞噬细胞对细菌的吞噬和杀灭
   C. 与感染易于局限化有关
   D. 能保护细菌免受血清中杀菌物质的作用
   E. 是鉴别葡萄球菌有无致病性的重要指标

102. 志贺菌的特性是
   A. 革兰阴性杆菌,有单鞭毛,运动不活跃
   B. 致病力和菌毛有关
   C. 主要致病因素是侵袭力和内毒素
   D. 少数菌株可产生外毒素
   E. 感染急性期,细菌可大量侵入血流

103. O^{-1} 群霍乱弧菌的致病物质是
   A. 霍乱肠毒素
   B. 鞭毛、菌毛
   C. 其他毒力因子
   D. 多糖荚膜
   E. 特殊 LPS

104. 能在吞噬细胞内繁殖的细菌是
   A. 结核分枝杆菌
   B. 大肠埃希菌
   C. 伤寒沙门菌
   D. 肺炎链球菌
   E. 霍乱弧菌

105. 某人足底被锈钉刺穿,又从未接种过破伤风疫苗,应如何处理
   A. 对伤口清创处理
   B. 立即注射破伤风抗毒素
   C. 同时注射破伤风类毒素
   D. 一周后注射破伤风减毒活疫苗
   E. 应用抗生素抑制细菌繁殖

106. 关于支原体的生物学性状,哪些是正确的
   A. 无细胞壁
   B. 多形态性
   C. 能通过滤菌器
   D. 有独特生活周期
   E. 细胞膜中胆固醇含量高

107. 下列有关Ⅱ型超敏反应的描述,正确

的是

A. 发作较快

B. 自身抗原不能引起Ⅱ型超敏反应

C. 新生儿溶血症属于Ⅱ型超敏反应

D. 青霉素等药物半抗原可引起Ⅱ型超敏反应

E. 抗体直接参与靶细胞表面抗原结合,在补体、吞噬细胞和NK细胞参与下,导致靶细胞溶解

108. Tc细胞杀伤靶细胞的机制是

A. ADCC

B. 补体溶解破坏作用

C. 释放穿孔素

D. 颗粒酶介导的细胞凋亡

E. Fas/FasL介导的细胞凋亡

109. 抗体清除细胞外细菌感染的主要方式有

A. 趋化作用

B. 调理吞噬作用

C. 免疫抑制作用

D. 中和毒素作用

E. 激活补体作用

110. 疟疾患者发生贫血的机制是

A. 红内期疟原虫直接破坏红细胞

B. 脾功能亢进

C. 骨髓中红细胞的生成障碍

D. 红外期肝细胞被破坏

E. 细胞毒型超敏反应

参考答案

（仅提供选择题参考答案）

第一章
1. B 2. E 3. C 4. C

第二章
1. B 2. B 3. E 4. D

第三章
1. E 2. A 3. B 4. B

第四章
1. E 2. D 3. B 4. A

第五章
1. D 2. D 3. E 4. A

第六章
1. A 2. E 3. B 4. C

第七章
1. B 2. B 3. C 4. E

第八章
1. C 2. A 3. C 4. B

第九章
第一节 1. D 2. C 3. A 4. B
第二节 1. B 2. B 3. D 4. C
第三节 1. C 2. B 3. D 4. E
第四节 1. B 2. E 3. C 4. D
第五节 1. D 2. D 3. B 4. D
第六节 1. D 2. C 3. A 4. C
第七节 1. D 2. D 3. A 4. D
第八节 1. D 2. E 3. A 4. D

第十章
1. C 2. E 3. D 4. C

第十一章
1. A 2. C 3. D 4. D

第十二章
1. A 2. B 3. D 4. C

第十三章
1. A 2. D 3. B 4. B

第十四章
1. E 2. D 3. E 4. B

第十五章
1. B 2. A 3. C 4. D

第十六章
1. A 2. C 3. E 4. D

第十七章
1. A 2. C 3. B 4. C

第十八章
1. B 2. A 3. D 4. C

第十九章
1. C 2. D 3. A 4. E

第二十章
1. E 2. D 3. D 4. E

第二十一章
1. E 2. B 3. D 4. B

第二十二章
1. D 2. C 3. B 4. E

模拟测试卷

一、A型题
1. C   2. C   3. B   4. E   5. C   6. B   7. C
8. B   9. D   10. D 11. D 12. E 13. B
14. C 15. C 16. C 17. D 18. D 19. E
20. E 21. B 22. B 23. E 24. C 25. D
26. B 27. C 28. B 29. C 30. C 31. E
32. A 33. E 34. E 35. C 36. B 37. E
38. C 39. E 40. B 41. E 42. C 43. B
44. C 45. D 46. A 47. B 48. C 49. D
50. D 51. D 52. B 53. B 54. A 55. E
56. E 57. C 58. C 59. A 60. E 61. E
62. E 63. B 64. D 65. C 66. C 67. D
68. E 69. C 70. B

二、B 型题

71. B　72. D　73. E　74. A　75. E　76. C
77. C　78. A　79. D　80. A　81. B　82. C
83. D　84. D　85. B　86. E　87. C　88. B
89. A　90. C　91. D　92. B　93. A　94. D
95. E　96. A　97. B　98. C　99. B　100. A

三、X 型题

101. ABCDE　102. BCD　103. ABC
104. AC　105. ABCE　106. ABCE
107. ABCDE　108. CDE　109. BDE
110. ABCE

参考文献

[1] 甘晓玲,李剑平. 微生物学检验[M]. 4 版. 北京:人民卫生出版社,2014.

[2] 刘文辉,赵海燕. 病原生物与免疫学[M]. 西安:西安交通大学出版社,2014.

[3] 肖洋,高锐. 病原生物与免疫学基础[M]. 3 版. 北京:高等教育出版社,2014.

[4] 王岚. 病原生物学和免疫学[M]. 北京:教育科学出版社,2015.

[5] 曹元应,夏和先. 病原生物与免疫学[M]. 2 版. 南京:江苏凤凰科学技术出版社,2014.

[6] 任云青. 病原生物与免疫学[M]. 3 版. 北京:高等教育出版社,2015.

[7] 肖纯凌,赵富玺. 病原生物学和免疫学[M]. 7 版. 北京:人民卫生出版社,2016.

[8] 曹元应,曹德明. 病原生物与免疫学[M]. 2 版. 北京:人民卫生出版社,2017.

[9] 夏克栋,陈廷. 病原生物与免疫学[M]. 3 版. 北京:人民卫生出版社,2013.

[10] 李凡,徐志凯. 医学微生物学[M]. 8 版. 北京:人民卫生出版社,2013.

[11] 刘荣臻. 医学微生物学与寄生虫学[M]. 北京:人民卫生出版社,2015.

[12] 许正敏,杨朝晔. 病原生物与免疫学[M]. 2 版. 北京:人民卫生出版社,2014.

[13] 白惠卿,安庆云. 医学免疫学与微生物学[M]. 5 版. 北京:北京大学医学出版社,2016.

[14] 司传平,丁剑冰. 医学免疫学[M]. 北京:高等教育出版社,2014.

[15] 王岚,陈育民. 医学免疫学[M]. 北京:人民卫生出版社,2015.

[16] 安云庆. 医学免疫学[M]. 3 版. 北京:人民卫生出版社,2012.

[17] 曹雪涛. 医学免疫学[M]. 6 版. 北京:人民卫生出版社,2013.

[18] 魏秋芬,刘文辉. 病原生物学与免疫学[M]. 西安:西安交通大学出版社,2013.

[19] 管远志,郝素珍. 医学免疫学与医学微生物学[M]. 北京:中国协和医科大学出版社,2011.

[20] 何海明,张金来. 病原生物与免疫学基础[M]. 西安:第四军医大学出版社,2012.

彩　　图

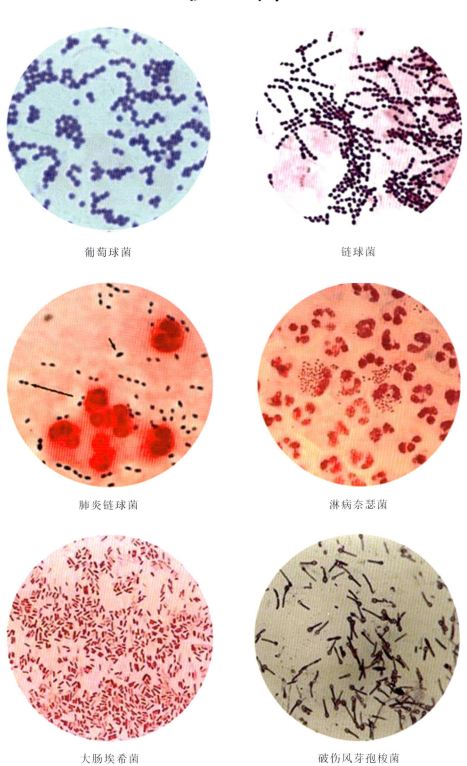

葡萄球菌　　　　　　　　　　　　链球菌

肺炎链球菌　　　　　　　　　　　淋病奈瑟菌

大肠埃希菌　　　　　　　　　　　破伤风芽孢梭菌

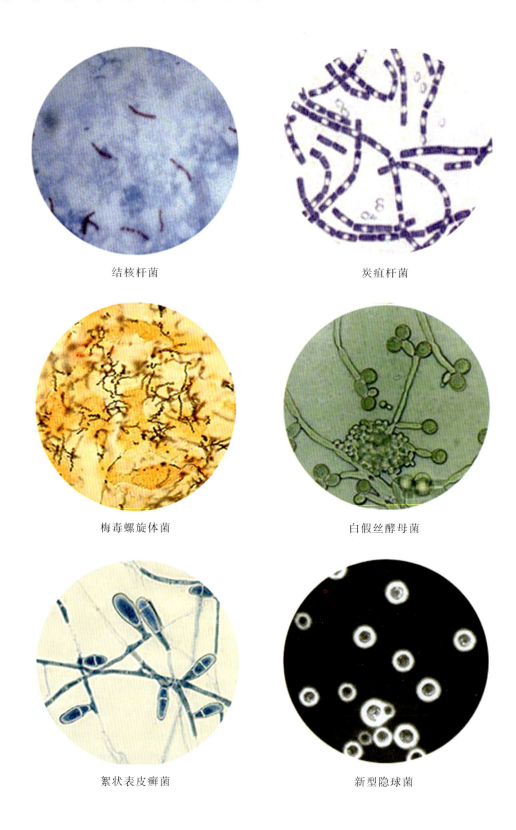

结核杆菌　　　　　　　　炭疽杆菌

梅毒螺旋体菌　　　　　　白假丝酵母菌

絮状表皮癣菌　　　　　　新型隐球菌